発想の航跡 2

神田橋條治著作集

岩崎学術出版社

亡き父母へ

序

発想はほどなく消えてもとの海、が「航跡」の含意である。表紙の絵柄も無から生じて無に帰ってゆくさまを描いてもらった。だが発想は先に消えたものを受け継ぎ次へ送ってゆく連鎖の一部でもある。そしてまた、発想を生み出す命も先に消えたものを受け継ぎ次へと送ってゆく連鎖の一個のリングであるから、フラクタルの構造をなしている。さらに、個人の発想は文化全体の連鎖の部分であるから、そこにもフラクタルの構造がある。

一九八八年に前書を上梓して以後の臨床現場での発想がずいぶんたまってきたので、めぼしいものをまとめてみた。生来の資質からも現在の生活状況からも、論文と呼べるほどの文章は書けないので、雑文の類や講演のテープ起こしが中心である。発想自体も繰り返しが多いが、その分気楽に読んでいただけるかとも思っている。

わたくしのスーパーヴァイジー嘉嶋領子さんには、テープ起こしをはじめ、原稿作成の全般に助力をいただいた。また今回も、九大精神科の黒木俊秀助教授が用意してくださっていたリストが助けとなった。お二人にお礼申し上げる。岩崎学術出版社の西田信策さん、布施谷友美さんにはいろいろとわがままを聞き入れてもらいました。ご苦労かけました。

平成十六年五月七日　　亡娘の三三回忌の日に

神田橋　條治

もくじ

序

第七部　実務と指導の日々（一九八八―九五）

第八部　還暦（一九九六―二〇〇一）

第七部　実務と指導の日々

（一九八八―九五年　五一―五八歳）

少し前からわたくしの生活に変化が生じていた。外的には、一九八三年に矢花芙美子先生が院長である花クリニックで始めたケースセミナーが好評を得て、各地から招待を受けるようになったことである。

『精神科診断面接のコツ』（岩崎学術出版社）を出して以来、講演の依頼が増えて、そのころわたくしは困っていた。知識は乏しいし、まとまった考えはもち合わせないので、講演が三〇分ももたないからであった。その事態はいまではさらにひどくなっている。ところがケースの報告をぶっつけ本番で聞いていると、あれやこれやの連想や助言が洪水のように氾濫し、二・三時間でも尽きるときがない。しかもそんな雑話が好評なのだから、まことに気楽である。嬉しくなってあちこちに出かけて、たいそう忙しくなった。

内的には、精神療法の本質についての長年の自問が大詰めにきた観があった。ひとつには、言語と非言語との役割についてであり、ふたつには、生体や命全体と治療との関係についてであった。答えの近くに来ているのに、あとわずかなところで手が届かないもどかしさがあった。そのことは、実務と指導の日々に充実と緊張とを与えた。

治療法としての芸術療法の位置（一九八八）

私は以前、九州大学精神科で精神分析療法を研究しており、二〇年前にボーダーラインケースの精神療法の学位論文をまとめた。そこで最終的に出てきた結論は、「ボーダーラインの人の治療にさいして決定的なポイントとなる治療の焦点は、言葉のやり取り、あるいはその人のもつ考え・および言語の整理、意思の疎通といったところにはなく、治療者である私とその患者との間でつくられる場の雰囲気、なかでもその雰囲気のもつ安定度（その雰囲気がどの程度の揺れを支え得るか）のなかに存在する」という内容のものであった。しかし実際には、対話を使った精神療法というのは言葉が主体となって行われている。したがって私自身、言葉は精神療法のなかでどのような役割を果たしているのだろうかと考えるところから、だんだんと芸術療法のなかに入っていった。

たとえば実験的に動物に神経症をつくることは可能であり、神経症になった動物園のゴリラにテレビを見せたら症状が改善したという例がある。このように、動物では言葉を使うことなく治療が行われる。人間についても同様に、神経症の治療の基盤となるものは言葉ではないのではないかという考えが出てくるが、実際に言葉によらない方法で人間の治療をやろうと思ってもなかなかできるものではない。精神療法を行う場合、やはり言葉は不可欠である。言葉というものは人間生活に組み込まれているので、これは何らかの役に立っているはずである。そこでこれらのことを、先ほど例に挙げた「神経症のゴリラとテレビの関係」とどう組み合わせ、位置づけをしたらよいのかということを考えてきた。

また、これまで芸術療法学会に参加して、いろいろな立場の芸術療法を見聞してきたが、それぞれがどういう治療であって、何を目的としているのかということがうまく理解できないでいた。まして、そこに言葉がどのように位置づけられるかということはなかなか理解できるものではない。そこで私は、言葉ではなく言語を媒体としたイメージが何か治療としての働きをもつのではないだろうかと考えてみた。たとえば、「桜島から噴煙が上がっているよ」という言葉を聞くと、そこにひとつのイメージが描け、それによって人の心が動きをもつ。精神療法とは、そうしたいわゆるイメージを中心としたイメージ療法であると一〇年間考えてきた。しかしそうすると、たとえば泣いている子どもを抱き上げるとその子どもが泣き止むという治療にはどうしてもイメージが介在しているとは思われず、何か生の関係が直接的に働いているように感じられた。

いろいろ考えて、最近では次のように考えている。まず言葉にはそれを支えている基盤が存在している。言葉というものは約束のうえに成り立つ。それ以外の、たとえばゴリラなどの動物と共通してもちうるコミュニケーション手段の基盤にあるものは生理的な身体の興奮や感覚であるというところで、ひとつ、言葉と言葉でないものを分けることができる。もうひとつの特徴として、言葉は時間をもっており過去・現在・未来を使い分けることができるように約束事ができているが、それ以外の手段では時間は常に「いま」であるということが挙げられる。「常にいまである」ということは、現在のなかに閉じ込められてそれだけの狭い働きしかもたないようにも思われるが、実際にそれがもつ働きは時間をもたないがゆえに、音楽や絵画でも過去を現在に引き寄せる力をも付与される。これが未分化性のもつ特徴である。言葉の領域と言葉でないものの領域とのふたつに分ける考えをさらに発展させると、身体興奮の関与と概念の関与の二分で考えて、ここにひとつの物差しをつくるとよい。この物差しは、いわゆる心理的な治療全般に使える物差しである。この一本の線上で、より概念の関与の強いものからより身体の占める割合が多いものへと順に並べる。概念のいちばんの極には数式があり、それは身体の生理的なものからはいちばん遠くに位置している。体の極には看護師による身体清拭とか、体位交換などの身体接触のようなものが置かれる。この両極間で生理的興奮などの身体の関与がどの程度のものかで並べていくと、数式にかなり近いところに言葉の領域がある。そして、身体の占める割合が多い領域であるほど約束事がなく未分化である。未分化なものは言葉だけで行われている治療法を超え、あるいは言葉ではどうしても超えられない動きを営む。言葉によって語られるとき、この大切な未分化性は整頓されてしまい、それとともに未分化性のもっていた治療効果はなくなってしまう。すなわち、言葉で表わすことによって芸術療法のなかに含まれている未分化性は整理され、治療効果の減退につながる。もちろん言葉で表わすことは、整理整頓されて安心できるということではある。

芸術療法における治療者の多くは、自分の特技を生かしている人たちである。音楽なら音楽・絵画なら絵画の経験を生かし、だんだんとその領域を広げていくのが芸術療法に取り組むときの道筋だと思う。患者さんの場合も同じことで、どこからでも入れるように入り口を開いて、いろいろセットしながら広がっていくようにするとよい。たとえば音楽の治療者がどんどん芸術療法の治療者として進歩してくると、その人の感性や感覚、受信、伝達の能力が広がっていくので、自分の知らない絵の分野においても鑑賞する力は豊かになっていく。だから逆に言えば絵の療法のことが全然分からないようでは、その人は音楽療法家としては未熟なのである。作業療法士においても、たとえばピクニックばかりやっている作業療法士でも、ピクニックというものが患者と自分との場のなかで広がっていくように一所懸命工夫していると、その人は必ず対話や言葉、患者のつくるイメージについての理解力が育ってくる。このように芸術療法の治療者は自分の道を広げていき、さらに他の部分にまで理解が到達するように努力することが肝要である。また、もっと実際的な治療の評価を考えた場合、たとえば絵画療法の患者さんを絵の上手下手で治療効果を判断するのではなく、絵を描いている人が写生をしている人であれば、外界を見る観察力とか、物事のいままで気づかなかったことを見つける能力とか、いままでになかったものが現れてくるようになったら治療の効果が出ていると思ってよい。二～三年前にも芸術療法学会で「絵のベテランの人の言葉を聞いてみると、この人は絵を描いている人だという言葉の使い方をする。音楽の感性のある人の言葉の発声の仕方にはテンポがある」という話をしたことがある。

ここで、治療とは何なのかについて述べたいと思う。本来治療とは自然治癒を助けるものである。私は現在、芸術療法関係の学会と東洋医学会に出席しているが、東洋医学は自然治癒がよりよく発揮されるような環境をつくるという理念にたっており、芸術療法はそれに極めて近い。そこで芸術療法を考えると、言葉の世界から体の世界までのなかで未分化な方向を模索するのは、自然治癒に寄与し得るような資質のなかの、まだ使われていない部分がその患者さんのなかに眠っているのではないかと試みることであり、それが芸術療法であると思っておくとよい。しかし眠っているものはいろいろあるので、出てくる効果は一律でなく、効果はそれぞれ違う。そのことがまた芸術療法の治療効果を測定する物差しを難しくしている。

自然治癒力に役立つものは何があるか分からないままに自然治癒を賦活している。そして未分化な領域ほど賦活のコントロールは難しく、治療効果がどんな形で出てくるか分からないので収拾がつかなくなり、評価も困難になる。他方、言語には他のものと違って後々まで残るような執着力があり、言語を上手に使えるようになると、いろいろなイメージを造り上げたりできる。以上のようなことが芸術療法の位置づけである。

さらに付け加えると、施設における芸術療法が役に立っているかどうかの判断は、施設全体の雰囲気がよい方向に変わったかどうかである。ＩＱが低い人でも、その人が「ちかごろこの病院はいい」と評価したならば、きっとその施設の芸術療法はよいはずである。施設全体の雰囲気があまりよい方向に動いていなければ、どうしてその芸術療法がほのぼのとしたものを施設全体にしみこませる力をもち得ないのか点検するよう助言したいと思う。

芸術療法は、外界に波を及ぼしていく力をもっているところに治療効果があり、また治療の測定もあり、そしてわれわれがやる楽しみもあると思うのである。したがって治療者が苦労してうまくいっている芸術療法はあり得ないはずで、苦労してもどこか楽しいのである。「これを知る者は、これを好む者にしかず、これを好む者はこれを楽しむ者にしかず」の提唱どおり、芸術療法の会場では楽しいディスカッションになるはずであり、今回も含めてさらに楽しくなっていく気がする。それはみんなが他者をアクセプトしていく能力が高まっていく形になるものだからである。

（西日本芸術療法学会誌　十六号）

7　治療法としての芸術療法の位置

〔追　想〕

精神療法においては言葉よりもそれ以外のあるいはそれ以前のコミュニケーションのほうが重要である、と確信するようになっていたが、では言葉の特有の働きは何なのかとの疑問が出てきた。また、非言語的治療法を求めて芸術療法学会に参加するようになったが、さまざまな芸術療法の手技がそれぞれどのように共通しどのように異なるのかとの疑問が出てきた。そうした疑問に一応の答えを出し治療手技の位置づけの整理を試みた。したがって、これはあとの「精神療法におけるセントラルドグマの効用」（本書七三頁）へつながり、ひいては「治療とは」「治癒とは」という、現在のわたくしの中心のテーマへと発展してゆく。

西日本芸術療法学会については忘れられない思い出がある。わたくしが九大精神科で精神病理グループのリーダーをしていたとき、西日本芸術療法学会の年次大会をお引き受けしたことがあった。当然、精神病理グループで立案・運営を行うわけだが、わたくしは強力なリーダーシップを発揮しておられた西園昌久先生とは反対のまったくリーダーシップを欠いたリーダーであり、指揮・運営などできるとは思えなかった。ところがグループの仲間たちは「神田橋先生は当日の挨拶だけすればいいから」と言って、手分けして立案・設営を進めてくれ、わたくしは準備の進捗状況すら知らないままでスムースに会を終えることができた。思い起こすたびに、いまでもあのころの仲間たちへの感謝と友情を新たにする。あれ以来わたくしは、リーダーが無能であることは優れた人びとのグループではかえって望ましいことなのかもしれないと思い、自身の物臭への格好の言い訳とするようになった。

精神療法　神経症（一九八九）

はじめに

精神科医として、神経症の治療を習い始めたころ、師匠である西園昌久先生から、神経症は psycho-socio-physiological な病態であると教えられた。当時はただ、なるほどそんなものかと思っただけであったが、年月がたつにつれ、その言葉の大切さが分かるようになってきた。そして気がついたのは、この言葉は神経症患者の治療に熱心な人びとに共有されている見解であり、個々の患者の治療に熱心でない人の口から発せられることは少ないということであった。またある人は、psycho-socio-physiological に、-ethical という、人間学的視点を追加したりしている。人によっては、-behavioral という語をくっつけたくなるかもしれない。これはおそらく、治療の現場で四苦八苦してきた体験からの感慨の一種なのであろう。

一人の患者を治療するさい、あるひとつのそれなりに整った考え方で理解し、その考え方に基づく方法で治療を行い、それで一切の片がつくというのは、稀有な例である。通常は、他のさまざまな考え方や方法を援用せざるを得ない。あるいは、気づかぬまま援用している。すなわち、その患者個人のいわゆる内的世界を推測し、それに基づいた働きかけをしながら、あるときは、現在の症状がまわりとの関係でどのような機能を果たしているかと考えてみたり、そしてしばしば、症状のある部分を薬物で変化させようと試みる。つまり、患者治療に専心しているさいの実務家の振舞いは、常に折衷的であり、治療現場にいるさい、そうした折衷的姿勢に疑問を抱くことはない。

ところが、そうした現場主義が実務家たちの考え方に、ちょっとした歪みを引き起こしているように見える。それは、神経症を心理的要素や社会的要素や生理的要素や、あるいはまた人間学的要素などが種々の割合で混ざり合い絡み合ってでき上がった病態であると考え、それゆえ多面的折衷的アプローチが必要なのだと考える傾向である。この考え方は、折衷的振舞いと辻褄が合い、しばらくの間有用ですらあるにもかかわらず、誤った考え方、あるいは単なる自己正当化の作業である。そして、自己正当化の作業の結末は姿勢の硬化である。対話を介して互いが変化するという意味での豊かな対話は困難となり、対話の場が教条の対決の場と堕してしまう。現場主義が稀ならず陥る悲劇的結末である。

神経症は psycho-socio-physiological な病態である、という言葉の意味するところは、この病態を理解し治療的工夫をするためには、多面的視点から考えざるを得ないということなのであり、多要素によって構成されているとの意ではない。この違いは、一見些細に見え実は根本的な差である。陶芸を例にとって説明してみよう。

一個の茶碗は多要素によって構成されている。さまざまな土の成分、それに絡み合う溶けたガラス質、閉じ込められている気体、全体を被う釉薬、そうした物質的な要素だけでなく、初期の乾燥の程度、加えられた熱の作用などは、一個の茶碗のなかで種々の割合で混ざり合い絡み合う多要素である。他方、一個の茶碗は美術品であり、生活の道具であり、商品であり、作家の主張でもあるといった、多面的視点からとらえられる存在である。そして、作家が茶碗の径をわずかに大きくしようとするとき、その行為もまた、美術品として、生活の道具として、商品として、作家の言葉としての多面的視点から検討されるはずである。多面的視点は視点なのだから、当然すべての事象を多視点から眺めることになるのである。

神経症を多面的視点から考えるということは、もろもろの治療もまた多面的視点から、すなわち psycho-socio-physiological な事象として眺められねばならないことを意味する。精神療法はそれだけで psycho-socio-physiological な操作でありうるし、単に薬物投与だけしていても、psycho-socio-physiological な治療として検討されるべきであり、転地療養などは典型的に psycho-socio-physiological な治療なのである。したがって、多面的視点でとらえられた総体としての神経症に対し、一見折衷的モザイクのようでありながら実はそれぞれ psycho-socio-physiological な事象であるさまざまな方法の総体としての治療が行われるというわけである。

以上やや回りくどく述べたことを要約すると、神経症の治療にさいしては、病と治療との全体を多面的視点でとらえるよう努めることが柔軟な姿勢を育むのであり、そうした姿勢の下で折衷的治療法を用いるのがよいということである。いかに整って見えようとも、あるひとつの考え方とそれに基づく方法一本槍で治療に取り組むのは、実験研究の類であり、サーヴィス業務とは言いにくい。

ところで、いま少しばかり寄り道をして、本論を執筆している時点でわたくしを捕らえ先入見となっている、一種の全体論について記述しておこうと思う。以後の論述の便利のためである。

われわれの志向の的となっている真なるものは形をもたない。おそらく、五感でとらえうる性質を何も備えていない。われわれは、五感でとらえうる形その他を介して、真なるものを窺い察することができるにすぎず、それ以上真なるものに接近する術はない。ただ、真なるもののさまざまな現れつまり多面的影絵を眺めることで、われわれの察しはずいぶん色濃いものとなり、把握感のようなものが生じたりする。ここに、多面的視点の有用性がある。

以上のような先入見に依るとき、神経症の状態像も精神療法も薬物療法も、みな五感でとらえうる影絵にすぎず、その影絵の向こうに、真なるものが察しられるのである。したがって、症状の向こうに察しられる真の病なるものと、さまざまな治療法の向こうに察しられる真の癒しの力との出会いにより、真の治療の過程が起こり、その過程と結果とは再びさまざまの影絵の変化を介して察しられるのである。

この先入見は、治療に腐心してきた年月の間の感慨が蒸留されて、実務家としてのわたくしにとっての世界観のようになってしまったものである。それゆえ、わたくしが症状の向こうに察する真の病なるものや治療法の向こうに察する真の癒しの力なるものは、まったく実在しないイメージ的なものであり、そちらのほうがむしろ幻影なのではないか、と考える人もあろうし、その考えはそれなりに正当なものであると思う。にもかかわらず、現時点のわたくしは、上記の世界観を正当なものとして選択している。治療の場において、アイディアが湧出するのに必要な思考の自在さを保つのに、いまのところこの世界観が最も有用であるというのが、正当性の根拠となっている。本論における論述はすべて、この世界観を下敷きに書き進められている。

さて、こうした世界観をもって、本論のテーマである神経症の精神療法について考えようとすると、当然、現存するさまざまな治療法の個々の特徴よりも、それらに共通する点を抽出しようとしがちになる。無数の精神療法がそれぞれ独自の理論と方法とを誇示して、咲き乱れている今日、それらを事典ふうに紹介するのは、虚しい。むしろ、こうした氾濫のなかで己を見失わないための統一的視点を提示するのが、本講座に期待されている役割であろうから、個々の特徴よりもまず共通する点を抽出するという手続きは、順当なものと言えよう。むろん、以下に論述するのは、わたくしの視点であり、いわば統一的視点のための試案と言うべきであろう。

1　広義の精神療法に共通する諸点

1　治療を求めている人

精神療法においては、まず何より、治療を求めている人がいる。患者、クライエント、障害児など呼び名はさまざまであるが、おおむね生活や心身の状態が十全でなく、助けを求めている人である。行動の異常を主たる表現形としている患者のなかには、自ら助けを求めない人もあるが、そのような場合でも、その異常な行動をじっと見つめていると、その向こうに、不幸せな心身の状態が察しられ、異常と見える行動は不幸せな状態から離脱しようとするその個体の努力として理解できるものであり、その個体が期待している助力イメージに近似した助力が提示されると、容易に、助けを求めている人へと変貌する。これらの人びとはみな、不幸せからの離脱を求めている人である。

精神療法の概念を極端まで広げ、たとえば月を眺めることでさみしさが癒されることまで含めるとしたら、治療を求めている人だけで精神療法が成り立つこととなる。この極端な例で分かることは、治療を求めている人が精神療法の最も基本的構成単位であるということである。精神療法の理論や技法をもっている人、いわゆる精神療法家が精神療法の最も基本的構成単位であるかのような錯覚がはびこっている今日、こうした当たり前の視点に立ち戻ってみるのも、自他にとって有益であろう。

2　助力の意図をもつ人

前述の月の例のような極端な場合を別にすれば、通常の精神療法では、もう一人の人すなわち助ける側の人がいる。ここでもまた、その助ける人は必ずしも専門家であるとは限らない。それよりも大切なことは、助ける側の人が相手の不幸せに心を寄せており、そこからの離脱の手助けをしたいと願っていることなのである。何も知らない初心者のそれも最初の症例はうまく治るのに、精神療法の理論や技法を勉強し始めると、かえって治療がうまく行かなくなることはよく知られている。その理由の最大のものは、治療者が自分自身の勉強のほうへ注意を移し、助力の意図を少ししかあるいは間接的にしかもたない人に変身してしまったためである。助ける側の人の意図は、常に直接的な、言いかえると常に情緒的な内なる流れでなくてはならない。

今日の精神療法専門家のトレーニングは、しばしばこの基本的な内なる流れを台無しにしてしまっている。また、専門家の意図が資格とか論文とか名利とかに向いているときにも、内なる流れは妨げられ、その専門家はその瞬間、助力の意図をもつ人ではなくなってしまうものである。こうした至極当たり前のことを、ことさら強調しておきたくなる現状がある。

3　関係あるいはコミュニケーション

治療を求めている人と助力の意図をもつ人とが出会うと、ほどなくひとつの関係あるいはコミュニケーションが生じる。この関係は、治療を求めている人が子どもに似た保護される姿勢をとり、助力の意図をもつ人が親に似た保護する姿勢をとるという関係である。この事情は専門的職業的関係であるか否かを問わない。なぜなら、この関係は、双方の欲求が充足されるように醸成されてゆくものであるからである。すなわち、保護されたい欲求と保護したい欲求との呼応である。しかも、動物の観察が示唆するところによると、どうやら、この両欲求の相互誘発関係は、多くの種において遺伝子レベルでプログラムされているようである。ただヒトだけが、この宿命的なプログラムに逆らいうる文化を育ててきている。そして、後述するように、ヒトが育成したこの文化が、神経症の発生においても、また治療としての精神療法においても、中心の役割を果たすのである。

それはともかく、逆らう文化が、宿命的プログラムに由来する自然の流れに介入しない場合、つまり通常の素人の人間関係においては、相互誘発作用が、治療を求めている人、助力の意図をもつ人それぞれを一定の方向へ誘導するようである。それについて次に述べることとする。

4 関係によって誘発されてくるもの

両者の関係を親子関係になぞらえて考えることは、単なるアナロジーではなく、正当な手続きなのかもしれない。両欲求の相互誘発作用なるものは、すでに親子関係において発揮されたプログラムの二度目のお務めなのかもしれない。そう思いたくなるほどに治療関係は親子関係に酷似してくる。すなわち、治療を求めている人は子どもに似た保護される姿勢をとると同時に、親子関係における子どもと同じ傾向へと誘導される。

まず、自分の保護者を優れた能力の持ち主であると思いたがり、優れた能力の証拠らしいものを見出して惚れ込み、自分の身柄を預けゆったりかつ伸び伸びした心境になろうとする。次いで、優れた保護者のもっている文化（考え、行動パターン、価値観）に自分のそれを合わせようとする。そして、それらの過程が順調に進んでいるとき、自分の内に何か確かという感覚が生じ、実際に心身の機能が好調となる。ある年齢までの子どもにとっては、中の下程度の親でも自分の親は最高の人に見える。それは、子どもが無知であるからではなく、子どもがその親と保護者―被保護者関係をつくっているため、最高と見てしまう傾向を、関係によって誘発されているからである。それとそっくりのことが治療においても起こってくる。つまり、まあまあの治療者であれば最高に優れた治療者と見てしまう傾向が、助けを求めている人の内部に誘発され、その結果として心身の改善さえ起こるのである。「鰯の頭も信心から」とは、この過程の極端な例である。

関係の誘発力は保護者すなわち助力する人へも作用する。助力する人は親に似て、子の痛みに心ひかれ、あたかも己が手足の痛みのように受け取りがちとなる。そして、なかば己のものであるその痛みを、なんとかして軽減させたいと望むようになる。その目標のために、保護者は自己のもつ文化（経験、知識）を動員する。この献身的努力が、期せずして保護者を子の描く優れた能力者の像に近づける。このようにして確かなものとなった保護者—被保護者関係は、二人だけの世界という特徴を備えており、外の世界への配慮が不充分になるものである。そのこと自体は、関係にとって必要なことなのだが、他方、そのままでは、現実から遊離したペアとなり、助けるという当初の目標を達成できなくなってしまう。「子ゆえの闇」、共倒れ、同情心中などはその例である。

したがって保護者は、一方で関係に没入しながら、他方では外の世界への配慮を保っていなくてはならない。これは、意識して行おうとしたら、ひどく難しいことであろうが、これも動物の観察によると、子と戯れている親は自然にそれができており、さいわい多くのヒトの親でも、この本能はまだ失われていないので、保護者—被保護者関係においても誘発されると期待して、さほどはずれることはないであろう。

さて、このようにして確立した関係のなかで、文化の流入と共有とが起こる。子から親への流入もたまにはあるが、多くは親から子への文化流入の結果としての共有である。精神療法は一種の洗脳であるという非難はいくらか当たっているわけである。ところが、精神療法において流入なしに初めから共有されており、しかも関係のなかで重要な役目を果たしているひとつの文化がある。それについて少しばかり述べておこう。

5 因果律

不幸せからの離脱を求めている人と助力の意図をもつ人とでつくられる関係のなかで、絶えず対話としてやり取りされる、あるいは暗黙の了解として共有されている文化が、因果律すなわち事柄を原因―結果の図式で理解しようとする慣習である。この慣習は、関係の当事者が専門家であると否とを問わない。言葉を使って考える文化習性を身につけている人はみな、初めからこの因果図式という文化を共有している。おそらく、ヒトが言葉によって時間経過というものを絡め取ったさいに、文化習性となったものなのであろう。

読者のなかには、このような言い方に反発される向きがあるであろう。因果律を真理と見なす世界観は、少なくとも科学の世界で正当なものだからである。そのような方は、いまここで述べているのは、広義の精神療法的関係のなかで共有されている因果図式のことに限ると考えてくださってさしつかえない。なぜなら、精神療法的関係のなかでは、因果関連を解明してゆく努力よりも、もっぱら簡明な一対一の因果図式に事柄をはめ込む作業が多く、そうすることで、事柄の成り行きを理解したり、望ましい結果をもたらすためにいま何をしたらよいかを考えたりする。さらにまた、因果を問うているのか意味を問うているのか、曖昧なままに進んでいくことも多く、それでなんら支障のない場合が多いのである。したがって、精神療法的関係のなかに登場する因果図式は、その表現している内容が真理であるか否かよりも、関係当事者たる二人がその図式を納得しその図式という文化を共有するか否かが重要なのである。「水子供養」はその典型例である。納得された図式がアイディアの源となり、新たな行動の方向が得られるのである。ただし、種々の専門家が独自の文化としてもっている理論図式にはまた別の機能もあり、それについては、後述する。

ともあれ、因果律の図式を用いて理解・納得の気分を得ようとする文化をあらかじめ共有しているので、それを軸として互いの文化の融合が起こり、ゆったりかつ伸び伸びした心境が得られるのに最も大切な、内輪という雰囲気がつくられてくる。つまり、ここで起こっている治癒過程にとって重要なのは、何を行っているかではなく、共に在るという雰囲気なのである。

6　関係の終幕

不幸せからの離脱が成功し保護を必要とする要件が減ってくると、関係の引力は急速に衰える。関係はもはや保護者の内に保護の欲求を誘発し得なくなるし、被保護者の保護者を理想化する傾向も消えてゆく。それどころか、これまで優れた能力の証拠と思っていた種々の特徴が、一転して保護者のもつ限界として批判の対象となる。これまで保護の機能を果たしてきた内輪という雰囲気は、新たな進展を阻む柵と感じられるようになる。

そうした成り行きは、親子、師弟を含めあらゆる保護者—被保護者関係において、事態が順調に進んだとき必ず訪れるはずのものであることは、動物についての観察結果とも符合する。片方の不幸を契機として結ばれた男女の関係が、不幸の消滅とともに破綻するのは、順調な過程の自然な結末なのである。自然界における動物の一種ヒトとしての人は、そのように宿命づけられているはずである。ただし、人はそうした宿命的機構に逆らいうる文化を育ててているので、必ずしも自然の流れどおりにことが進むわけではない。スクリーンや舞台で演じられるドラマはすべて、動物としての自然の流れと文化との衝突をテーマにしている。そして、自然の流れが文化によって阻止されることが神経症と呼ばれる心身不調の状態の発生に大きく寄与しているようである。個々の神経症の基盤にある、いわゆる葛藤の具体例を蒸留してゆくと、究極には、動物としての自然の流れと文化との衝突の図式にまとめることができる。

そして、この図式にまとめることが、治療上のアイディアを生み出すためのコツのひとつであるように思う。ともあれ、不幸せからの離脱が成功したとき関係が消滅するのが、動物としてのヒトの宿命であり、消滅させないように働くのが人の文化である。

2　いわゆる神経症について

神経症の歴史は、神経症論の歴史である。あらかじめ神経症なるものがあって、それに対し神経症論なるものが編まれたわけではない。むしろ逆に、神経症論が編み上げられてゆく過程で、神経症の輪郭が描かれてきたのである。それゆえ、神経症に関する論述は、まず論者の拠って立つ神経症論を明示したうえで、その論でふるい分けられた神経症について論ずるという手順がとられる。断固として不偏不党の立場を貫くには、ＤＳＭ－Ⅲが行っているように、表出されている症候だけでふるい分けをせねばならず、そうすることは、とりもなおさず、神経症という言葉を抹消することであり、本論を記述してゆく立場とは馴染まない。本論において、わたくしは神経症という言葉の有用性を支持しつつ、しかし既成の特定の神経症論に立つことなく、もっとプリミティヴな段階から論述を始めようとしているので、まずわたくしが論じようとしている神経症なるものを、おおまかに定義づけることから始めようと思う。

1　神経症とは

病という名の不幸は、外部からの侵襲あるいは肉体の内に発する異常であり、心とか精神とか呼ばれる外観がその活動を映し出しやすい「主体」なるものは、受け身の被害者であるという考え方が、永い間社会通念であったころ、狂気と痴愚とは神に罰せられた者であっただろう。しかしほどなく、それらは主体までもが侵襲されてしまった姿として、病のなかに加えられた。病人とは被害者であり、労られるべきあり方であった。

ところが、不幸せな状態と思える外観を呈していながら、その変転の経過を観察していると、どうも被害者であるはずの主体がその状態の出現に大きく参与しているとしか思えない場合のあることが、人びとを戸惑わせた。狂気であるなら、侵襲を受け壊れてしまった主体が自らに不幸せな状態をもたらすように働いたとしても、まあ已むを得ないと納得できる。ところが、この一群の患者（?）たちでは、主体はまったく無傷の状態で機能しているように見えた。健全な主体が自らに不幸せをもたらすように働くなどということがあり得るのだろうか。この状態は病なのか、病のなかに加えるとしたら、いったいどのように納得して受け入れたらいいのか。

そうした疑問に答えようとして、神経症論は産み出された。神経症論はときとして信じられているような、治療論として産み出されたものではない。神経症論は、治療的関与と相互に支え合いながら進展してきているので、そうした誤解が生じるのも無理からぬことではあるが、心を澄ましてさまざまな神経症論を眺めてみると、治療とは結びつかぬ単に論の整合性のためだけの部分がひどく多いことに気がつくはずである。神経症論の本質は、その誕生のときからそのとおりのものであった。他方、治療に関する知恵は、神経症論の誕生よりもずっと昔、後に神経症と名づけられるものと狂気とが分けられる以前から、臨床家の雑多な知恵として、体系化されることもなくひそかに語られあるいは応用されていたのである。厄払い、動物磁気、転地療養、「ペニスを処方するのがいちばん」などは、すべてそうした治療上の知恵であった。

以上の歴史観を踏まえ、まえがきに述べたわたくしの世界観や広義の精神療法についての考え方と馴染むような、神経症イメージを次に述べておこう。

神経症と呼ばれる不幸せ状態が主体によってもたらされているように見えるのは、神経症の状態像としてとらえられる外観が主体の活動を映し出しやすいからである。そしてもちろん、健全な主体が自らに不幸せをもたらすように働くなどというのはおかしなことなので、この神経症像の外観は、真の病なるものに対する主体の治療活動を映し出しているのだと考えるほうがわたくしには自然な考え方のように思える。つまり、神経症の外観の大半を月を眺める行動と同類と見なすのである。そして、この治療活動に抱え込まれた形で、真の病なるものすなわち、命が命であるために必要な調和、ホメオスターシスが何らかの外的事情でねじまげられたため命が本来の歩みに戻ろうとしている事態、が流れているのである。

すでに述べたように、われわれは真の病なるものを直接にとらえることはできない。ねじまげを引き起こした外的事情と主体の治療活動とから推察することができるにすぎない。ねじまげを引き起こしてくる外的事情はこの世に無数にあり、数え上げることも分類することも難しいが、一言で表現するとしたら、文化と呼ぶのがふさわしいであろう。

動物に実験神経症をつくるための手の込んだ工夫を眺めていると、文化という語感がしみじみと味わえるであろう。あれよりもっと入り組んだからくりを、しかもしばしば主体までもが加担してつくり上げているのが、人の文化なのである。

そうしたねじまげを引き起こしてくる外部文化に対処しようとする主体の治療活動について、次に少しばかり触れておこう。

2　主体の治療活動

主体の治療活動の目標は、命がねじまげから復旧する過程、いわゆる自然治癒の過程を、できるだけ妨げず保護してゆくことである。つまり、主体の命に向けての機能は、先に述べた保護者としての親の機能と同じであり、おそらくは遺伝子レベルでプログラムされているものであろう。というよりむしろ、主体の治療活動の機能としてプログラムされているものが、保護者役という特殊場面に援用されるのであろう。

主体の治療活動の目標は、そのように簡明であるが、機能の実際は複雑である。自然治癒の過程を抱え込み保護するために、主体はねじまげを引き起こしてくる文化を変えたり、回避したり、文化と馴染むように自らを変えたりして、命の領域へ文化のねじまげ力が及ばないように機能する。そして、この三番目の文化と馴染むように自らを変えるという機能のありようが、神経症の理解を錯綜させさまざまの理論を分けるところであり、本論文においても、以後詳細に論ずることになるが、その核心を一言で述べておくと、文化と馴染むように自らを変えるということは、文化の型を取り込むということである。その結果、命を抱え込んでいる主体が外部文化の型を一部備えてしまうのである。

ここで少しばかり寄り道をして、本論文において最も強調したいわたくしの考えを述べておこう。いまわたくしは、自然治癒力をもつ命という混沌、別名ブラック・ボックスと、それを抱えている主体なるもの、さらにそれを取り巻く外部文化、という三区分をして語った。ところが、日々の臨床体験に照らして見ると、この三者の間には、相互に影響し合う関係があり、命の表出としての文化とか、命が生み出した主体の機能とかがあることが分かる。このような事態が起こるのは、実はこの三区分がまったく人工的なものであって、本来混沌であったものを、コトバを用いて区分けしたために、今度は三者の間の相互作用なんてものを考えなくてはならなくなってしまったのである。

言いかえると、論ずるということは典型的に文化であり、治療に役立てるための視点から混沌をコトバで切り分けてつくったのが、この論文という文化なのである。このように、記述されたものは常に文化であり、なかでも理論はまさしく文化そのものであり、治療に役立てるための視点から眺めると、命をねじまげる機能を果たすことが多い。その典型例は理論と呼ばれず教条と呼ばれることもあるが、いずれにしても程度の差にすぎない。とはいえ、考えるという文化活動を行うためには、混沌のままではどうしようもない。コトバを用いて、区分けせざるを得ない。そのさい要請されるのは、区分け以前の混沌の感触を、意識の（主体の）片隅に保持していることである。それのできている人は通常「頭が柔らかい」と評せられる。これが、本論文で最も強調したいわたくしの考えである。後に治療技法を論ずるさい、再びここに触れることとなろう。

3　いわゆる、神経症の類型

日常用いられている神経症の類型は、神経症という集団を一定の基準を用いて分類してでき上がったものではない。あるものは神経症論と同時に登場し（森田神経質、転換ヒステリー）、またあるものは、外見だけから命名され（強迫神経症、恐怖症、食行動異常）ており、なんら統一をもたない寄せ集めであり、分類とは言えない。

ただし、統一した神経症論をめざす精神分析理論においては、すべての神経症の根底に不安を置き、種々の類型は不安がどのように防衛されているか、あるいは防衛が破綻しているかによる表現形の差であると考える。したがって、不安神経症を基本神経症であると見なす。本論文におけるわたくしの姿勢もほぼこれに近いが、前述した世界観のために、少しばかり異なるところがある。

わたくしは不安なるものが在るとは考えない。不安とは、通常不安の徴候と呼ばれる種々の症状の向こうに窺い察したものに振り当てた名称である。それゆえ不安という概念は、神経症の基盤に在るとわたくしが想定する命のねじまげられた姿を伝えるものである。しかし、不安の徴候と呼ばれる種々の症状つまり、生理的徴候、表情態度、言語内容などはむしろ、命がねじまげから復旧する過程を保護しようとする主体の治療活動を映し出している。つまりわれわれは不安概念が指し示しているものを直接とらえることはできない、というのがわたくしの考えである。そして当然、他の種々の神経症症状もすべて、主体の治療活動を映し出しているのだと考える。次に、そうした見地から、神経症類型について少し述べてみよう。

すでに述べたように、命の自然治癒過程を保護しようとして、主体はねじまげを引き起こしてくる外部文化を変えたり、回避したり、文化と馴染むように自らを変えたりする。この三種の対応を、生物というもののありように照らして考えると、可能ならば外部を変えるのが命にとって最も自然であり、それだけに原始的である。命にとって有害なものを回避する対応はやや分化した対応法である。そして、外界と馴染むように自らを変えるのは、主体の作業量が最も大きい分化した対応法である。もっとも、主体の実際の活動は、これら三側面を多少とも含んでいるのが常である。たとえば、子どもの姿勢をとって相手と保護者―被保護者の関係をつくることは文化と馴染むように自らを変えかつ相手という外部文化を変える活動なのである。さらに、この特別のやり方がおそらくいわゆる身体病のさいに用いられる救助要請パターンであることを思い合わせると、自然治癒過程を保護しようとするさいの主体の種々の活動のうちのあるものは、もともと身体病によって命がねじまげられたさいに用いられる救助要請パターンであるものの援用なのであろう。

ともあれ、保護活動にさいし、主体は己の蓄えている能力の範囲内で機能するしかないわけであるが、そのなかには、生来宿命的に付与されているものと、外部文化との関わりを通して学習されたものとがある。精神科学発祥のころには、生来的宿命的部分を大きく見積もる傾向があったが、治療への志向が高まるにつれて、学習による部分を大きく見積もるほうへ傾いた。しかし、一時の熱狂が去ると、再び生来的部分が強調されるようになってきている。確かに、一卵生双生児についての知見や、同一個人が異なる状況刺激で同一の神経症症状を発現するという知見などから、生来的部分の果たす役割は、従来見積もってきたよりもかなり大きなものであるらしい。しかし、生物科学のことに蛋白質レベルでの情報蓄積についての最近の研究の進行方向を透かして眺めると、生来的部分と学習とを対立する位置に置くこれまでの見地が崩壊する日も遠くないのかもしれない。

それはともかく、生来的宿命的部分に由来するものであれ、学習に由来するものであれ、主体に蓄えられている能力の内から、つねづね使い慣れているパターンがまず登場してくるようである。そして、それがいくらかでも有効に機能すると、そのパターンは頻繁に登場するようになる。つまり、パターンが膨れ上がってくる過程には、学習が関与している。したがって、すべてを学習として考える姿勢でもまあまあの治療ができるわけであるが、実はそのことが神経症の治療技術を生ぬるいものにしてしまっているのである。そのことについて述べるに先立ち、いま少し神経症症状の発展について述べておこう。

保護活動にさいし、主体の能力のなかのあるものが登場し、なにがしか有効であると膨れ上がり、そのパターンの限界あるいは文化との平衡状態に達して固定する。種々の神経症類型の完成である。このとき、膨れ上がり固定したパターンは不自然で奇異な様相を見せており、しかも主体はもっぱらこの単一パターンの発展と維持におおわらわで、まるでその能力しかもち合わせていないかのように見える。さらにまた、神経症症状というパターンはそもそも、文化のねじまげ力から命を守るために文化を懐柔しようとして登場したのに、いつのまにか文化と馴れ合うことが目的のようになってしまい、命のほうへ向けられたセンサーが働かなくなってしまっていることも多い。その典型例は失感情症などと呼ばれ、いわゆる心身症に特有のものであるかのように言いたてられているが、同種の機制は多くの神経症状態に幾分か認められるものである。

そうしたもろもろの事情のせいで、神経症のパターンはそっくりすべて好ましからざるものであり、誤った学習の結果であると見なされがちである。この見方は治療に役立たない。すでに述べたように、まず最初に登場してくるパターンはその主体の蓄えのなかでもつねづね使い慣れた優れた能力であることが多いし、膨れ上がったのは学習の結果であるが、それとて有効であったからである。そうしたものを好ましくないと前提して出発する治療がどのような経過をたどるかは、すでに日常目にするとおりである。神経症の状態像は、その主体の最も優れた能力のありかを、誇張しかつ少々歪んだ形で示しているのだと考えてみるのが治療にさいしてのコツのひとつである。

さて、これまで述べてきたことから、神経症の発展の過程をふたつの段階に分けて考えることができる。第一の段階は急性期あるいは発祥期である。この時期には、主体の手持ちの能力のあれこれが動員され、現時点での危機から命を保護するのにどれが適しているかが試される。なかでも最も原始的で文化の影響を被っていないパターンである、「救助要請パターン」が登場する時期である。つまりこの時期には、広義の精神療法として述べた保護者—被保護者関係が最良の治療である。その種の場がしつらえられさえすれば、他のパターンはしだいに影を潜め、保護者—被保護者関係だけに絞られる、そしてそのなかで、主体の保護作用は充分発揮され、命の自然治癒力が働き始める。第二の段階は慢性化あるいは固定の時期である。膨れ上がったパターンが限界にあるいは外部文化との平衡関係に達し、固定して動きのなくなってしまった時期である。そして、この固定して動きのなくなってしまった平衡状態の種々の様相が神経症の類型なのである。したがって、第二段階に対する治療操作の要諦は、固定を揺さぶり動きを引き起こすことである。もっともこの時期でも、少しではあるが試行錯誤の動きはあるので、保護者—被保護者関係を用意して、救助要請パターンの出現を待ってもよい。しかしそれでは、まことに生ぬるい治療技術になってしまう。通常この時期に要請されるのは、固定してしまっている平衡関係を揺さぶり小さな混乱を生ぜしめる働きかけの技術である。うまく混乱を引き起こせると、状況は急性期と同質のものとなり、保護者—被保護者関係で抱きとめることになる。そして抱えられたなかで、自然治癒の過程が進行するのであり、その過程に治療者は関わらないし関われないのである。

第二段階は固定であるから、性格と呼ばれるパターン群の多くはこの第二段階に含まれるし、性格に対する治療的接近の核心もまた、同じ揺さぶり技法である。

ただし、治療対象たる性格パターンのなかには、とても固定とは考えにくい不安定の極みのような性格パターンがある。その中核をなすのは、境界人格構造と呼ばれる性格パターンである。この状態の成因と治療とについては、治療についての項で詳述する。

4　神経症の治癒

治療概念を論ずると、神経症というあり方について別の角度から考えを述べることになる。前述したような揺さぶりと抱えとそのなかでの自然治癒という過程が反復されながら、治療が進んでゆき、神経症が治癒した状態とは、どのようなものであろうか。これまで述べてきたことに基づくと、次のような姿になるはずである。

まず、いわゆる神経症症状はこれまでのような奇異な姿を見せはしない、とはいえ、必ずしも消滅するわけではない。むしろ、やや形を変え日常生活のそこここに登場し、本来この症状がその主体に蓄えられている諸能力のなかで、最も優れたものの表出であったことが証明される。同時に、この最も優れた能力をフル回転することにおおわらわであった主体に余裕が生じたため、それまで脇に追いやられていた他の諸能力が活動の機会を得られるようになり、この人が初めの外観ほどのワンパターンの人ではないことが明らかとなる。

もうひとつの、はっきりとした変化は、対人関係の場に現れる。神経症が治癒した人は対人関係において、今度は自らが保護者になる形で保護者—被保護者関係をつくれるようになり、つくるようになる。おそらく治癒の過程で生来的宿命的パターンが賦活されたのであろう。

思考の領域にも決定的な変化が生じる。因果律の地位が下落することである。視野が広くなり、考えが深くなると、世にあるものは因果の網の目で連なっていることが見えてくる。ひとつの因にいくつもの果が連なり、ひとつの果はいくつもの因に由来している。それどころか、因が果であり果が因であることすら少なくないと思えるようになってくる。もはや、以前のような一対一の因果律で事象を眺めようとはしなくなる。それは因果律という思考パターンを使えなくなったという意味ではない。ある問題が生じ解決せねばならないときは、種々の因果図式を用いて問題を解くであろう。つまり、拠りどころであった因果律が道具の地位に格下げになったのである。

神経症が治癒した人は悩みのない、葛藤のない人ではない。意識のレベルにおいては、むしろ以前より悩みも葛藤も多くなっている人である。ただ以前と異なるのは、悩みは悩む価値のある悩み、命の表出としての悩みとなっており、葛藤は創造への入り口となっている。そのことを、悩みから解放され葛藤から自由になっていると表現してもかまわないとも思う。

3　専門家が行う狭義の精神療法

これまでの論述のなかでわたくしは、治癒過程の核心を自然治癒であるとし、その過程に治療者は関わらないし関われないと述べてきた。とはいえ、論述をさらに進めるためには、この自然治癒の輪郭について、おぼろげにでも述べておく必要があろう。

1　自然治癒

治療を求めて受診した神経症者の半数以上が、なんら治療を受けずとも、しばらくのちには治癒するらしいということは、今日では学派を超えて広く承認されている。これが最も文字どおりの自然治癒である。同様のことは身体医学の世界でも昔から知られており、「中ぐらいの医者にかかるのはまったく医者にかからないのと同じくらい有益だ」などという格言は、自然治癒という考えを別の角度から語っているのである。

自然治癒の存在を明確に印象づけたのは、プラシーボ反応の発見であった。そして、畏友村田豊久先生の研究によると、プラシーボ反応は未熟で被暗示性の高い患者に起こりやすいのではなくて、むしろ、治癒者との間に安定した人間関係を築くことのできる人格の歪みの少ない患者に起こりやすいのである。

この指摘はわたくしにとって示唆的であった。治療を求めている人と助力の意図をもつ人とが出会って生じる保護者―被保護者関係のなかで自然治癒が起こることを示しているように思われる。もちろん、この保護者―被保護者関係は素人的関係であるから、何も治療者との間でなくともかまわない。保護者の役をする人の助力の意図が情緒的な内なる流れでありさえすればよい。さらに極言すれば、せめて月を眺めたり鰯の頭を信心したりする患者の治療努力に水を差さない程度の保護者役でありさえすればよい。

そう考えると、プラシーボ反応の発生率は治療者ごとにずいぶん異なっているはずである。ただしすでに述べたように、こうした保護者的関係だけで自然治癒が進むのは急性期の病態であり、多くの神経症がそうである慢性期の病態では、平衡状態に揺さぶりをかける操作が必要となる。

2　精神療法の構成

これまで述べてきた事柄をまとめると、わたくしの考える狭義の（専門家が行う）精神療法の理想的イメージが描かれる。それは次のようなものである。

まず基盤として、まったく素人的で情緒的な助力の意図がある。これを欠いていると、その上にいかに優れた専門的技術を打ち立てても、しょせん砂上の楼閣であり、不幸せな状態からの離脱を求めている人への助力とはなり得ない。なぜなら、専門的技術はのちに述べるように、主に揺さぶる技術であるからである。揺さぶられ急性期化した病態を抱える、受け皿の働きが欠かせないからである。

ただしこれには例外がある。専門家のほうは砂上の楼閣でやっていても、患者の近くにそれも揺さぶりの近くに、誰か受け皿の働きをしてくれる人がいると、治療は挫折しないのである。昔、大学の精神科にいたころ、永年精神科病棟の病棟婦をしているおばさんたちの話を聞くことがあった。おばさんたちは口々にこう言っていた。いままでいろんな先生たちがいろいろ治療法を考えて患者を治療して、論文を発表して偉くなっていかれたけど、どの治療法のときも、私たちが患者さんを慰めてあげたり励ましたり握り飯をつくってあげたりしたから、患者さんもがんばって治療を投げ出さんかったんじゃもんねえ。そげなこと先生たちは気づいちゃおらんもんねえ。

受け皿の働きは素人的助力であるから、おばさんたちのほうが滑らかである。わたくしたち精神療法家の現実は、抱える働きのかなりの部分をそうした善意の受け皿に引き受けてもらっており、しかもしばしば、そのことに気がついていないのである。いつもそのことを心に留めておかねばならないのは言うまでもないが、理想形を述べるのが目的である本論の立場では、受け皿の働きは精神療法家の責任範囲であると言わねばならない。それに、揺さぶる働きをした人が続けて受け皿の働きをした場合には、治療の流れが最も滑らかとなり、関係者の負担が最小になるのは当然である。

とはいえ、受け皿の働きを己の生身だけで行うのは、なかなかの重労働であるし、初心者には難しい面もある。そこで、受け皿の働きを技法のなかに組み込む工夫が行われる。実は精神療法の現場を構成しているさまざまの事柄が、受け皿としての役割を果たしている。たとえば、決まった時間に決まった場所で会うこと、もっぱら聴くこと、合意の上で進められる治療プラン、繰り返される説明、寝椅子や箱庭の枠や作業道具など、総じて変化が少なく、予測可能であり、機能が受け身的かつ常識的で、柔らかな感じのものが受け皿としての役割を果たす。それらは、治療に専心している患者の主体が馴染みやすいものであり、また馴染んでもらって初めて受け皿の働きをしうるのである。それゆえ、こうした治療者の生身の外の受け皿は、生身に備わっている、保護者としてのセンスで適宜柔らかに用いられるのでなければ、一転して、馴染みにくく硬い神経症形成因としての文化、の機能を果たすことになる。この悲劇的機能の成果がいわゆる医原症である。以上を要するに、精神療法の構成の不可欠の基盤は素人としての助力の意図である。

基盤が確かなものとなると、次は、歪んだ形で固定してしまっている平衡状態に揺さぶりをかけ動きを生み出すための治療操作の番である。さまざまの神経症論、治療論が咲き乱れる領域であり、今日の精神療法氾濫の源泉である。本論の立場から言うと、それらはすべて小さな不安定を引き起こすための技法である。そして、不安定が引き起こされ急性期の病態が生起すると、受け皿の出番となるのである。では次に、この不安定を引き起こす技法の標的とされる平衡状態について、若干述べておこう。その要点を一言で述べると、内在化された文化である。

3　内在化された文化

専門家が行う精神療法の眼目は、歪んだ形で固定してしまっている平衡状態に揺さぶりをかける操作である。その操作技法の標的たる平衡状態とは、内在化された文化である。この内在化された文化は当然、源である外部文化と近似しているが、まったく同一というわけではない。

命の自然治癒過程を保護しようとして、主体はねじまげを引き起こしてくる外部文化を変えたり、回避したり、文化と馴染むように自らを変えたりする。すでに述べたように、主体の実際の活動はこの三側面を多少とも含んでいるのが常である。そして、外部文化が内在化されるのは、当然第三番目の、文化と馴染むように自らを変えるという動きの結果である。この動きは、文化の型を取り込むことによって文化を懐柔しようとする活動であり、間接的に文化を変えたり回避したりできることも多く、実際には最も頻繁に登場するパターンである。おそらく、「学習」という概念が指し示す活動のすべては、このパターンの進化した姿であろう。命を生かし続けるのに都合のよい文化の型を取り込むことによって、異文化のなかでも生きてゆけるようになることを意味する「学習」の概念は、生物が大気中へ移り住むにさいし体内に海を取り込んだことを連想させる。

ところが、この巧みなパターンはときとしてジレンマに陥ることがある。命を生かし続けるのに都合のよくない文化を懐柔するために、型の取り込みが行われた場合である。それによって、確かに文化との摩擦は消えるが、今度は取り込まれた小文化が、迫力こそ小さいものの、命にとって都合のよくない擬似外界となってしまうのである。歪んだ形の平衡状態が固定するのは、この場合である。

もちろん、他のふたつの動きすなわち、主体が外部文化を変えようとする側面および回避しようとする側面の結果としても、平衡状態が生じることはある。すなわち、外部文化（外界）を変えようとする主体の活動と変えられた外界の復元力との間に、歪んだ形の平衡状態ができることもあるし、回避しようとする主体の活動と離すまいとする外部の力との間に、平衡状態が生まれることもある。いわゆる家族関係操作の適応となる事態はその典型である。ただしそうした主体と外界との間の平衡状態の多くは、まだ流動性を残しており、固定にまでは至っていないものである。ときとして固定にまで至っていることもあるが、その場合は患者の内部と外界にある人の内部とに、それぞれ歪んだ形の平衡状態が固定しているからであり、そのような場合には、家族関係操作に加えてそれぞれに対する個人精神療法が必要とされよう。

ところで、内在化されている文化の中身は、原画である外部文化とまったく同一というわけではない。なぜなら、内在化されている文化は、外部文化の中身だけでなく、その外部文化と主体との関係を含んでいるからである。文化と主体との関係とは、前述した、変える、回避する、取り込むの三側面であるが、より具体的にはこれまでの論述のなかで「パターン」と書いてきたものがほぼその例である。文化との関係パターンは相手である文化が去った後も主体の内に残り、取り込まれた文化と合わさって、内在化されている文化の中身となる。そして今度は、その内在化された文化が他者にとって外部文化となる。したがって、人のもっている文化はすべて、その文化の原画である前文化と主体とがもった関係を含んでいるわけである。さらに連想を進めると、人から人を介して人へと伝えられてゆく流れのなかで、文化はつぎつぎと関係に由来する歪曲を加えられながら伝えられてゆくのであり、今日われわれが触れるすべての文化は永い歴史の流れのなかで無数の関係の連鎖を刻印されているのであろう。

そのような連想よりここで大切なのは、内在化された文化が次に外へ向けられるさいに、前文化の中身よりもその文化と主体との関係が新文化の最も迫力ある部分として表出されるということである。この言い方は、内在化された関係が表出されるという言い方を、精神療法のセンス育成の目的で丁寧に言いかえたものである。さて、治療者がいわゆる治療操作を用いて揺さぶりをかけようとする平衡状態とは、この新文化のなかでも内在化された文化の部分である。ところが、最も迫力ある部分であるこの関係パターンは言語化に馴染みにくい性質があり、そのため対話を主な手段としている精神療法では前文化の中身の部分のほうが目につきやすく、関係パターンのほうは見過ごされやすいのである。多くの精神療法で、非言語的、情緒的、関係的、体験的要素を治療における不可欠の要素として強調するのは、見過ごされやすさへの注意喚起である。ちなみに、体験とは関係を主体の位置から言語化したものであり、関係とは関係を第三者の位置から言語化したものである。そう前提しておくことは精神療法のセンスを澄んだ状態に保たせると思う。

患者の平衡状態に固定した文化を相手として治療者が行うべき認識活動を模式化すると、ほぼ次のようなものとなる。まず治療者は患者がさまざまな文化内容を語るのを聴く。これが資料の第一である。次に患者が語るのを聴きながら、その語りの雰囲気のなかに患者とその文化との関係の様相を見て取り、関係のなかにいる患者主体の位置からの、つまり体験の言語を用いての言語化を行う。これが資料の第二である。その語りは治療者を相手にしてのものであるから、当然、治療者との関係が出現しているはずである。その関係を治療者は、関係のなかにいる主体たる自分の位置から体験として触知し、それを手がかりに治療者―患者関係を推測し、もう一方の主体たる患者の体験の言語で言語化を行う。これが資料の第三である。

精神療法という作業の立場からは、第三の資料が最も重要であり、第一の資料が最も価値が低い。なぜなら、精神療法とは何らかの現状変更をめざすものであり、変更されるべきもの、言いかえると平衡状態に固定し変更作業の標的とされるもの、は常に関係であるからである。ただし、最も価値の高い第三の資料の部分がまず治療操作の標的にされるわけではない。この部分つまり治療者―患者関係の部分は精神療法の基盤たる保護者―被保護者関係を含んでおり、治療が順調に進んだ場合、内輪の雰囲気、命の伸長、批判、関係の終幕の順序で進展してゆくはずであり、その流れから外れたり、途中で停滞したりした場合に限り、治療操作の標的となるのである。したがって、通常の場合は、第二の資料すなわち患者の内なる文化と主体との固定した関係が、揺さぶりの標的となる。

4　治療操作

ここで、最も基本的なことは、固定している平衡状態を揺さぶるための、治療操作の本質もまた文化であるということである。したがって、治療操作が患者の主体に作用するさいのプロセス、正しくは治療操作という新文化に患者の主体が対応するプロセスは、前に述べた文化と主体との関係と同じものである。しかしそこには、歪んだ形で固定している平衡状態、命の復元する力とそれを抑圧している主体との関係がある。この関係は、安定でもあり不安定でもあるという中途半端なあり方である。

すなわち、こうした中途半端なあり方が生まれたのは、生物のもつ保守性、安全第一主義の現れであろうから、当然、平衡状態は変化に逆らうはずである。つまり、安定である。その結果、揺さぶる治療操作との間に闘いの図柄が生じる。この、平衡状態と治療操作との闘いの図柄が、患者と治療者との闘いの図柄と誤認されたさいの悲劇については、後に再び論ずることになろう。

他方、こうした中途半端なあり方が生まれたのは、主体が常に命をよりよく生かせるような姿勢をとろうとするからでもあり、そこには変更への指向が常在しているのである。つまり、不安定である。そして、治療操作は、その変更力の大部分を、主体に常在するこの変更への指向に依っている。

平衡状態のもつ、こうした二面性に留意することが、治療操作を工夫するさいのコツである。ともあれ、平衡状態でかろうじての安定を得ている主体の傍らに、異文化が置かれることから、ドラマは始まる。

置かれた文化に対する主体の対応は、すでに述べたように、その文化を変えたり、回避したり、懐柔しようとして文化の型を取り込もうとしたりする活動を含む、さまざまの関係パターンである。その他に、命を生かし続けるのに都合のよい文化の型を取り込むという、主体の本来の活動もあるのだが、これは、固定した平衡状態のないとき、つまり急性期でかつ保護されて、命と主体とが一体となって伸びていくさいに発揮される正常な学習であり、いまの論述の圏外にある。

ともあれ、治療操作という文化に対し、上記三側面を含む関係パターンが発動される。そのとき発動されるのは、すでに述べたように、主体に蓄えられている能力のなかで何らかの点で有効であったがゆえに膨れ上がってしまったパターンである。そしてまたも有効であると、そのパターンはさらに膨れ上がる。したがって、治療操作が揺さぶりの働きを為しうるためには、ふたつの特徴を備えている必要がある。まず、標的たる固定したパターンを誘発する文化でなくてはならない。つまり、かつてその関係パターンが有効であった文化と同類でなくてはならない。他方パターンを揺さぶるには、そのパターンの効果を挫折させるものでなくてはならない。この一見相容れない要請を充たしうるものが、有効な治療操作である。それはつまり、患者の膨れ上がり固定したパターンが有効に働く相手としての文化に、似て非なるものであればよい。パターンの側から言うと、パラドキシカルなダブルバインド的なものであればよい。ただし、その二面性が際立っていると、標的たるパターンが充分発動されず引っ込んでしまったり、あるいは、収拾のつかないひどい揺さぶりを引き起こしたりする。したがって、治療上望ましい治療操作とは、患者の固定パターンにとってお得意の文化とほぼすべての点で同じであり、ごく小さな部分だけあべこべになっている文化である。

たとえば、「わたしは、そう思うのです」と言った人へ、「あなたは、そう思うのです」とほぼ同じ言い方で、「は」にほとんど気づかれないほどのアクセントを加えて返すのは、巧みな揺さぶりとなる。この揺さぶりの構造は、次のとおりである。治療者の言葉が、患者のなかにあらかじめ潜んでいた、自己独断への嫌悪とか孤立への不安とかを賦活し、それがさきの患者の「わたしは、そう思うのです」という宣言と葛藤関係になる。つまり、揺さぶる治療操作とは、内的葛藤状況をつくることなのである。そして、治療操作は何か新しい文化を導入するのではなく、あらかじめ患者のなかに在った文化を賦活して葛藤関係をしつらえるのが、正しいやり方である。このあたりの論は、オペラント条件づけの理論を思い浮かべてもらうと、分かりやすいだろう。つまり、あらかじめ患者のなかに無いものは使えない。無理に新しいものをもち込んで「そう思うのが、あなたの問題点なのです」などと返すのは、もろに対立し患者と治療者との闘いの図柄をつくる粗雑な治療操作であり、とうてい揺さぶりの効果をもち得ない。このやり方では、対立する文化を懐柔しようとして取り込むという関係パターンが賦活され、新たな神経症の芽となるのがおちである。治療操作にあたっては、賦活しようとするものが、患者のなかに潜んでいることを見抜く読みが必要であり、その意味での診断能力が治療操作能力の基盤である。とはいえ、見抜くことは多くの場合なかなか容易でないので、万人が共有しているはずの文化を賦活することから始めるのが定石である。

ここで、少し対象を変え、とうてい固定パターンとは思えない不安定の極みのような性格パターンすなわち、境界人格構造と呼ばれる性格パターンについて、治療操作の基本方針を述べておこう。すでに述べたように、主体はねじまげを引き起こしてくる外部文化を変えたり、回避したり、文化と馴染むように自らを変えたりする。そして、外部文化が内在化されるのは、第三番目の、文化と馴染むように自らを変えるという動きの結果である。そして、内在化された文化が次に外へ向けられるさいには、前文化の中身よりもその文化と主体との関係が新文化の最も迫力ある部分として表出されるのである。境界例人格者が外との関わりの場で決まって不安定となるのは、前文化との不安定な関係が最も迫力ある部分として表出されているのである。

この状態は、揺さぶりによって引き起こされる急性期に似ているので、素人の受け皿で抱えられそうに見える。ところが、この素朴な治療計画は、治療者にも患者にも莫大な労苦をもたらす。なぜなら、この特有の性格パターンは、揺れてはいても一種の固定パターンであり、学習の成果であるらしいからである。このパターンが揺さぶられなければならないのである。素朴な治療計画のもとで、治療者と患者が莫大な労苦を払った結果として治療が成功したとする症例報告を詳細に検討すると、不安定な関係という固定パターンがあたかも殻が崩れるごとく壊れ、急性期が出現したことが治療の転機として読み取れるものである。そして、この揺さぶりをもたらした計画外の治療過程についてはは次に述べる。それが境界人格構造と呼ばれる性格パターンについての治療操作の基本方針となる。

七転八倒の治療経過のなかで共通して起こっていることは、単純である。いろいろな方針で出発した治療者が、結局生身を晒し素人の受け皿で抱えざるを得なくなり、そのなかで患者はもっぱら、外部文化を変えたり回避したりする活動に従事する。その活動が抱えられて、抱え人との安定した関係が一定量に達すると、それが不安定な関係という固定パターンと葛藤状況を為し、それを揺さぶるのである。この治療経過に注目すると、患者の内在化された文化が外へ向けられるようになることをいま以上賦活せず、もっぱら外部文化を変えたり回避したりする活動に従事させ、そうしている患者を抱えるという治療操作が基本方針となるであろう。ただ、この治療操作が成功するためには、患者にとっての外部文化の半分以上が治療者自身である必要がある。なぜなら、抱え人たる親を外部文化とし、それを変えたり回避したりする活動に従事し、その活動が抱えられて、抱え人との安定した関係が生まれるというのは、幼児の学習過程において、第三番目の文化と馴染むように自らを変えるという学習に先立ち、その基盤となる活動であるからである。境界例人格の治療においても、抱え人たる治療者を外部文化とする必要がある。この連想を延長し、治療チームでの治療を大家族での育児になぞらえて考えると、アイディアとセンスとが豊かになるであろう。

次に、治療操作によって生み出された葛藤状況の成り行きについて、少し述べておこう。揺さぶりで急性期が起こり、受け皿で抱えられると、安定が生まれる。そのとき、初めにあった膨れ上がっていたパターンは消滅するのではなく、命を生かすのに最も具合のよい大きさにまで縮小し、他方、賦活されたパターンは居場所を得、それぞれが守備範囲を得ることで、葛藤はおだやかに共存しうるようになる。正しくは、葛藤を維持しうる主体が膨らむ。つまり、主体の文化構造は、豊かで複雑化するわけである。そうした過程が絶えまなく繰り返されてゆくと、非常に入り組んだ混沌の状態ができ上がる。その状態が神経症の治癒した状態である。すなわち、通常は無数の悩みや葛藤で混沌とし漂っており、必要に応じて随時、創造に役立つ葛藤図や因果図式を湧出させうる状態であり、ワンパターンから最も遠い人である。この、主体における混沌は、本来命がそうであるところの混沌と馴染みやすく溶け合いやすい。そのため、主体と命との区分は不鮮明となり、命の表出としての主体の機能と呼ぶほうがふさわしい活動が現れやすくなる。

5　理論の役割

患者を迎える治療者は、広義の精神療法における助力の意図をもつ人の姿勢をとる。この姿勢は、保護を求める患者の主体にとって誘惑であり、その意味で治療操作でもある。しかしそれよりも大切なのは、この素人的受け皿の意図を示しているときにのみ、治療者の内に起こってくる不快な感情は患者の主体の固定したパターンを触知している点である。治療者はこの不快感に導かれて、治療操作すなわち揺さぶりの標的と方法とを案出するのである。つまりこのとき、目前の患者は治療者の主体から、命にとって有害な外部文化と認知され、そうした文化に対し、治療者のもつ関係パターンが動員されるのである。

しかし、それだけではまったく素人の段階である。専門家としての治療者はみな、自分の拠って立つ理論基盤というものをもっている。精神分析家であれ、行動療法家であれ、森田療法家であれ、治療理論として使われるものは、必ずその主要部分として因果律の図式をもっている。すでに述べたように因果図式は、ヒトが問題解決つまり不幸せからの離脱をめざすさいに決まって登場する図式であり、理論と呼ばれるものも、素人の単純な因果図式から分化してきたものである。少なくとも、精神療法において用いられる理論は、素人の因果図式と異質ではない。そして、因果図式は、万人が共有している文化であるので、治療者と患者は共通の姿勢で不幸せの理解とそこからの離脱の道を模索する。そのさい、専門家がもっている理論は、因果図式をつくるに当たってのアイディア源である。

ただここで、専門家がもっている理論の性質について、少しばかり考えておくのがよいであろう。治療の場における理論の働きは、一見同一の理論であっても、治療者ごとに異なる。ある治療者にあっては治療を助け、ある治療者にあっては治療を妨げる。そうした差を生み出す要点もまた、文化としての理論と治療者の主体との関係にある。つまり、その理論がかつて外部文化であったときの、その治療者の主体との関係が内在化されており、それが治療の場を動かすのである。理論が命を歪めるような文化として主体と関係していたものなら、現時点での治療者の助力の姿勢と相容れない。なぜなら、助力の姿勢は多くの場合、命の表出としての主体の機能であるからである。したがって、その理論が学ばれてくるさい、どのような事情があり、主体がその理論とどのような関係をもったかが重要になってくる。その事情の種々の場合を挙げると膨大なものとなるであろうが、おおまかには、その理論と出会った当時、どの程度幸せあるいは不幸せであったか、その理論に近づき吸収しようとした動因は何であったか、どのような手続きで身につけていったか、仲間や師匠があったのか、その人間関係の雰囲気はどのようなものであったか、以来これまで理論はどのような働きをしてきたか、いま psycho-socio-physiological な状態はどうか、について自己点検してみると、主体と理論との関係のおおよそは推察できるものである。ただし今日では、治療者のほとんどは専門家としてのトレーニングを受けているので、そこに絞って自己点検を行うのが実際的であろう。

次に、理論の取り扱いに関して、実務上大切な一点を挙げておこう。それは、理論の適用範囲である。理論の適用範囲は、さきに述べた資料の第一と第二とに限るべきである。最も重要な資料である第三は、素人的保護者—被保護者関係の適用範囲であり、内輪の雰囲気に始まり関係の終幕に至る順調な流れが滞った場合に限り治療操作の標的となると、すでに述べたが、標的とするにはまず資料第三の該当部分を切り離し、資料第一あるいは第二へ移しかえる手続きをするのが、正しい手順である。その作業は、素人的保護者—被保護者関係のなかで行われる。この手順を踏まないことに由来する混乱と悲劇とが、精神分析の流れを汲むさまざまな精神療法の現場にあふれている。

6　トレーニング

これまでわたくしは、あたかも無垢の素人というものが在るかのように語ってきた。しかし、言うまでもなく、人は文化の渦のなかを生きている。たくさんの文化の垢を内在化しており、それらは、専門家のもつ理論と異質ではない。つまり、無垢の素人とはこの世に存在しない理想型である。言いかえると、人はみなそれぞれの理論をもっており、専門家における理論の場合と同様、あるものは命を育て、あるものは命を歪める。しかも、神経系における記憶の所在を考えると、いったん染みついた文化の垢は、洗い流せないもののはずである。したがって、一種の理想型である素人の助力の姿勢をもちうるためには、互いに葛藤し合う多種の文化を身につけることで混沌の度合いを強め、命の表出としての主体の機能が現れやすくなることをめざすしかない。ことに、保護者—被保護者関係のなかに抱えられた状況で流入してくる文化、が大切である。命を伸ばす文化であるからである。抱える機能の薄い関係のなかで取り込まれた文化の有害性については、すでに充分に述べた。さきに、理論に関して述べた自己点検が重要となるのである。外見上同一のトレーニングを受けても、その文化との体験はまったく異なるものであることについても、すでに充分に述べた。

抱えられる状況でトレーニングが順調に進んだ場合、保護する内輪という雰囲気であったものが一転し新たな進展を阻む柵と感じられるようになる日が必ず訪れる。動物としてのヒトの宿命である。しかし、関係を消滅させないように働く文化がある。そしてその文化は、しばしば命を歪めるように働くとはいえ、本来は、命の表出としての文化なのである。これが、良質の治療や良質のトレーニングにおける最大の葛藤である。さいわい、この葛藤は創造的葛藤である。治療者も指導者もただその創造の過程を見守り、結果を喜ぶだけでよい。しかし、次のことだけは指摘しておくほうがよいであろう。

指導者とのよい関係が続き、敬愛の姿勢が維持された場合、そこに、学派、流派といった集団が生まれる。理論や治療姿勢という文化を維持し継承する集団である。ところが、この集団のなかで文化は維持継承されないのである。

しばしば粗削りであった元文化に、彫琢が加えられるせいでもあるが、それよりも重大なのは、文化が継承されるさい、関係を伴って内在化されることである。敬愛の関係を伴ってつぎつぎに継承されるにつれ、創始者が元文化に対してもっていた主体の自在さは失われてゆく。その結果、集団のなかの誰一人創始者を継承しえないのが、文化集団の常である。あらゆる文化集団は偶像崇拝への道をたどる。その道は有効な救いへの道でもあるが、麻薬でもある。

この運命から集団を救うのは、集団を去って新たな創始者となるほどの踏ん切りはつかず、アンビバレントなままに、集団内に辺縁者として留まる人である。そうした消息は古来よく知られており、辺縁者が次の統括者として登場する逸話は歴史にあふれている。そのことに限らず、アンビバレンスのもつ価値はもう少し見直されるべきであろう。

4　精神療法の進め方

すでに述べたように、わたくしは本論における精神療法の範囲を、月を眺める行為や日常生活で普段にみられる助け合いに始まり、専門家の行う言語的、行動的、あるいはイメージ的なすべての心理的治療にまで広くとった。さまざまな流派の乱立のなかでの統一的視点を得ようとしたからである。そのため、これまでの論述はいささか総論的にすぎ、かえって、晦渋なものとなったかもしれない。これからは少しばかり、治療の現場での助言という形で論述を進めてみようと思う。もちろん、総論における視点は維持されているので、いわば総論の論述を形を変えて説明、補足することになる。

1　主　訴

素人であれ専門家であれ、精神療法は主訴を相互確認することから始まる。総論において述べたように、主訴はわれわれの知り得ぬ命のねじまげからの自然治癒過程を保護しようとする主体の活動の現れである。たとえば、登校拒否の一部のもののように、主訴の内容に主体が闘っている相手つまり命をねじまげた文化（いじめ等）が明示されていることもあるが、多くの登校拒否で主体が回避しようとしている文化（学校生活に関連する何か）の実体が曖昧であるのと同様、普通、主訴において文化それ自体は隠されており、文化に対する主体の関係だけが主訴の内容となっているものである。つまり、資料の第二たる関係パターンだけが主訴の内容となっている。さらに言いかえれば、患者は使い慣れた関係パターンが生活全体のなかで不都合なありようとなったので、主訴として治療すなわちそのパターンからの離脱を望んでいるわけであり、そのための手助けを治療者に求めているのである。つまり、主訴には患者のもつ能力のなかで優れた使い慣れた関係パターンとその破綻とが表れている。

その関係パターンによって抱えられている、命のねじまげからの復旧過程とねじまげを引き起こした文化とについては、闇を透かすようにして推察するしかない。そのさい、推察の精度を上げるには、話を主訴に密着させ続けるのがよい。どのような状態を望んでいるのかをまず問うのがよい。次に、これまでどのような工夫をしてきたかを問うのがよい。情緒的な助力の意図をもって答えを聴いていくと、主訴をめぐる雰囲気が触知され、そこから闇の向こうが窺えることがある。

資料を増やし、広げた網を絞るようにして問題の焦点に迫っていこうとする科学的な姿勢は、精神療法における焦点把握には不向きである。巷間流布しているインテイク面接などというものは、精神療法がまだ始まっていないつもりで行われるとしたら、治療にとり有害無益である。資料集めの姿勢が助力の意図を薄め、その結果、推察の精度は下がるし、患者のもっていた助けを求める姿勢は歪められ、陳述に付随する雰囲気は濁ったものとなる。ましてや、インテイカーと治療者とが別人であるなど、もっての他である。救急医療におけるたらい回しと同じ効果が加わる。これらはすべて、精神療法家を精神療法の最も基本的構成単位であると錯覚したために起こった過ちである。いわゆるインテイクで聴取される資料は、主訴について二人で考えていく流れのなかで、必要になったときどきに問うて語ってもらうというのが、精神療法における定石である。この定石を踏んで進むと、闇を透かす推察の精度が確実に上がってくる。治療者の感覚が精緻になるからでもあるが、患者の伝え方が的確になるからでもある。

似たような事情が、いわゆる治療契約という用語についてもある。治療契約はすでに治療なのだということを失念している人は専門家のなかに多い。たとえば、同性愛者の場合など、何に困っておりどのようになりたいのかという主訴の明確化だけで治療の半分が成就することさえあり、その明確化に数十回の面接を要することもある。そうした極端な例でなくても、治療目標としての主訴を相互確認するという意味での治療契約は、それ自体治療なのであり、それを行う面接は有料であっていいのである。さらにまた、この意味での治療契約は治療経過のなかで随時改定してゆくのがよい。治療者と患者とが共通の地盤をときおり確認する手続きは、両者にとって心落ち着く手続きである。それゆえ、素人の相談作業や助力作業では、ふと湧いてくる懸念に導かれ、随時この手続きが挿入されるのが普通である。専門家のなかには、訓練や勉強の過程で己の命の働きを発揮させなくする文化を取り入れたため、懸念が湧きにくくなってしまっている人がある。トレーニングの質を自己点検することが重要になるのである。

2　聴くこと

精神療法についての指導書を読んでみると、決まって、じっくり時間をかけて患者の訴えを聴くようにと書いてある。次には、その筆者の拠って立つ神経症論に基づく治療法が述べられているのが常である。そのことは、流派を超えた統一的技法としては、よく聴くこと以上には、いまだおおかたの承認を得る技法がないという、神経症治療論の貧しさを示しているわけだが、見方を変えると、本論で再三強調している素人としての受け皿の重要性が、流派の差を超えて承認されていることを示しているわけでもある。この最も基本的技法である聴くことについては、すでに『精神科診断面接のコツ』で充分に述べたので、ここで繰り返すことは避けるが、本論の論旨に沿って少しばかり述べると、聴く姿勢を示すことは、患者の助けを求める主体へ向けての、受け皿の態度表明であり誘惑である。患者の病態が急性期の部分を多く含んでいるときには、これだけで自然治癒が促進されるものである。さて、聴く姿勢のとき治療者は、不幸せから離脱しようともがいている患者の主体を受け止めようとするわけだが、その具体的努力としては患者の気分をきめ細かに感じ取ろうと努めるのがよい。そのきめの細かさの程度は細かいほどよいのだが、少なくとも言葉で言い表しうる限界内ではまだ粗すぎるという程度である。親が子の痛みを己が手足の痛みのように感じ取っているとき、それを言葉で言い表すのは困難である。聴いている治療者が質問を挟むときも、注意の焦点を患者の気分から離すことなく、おのずと湧いてきた問いを投げてゆけば、問いは受け皿としての聴く姿勢を妨げることなく、むしろ聴く姿勢の一部となり、受け皿の機能を強化する。この種の問いは、科学的視点からの疑問ではなく、関係への自己投入の導きとしての問いである。原初において問いとはそのようなものであり、科学的疑問とは本来の問いの一部分が奇形的に肥大してできたものなのだろう。そのあたりの消息について少しばかり述べておこう。

関係へ導く問いをし続けていくと、しだいに関係への相互没入が起こり、外の世界への配慮が不充分になる。そのことは内輪という関係にとって欠くことのできない必要なことである。しかしそれだけでは、共倒れ、folie à deux となってしまう。治療者は一方で関係に没入しながら、他方、無意識の注意が外界へ配られており、共倒れの危機を察知し、瞬時に没入から脱して、二人を救わねばならないのである。さいわい、この安全装置は、命の表出たる本能として動物に備わっており、親としての姿勢をとることで自動的に発動されるものである。ただヒトにあっては、この安全装置の部分が奇形的に肥大し、客観的視点と呼ばれるものとなり、科学という文化にまで育っている。ところが、それほどまでに大きくなってしまうと、常に意識に上った状態になりがちである。精神療法の現場でそれが起こると、関係への没入という現実離れを起こりにくくさせてしまう。それが、昨今の精神療法の形骸化のからくりである。患者の抱えている不幸せが深刻であれば、共倒れの危機は必ず訪れるものであるから、安全装置としての客観的科学的視点は欠かせないものである。それゆえ、よくよく身につけ、本能としての安全装置と溶け合うまでに消化吸収しておくことが大切である。付け焼刃でなくなったものは、つねづねは、無意識に留まり、必要な瞬間だけ発動されるから、関係への没入を妨げない。さらにまた、揺さぶりの治療操作を導く働きもするのである。

3　治療的診断

治療は未来へ向けての計画と見通しとをもった行動であるので、そうした計画と見通しとを得るための現状認識つまり診断は、治療にとり必須のものである。この診断作業は、分類とラベル貼りのための通常の診断とはずいぶん異なるものとなる。まず必要なのは、いま患者が急性期にあるか慢性期にあるかの診断である。再三述べてきたように、急性期の治療法は素人としての受け皿であり、慢性期の治療法は揺さぶりであるからである。実はこの診断作業は、本質において容易なものである。素人としての助力の意図をもって目前の患者に接していると、急性期では、保護者―被保護者関係が育ってくるし、慢性期ならば、目前の患者が治療者の主体によって命にとって有害な文化として認知され、特有の不快感を引き起こすからである。しかし、この単純で自然な方法が身につくまでには、かなりの年季と修練とを要するので、それ以前の人のために、若干の指標を挙げておくことも有用であろう。

慢性期は固定期であるから、患者特有の関係パターンが、それも単一のパターンが繰り返し現れるのが慢性期の指標のひとつである。なかでも、因果図式で困難を整理理解しようとする治療者—患者の対話に、単一の因果図式が繰り返し現れるのは、典型的な指標である。ところで、患者特有の関係パターンに注目するにさいし、通常の診断作業では、平均規範からの逸脱を拾い上げ、常と異なるがゆえに病的であるとするのが慣習である。この慣習は治療に役立たない。少なくとも、精神療法にはまったく役に立たない。精神療法は患者のもつ自然治癒力を頼りに行うものであるから、患者のなかに治療を押し進める力を見つけ拾い上げることが大切なのであり、患者のなかにだめな点だけを見出していく診断作業は、治療者の内に攻撃的気分と処置とを誘発しやすいものであり、精神療法という作業と馴染みにくい。逆に、患者のなかに役に立つ力を見出し活用する工夫が大切なのである。その工夫としてわたくしは、従来の診断術で拾い上げられただめな関係パターンの末尾に、「能力」という言葉をくっつけてみることをおすすめする。たとえば、甘え能力、迷信能力、アンビバレンス能力、失感情症能力といった具合である。「能力」という言葉をくっつけて味わってみると、それまでだめなパターンだと見えていたものは、患者の主体の優れた能力が不適切なまでに膨れ上がったものであることが見えてくる。つまり、いくらか縮む必要はあるにしても、その患者が立ち直ってゆくさい、最も頼りになる能力が変装してそこに登場しているのである。変装を見抜けず、攻撃的気分と処置とが向けられたための悲劇が精神療法の現場にあふれている。

慢性期を察知するためのもうひとつの指標は、治療者の内に起こってくる気分である。未熟な治療者は慢性期を前にして不快感を感じることができず、むしろ助力の意欲が冷えてゆくのを感じる。退屈や無力感や窮屈感がそれである。自己の感情反応がもつ指標としての価値は莫大なものであり、重症例ことに境界例人格の治療においては、しばしばこれだけが唯一の信頼できる指標である。感情反応能力を育成し続けることは治療者としてのトレーニングの基礎である。

いまひとつ、慢性期を察知するためのコツともいうべき方法がある。関係者である患者に、診断作業へ参加してもらうことである。患者もまた、退屈や無力感や窮屈感をもとに現在の治療が命を伸び伸びさせ得ない固定したものになっていることを認知できるものである。患者の認知能力を育成しようとするタイプの精神療法、いわゆる洞察精神療法では、here and now「いま、ここ」についての認知を育成することから出発することが多いが、なかでもこの慢性期を察知する作業から導入するのが、自己の感情反応をもとに事態を認知することを意味する洞察、への最も滑らかな道である。

最後に、治療者も患者も慢性期を察知できなくなったとき、近くにいる第三者は事態が動かなくなっていることを容易に察知できるものであることを、覚えておくのは有用である。外野席の声が、当事者の失っている理性を代行することは多い。

4　働きかけと治療操作

治療者の受け皿としての態度表明が聴く姿勢に込められていることが最も基本的な働きかけであることについては、すでにたびたび述べてきたので、ここで繰り返すことはしない。

それ以外でも、慰めたり握り飯をつくってあげたりするなどの素人としての助力活動はすべて、受け皿としての働きかけである。この種の働きかけは、患者の助けを求める動きを誘惑するので、二次的に揺さぶりの効果をもっている。しかしながら、慢性期となり固定したパターンが現れたさい、この誘惑の揺さぶりだけで急性期を生み出すことは難しいし、しばしば保護者—被保護者関係にまつわるその患者特有の関係パターンを誘発してしまう。つまり、精神療法において最も価値の高い、しかし最も取り扱いの難しい第三の資料部分が盛り上がってくるのである。しかも、この第三の資料部分が盛り上がってくるのは、慢性期にあって固定したパターンにより窒息させられそうになっている命を救うべく、主体が新たなパターンを動員してきたという場合が多い。つまり、固定したパターンへの認知と揺さぶり操作が抜け落ちているために事態を複雑にし、治療者も患者も無くもがなの苦労をしている場合がほとんどである。固定したパターンの認知については、前節で述べたので、ここでは揺さぶり操作について考えてみよう。それに先立ち、診断と治療操作とが明確に分かれている行動療法における操作を採り上げてみることにする。

行動療法においては、神経症症状を行動学習における過不足あるいは欠如の姿ととらえ、過剰なものは縮小させ、不足の部分は賦活し、欠如には新学習を行わせることによって、適応的行動パターンをつくり上げることをめざす。その立場が、ときとして人間をコントロールする姿勢だと非難の対象になる。ところが、治療の実際を観察してみると、治療者の行っている操作は、固定しているパターンの対象たる外部文化に似て非なるもうひとつの外部文化を提示することにより、患者のなかに神経症パターンと葛藤するもうひとつのパターンを賦活して揺さぶりをかけることであるように見える。もちろん、賦活されるパターンはあらかじめ患者のなかに在ったものであり、それがなかった場合は揺さぶりがうまくゆかず治療が難渋するようである。揺さぶりのあとは、素人としての受け皿で抱えるのであり、第三の資料部分つまり治療者—患者関係をことさら理論化せず素人のままに放置している行動療法家のほうが、受け皿としての振舞いが自然で有効であるのは、当然とはいえ皮肉な結果である。それはともかく、成人の行動療法においては、治療操作のほとんどは揺さぶりであり、一見白紙への新学習の書き込みのようなモデリングと呼ばれる操作も、おそらく揺さぶりのための賦活操作である。新学習が成人において起こるのはおおむね、命のねじまげを引き起こしてくる文化を懐柔しようとしての取り入れに限られるようである。

揺さぶりのための治療操作はそのダブルバインド性がひそやかであるほど効果的であるとすでに述べた。さらにまた、揺さぶりの対象たる固定した関係パターンはその患者の大切な能力の現れでもあるから、攻撃的処置の対象にされないことが望ましいということも述べた。そうした要件をうまく備えているのは、ロジャーズ派の対話技法であるかもしれない。意識的には受容と共感だけを相手に向けるあのやり方では、治療者の不快感や不同意は治療者にも患者にも覚られぬひそかな表出として言葉や態度に込められ、最も巧妙な揺さぶりの効果をもつであろう。

そのように連想を流してゆくと、患者の症状の中心に生の欲望を想定する森田正馬の考えが、揺さぶりと抱えとの両面を備えた知恵であることも理解でき、あの概念が関係のなかから産み出されたものであり、関係のなかで生きる概念であり、関係の場を離れた客観の視点からは明証不可能な仮象の概念であることも見えてくるであろう。

これまで論述の都合で、急性期と慢性期とを分けて述べてきた。しかし、治療の現場において両者は隣接あるいは混在しているものである。それゆえ、揺さぶりと抱えとが細かに混ざり混沌とした自然の対話ふうの治療操作が最も優れたものであり、それをめざすことが望ましい。ただし見方を変えると、それは治療操作という概念の抹消への道でもある。そこまでに至る前、まだ治療操作を意識して行う段階におけるコツを一言でいうと、固定しているパターンを攻撃打破するつもりではなく、じゃれて揉みほぐす気持ちで付き合うことである。治療操作におけるユーモアの効用がそこにある。

5　歴史の取り扱い

精神療法においてさまざまな形で歴史が取り扱われる。因果律の図式で事態を整理理解しようとする文化を、治療者と患者が共有しているからである。したがって、因果図式で絡め取られる時間経過は、短いもので数分、長いものでは数十年、稀には数世代にわたることすらある。そしてしばしば、現在の事態を過去の当然の結末と見なす物語が語られる。こうした物語が科学的理論と同質のものであるかのように扱われたのは、自然科学に対する精神科学のひけめに由来する。精神科学は自分の領域における因果図式を、自然科学における理論にできるだけ似せようと、涙ぐましい努力をしてきた。ところが近年、自然科学における理論の自足性に疑義が投げかけられるようになると、自然科学のパラダイムが他の領域に対し、これまでのような絶対的規範であり得なくなってきた。どうやら、精神療法はこの自由化の恩恵を真先に受けることになりそうである。

すなわち、精神療法の場に登場するさまざまの因果図式は、理論というよりも物語であり、他の物語によって排除されないという意味で正しい物語である。しかしその正しさは、他の物語を排除し得るという意味での正しさではない。それゆえ、因果図式を登場させるような精神療法が続けられるにつれ、ワンパターンで主張されていた物語は縮み、しばしば葛藤関係となる別の物語が共存するようになる。歴史は書き変わりうる。しかし、先の歴史も共存する。そのような経緯が繰り返されしだいに混沌が育ってくるのが、治癒の過程である。

歴史を取り扱うさいの心得として、特に強調しておきたいのは、過去の実績にけちをつけないということである。因果図式を用いて現在の不幸せの因を歴史のなかに探そうとすると、一見よいもののような過去の実績を斜めから眺めて、あら捜しをしがちになる。専門家になるためのトレーニングのなかには、多面的視点を身につけると称して、もっぱらこのあら捜しとけちをつける技能を磨く向きがあり、学会討論などでこの技能が有用であるため、初心者が熱中することがある。この技能は精神療法の実地においては、百害と一利がある程度のものであり、苦労して身につけなくてもよい。多面的視点を身につけるためには、一見好ましからざる過去の実績を斜めから眺めて、隠れた可能性や能力を捜し出す技能を磨くのがよい。かつてあったもの、かつて発動されたものを賦活するのが、最も的中率の高い治療操作であるからである。

語られている歴史は文化であり、当然いま語っているその人の、現時点での歴史への関係を含んでいるはずであり、膨大な歴史のどの部分がどのように切り取って話題にされるかも、その人の「いま」が決定しているのである。語られている歴史は「いま」でもあるのだと、ときどき思い返してみる習慣は、歴史を取り扱うさいのセンスを豊かにする。

6　認識と行動

急性期にある病態では、受け皿により抱えられると保護者—被保護者関係が生まれ、そのなかで自然治癒過程が進み、命の表出としての主体の活動が甦ってくる。これは縮んでいたものがもとに戻るのであり、カナリヤが忘れた歌を思い出すのと同じである。文字どおりの回復であり、認識の面でも行動の面でも、質的に新しい印象をもたらすことはない。患者の体験としては、認識面ではすでに知っていたことをあらためて知るという感じがあり、どうしてこのことを忘れていたのかなァと不思議な気がするものである。内省精神療法において洞察あるいは気づきと呼ばれているものの大部分はこれであり、すでに知っていたことだったのにという不思議感を伴っていることがその種の洞察の指標である。行動の面での回復には脳の回復も含まれるので、懐かしい心身の活動が戻ってきたという気分を伴うものである。

多くの神経症がそうである慢性期の病態では、上記の体験は経過のそこここに起こるとはいえ、主たる部分ではない。すでに述べたように、慢性期の病態からの治癒過程では、固定したパターンが葛藤するパターンを傍らに置かれたことによって揺さぶられ縮んでゆくことが山場である。膨れ上がっていた風船に穴があいて、空気が抜けていくのである。他方、傍らに置かれた葛藤するパターンは膨れてくるし、命の動きも起こってくる。認識の面における患者の体験としては、まず内側に崩壊の体感があり、快―不快を定めがたい何かが内から湧き上がってくる興奮がある。受け皿に抱えてもらわないと自分を支えきれないという不安も起こるし、新鮮な驚きを誰かに伝えたくてたまらなくなる。しかしこの体験は、本質としてコトバによる区分けや同定では絡め取れない広がりをもっているので、語り伝えようとすると、コトバの無力、伝えられないもどかしさを覚えるものである。伝えたくてたまらない、だけどうまく表現できない、というこのふたつの特徴を兼ね備えているとき、その気づきは内省精神療法が重視する治癒への転換点としての洞察である。どのような内容が語られようと、このふたつの特徴を備えていないものは治癒への洞察ではなく、固定パターンの一種にすぎない。そのことをあらかじめ患者に教えておくことは、内省精神療法における導入のコツですらある。極言すると、洞察の核心は言語化しえぬ体験部分にあり、それゆえ、洞察は語られるべきものではなく、味わわれるべきものなのである。そのことも、患者に教えておくとよい。行動の面では、好奇心と程よい不安感とを伴って、初めての試みがなされることが増えてくる。行動に勇気や歓喜が伴うのは、別な固定パターンによる修飾である。

ある瞬間コトバで語られる洞察が、治癒への転換をもたらすわけではなく、揺さぶりを起こすわけでもない。洞察は揺さぶりの成果として転換が起こったことを映し出しているにすぎない。とはいえ、治療の現場では、洞察が起こってくる方向への働きかけは揺さぶりの作用をもつわけであり、洞察をめざして精神療法を行っても大きな誤りとはならない。しかし、変化の影絵にすぎない語られる洞察を、治療の最終目標と見なす過ちを犯さぬよう心しておかねばならない。治療の最終目標は、患者の心身を含めた生活の改善であり、洞察をめざすやり方は、ときとして有効な手続きであるにすぎない。神経症は psycho-socio-physiological な病態であるとする主張の根拠がそこにもある。さらにその主張を敷衍すると、上記のような際立った転換が起こるほどの揺さぶりのさいには、当然患者の心身全体が揺さぶられるのであり、揺さぶりを経て治癒過程が進行していることを最も確かに映し出すのは、洞察よりも一過性の心身症の出現であると考えておくのがよい。それゆえ、できることなら、小さな揺さぶりと小さな転換とを積み重ねて、転換の際立たない精神療法を行うのが理想である。その方向へ日々工夫するのが正しい努力である。

7　治療をとりまく人間関係

初心者はしばしば精神療法を二人きりで行われる作業であると考えがちである。ある種の精神療法が密室の作業であると批判されることから見ても、初心者の考えをまったくの誤解というわけにはいかないが、そうした思い込みは治療技術を洗練してゆくのに妨げとなる。精神療法は網の目状の人間関係に組み込まれて進行しているのだと考えるのが、技術向上のコツである。なぜなら巧みな精神療法とは、網の目状の人間関係をいま二人で行っている作業に巧みに利用する精神療法のことだからである。二人きりの作業だと意識し努力している治療はおおむね失敗に終わる。

精神療法を取り巻く人間関係には、さまざまなものがあるが、おおまかに分けて、現在二人の双方あるいは片方に関係している人間関係と、過去にあるいはイメージ的に二人の双方あるいは片方に関係してる人間関係とである。現在のものとしては、患者と治療者それぞれを取り巻く家族や知人、あるいは他の医療従事者たとえば握り飯をつくってくれる病棟婦のおばさんなどがある。これらの人びとはまず何より、二人を抱えてくれる受け皿である。患者だけでなく治療者も、受け皿となってくれる人をもっているほうが、治療がうまくいくものである。これらの人びととの第二の役割は、治療に役立つデータやアイディアを提供してくれることであり、なかでも治療者と患者の双方が慢性期を察知できなくなったとき、事態が動かなくあるいは堂々めぐりになっていることを指摘してくれることである。こうした現実の人びとの助力は、関係を二人きりのものにしておこうとする姿勢で容易に阻止されてしまう。協力を歓迎する姿勢のもたらす富は莫大なものである。

ただし、ここに一人だけ特殊な人がいる。スーパーヴァイザーという人である。この人に対しては、協力を歓迎するというようなこちらが主体という姿勢をとりにくいので、スーパーヴァイザーはしばしば圧倒する文化として機能する。そうした文化が命を伸ばしたり歪めたりするからくりについては、すでに充分に述べたので繰り返すことはしない。悲しいことだが、スーパーヴィジョンはほとんど常に治療を妨げているのが現状である。

治療を取り巻く人間関係のうち、過去あるいはイメージに属するものの重要性はよく知られている。歴史上の人間関係が現在に影を投げかける現象であり、精神分析が転移という名称で論じ続けてきた領域である。ただし、歴史の影は患者だけでなく治療者にも等しく投げかけられていることを指摘しておく必要はあろう。いずれにしても、このあたりのことは、類書において充分すぎるほどに論じられており、本論文においても文化と関係パターンの問題としてすでに論じたので、ここで繰り返すことはしない。

ただし、ここでも一人だけ特殊な人がいる。過去の治療者である。過去の治療者との関係は現在の治療に影を投げかける最大のものであり、その取り扱いはしばしば現在の治療の成果を左右する。取り扱いのコツは、すでに歴史の取り扱いのところで述べた、すなわち、過去の実績にけちをつけないことである。過去の治療者もおそらく、そして目前にいる患者は確かに、過去の治療において精一杯の工夫努力をしたはずである。目を凝らして眺めれば、その実績のなかに、隠れている能力や成果を探し出せるものである。

ここでふと思いを転じて、月を眺めることでさみしさが癒されるのが精神療法の基本的構成単位であることに立ち返ると、治療を取り巻く人間関係のうち最重要なものを取り残していることに気がつく。いま治療が行われているその治療者—患者関係である。つまり資料第三である。治療の流れが停滞した場合に限り取り扱いの対象となる領域であり、取り扱いの難しい領域である。取り扱いが難しい理由は、これが両者にとって関係ではなく生きている体験であるからである。生きている体験を関係として眺めるには、別の生きている体験としての視点を関係の外にもたねばならない。しばしば行われている失敗は、治療者だけが早々に外の視点に身を移しそこから治療者—患者関係を関係として取り上げるという粗雑な手順である。患者の身になってみると、生きている体験を突然外の視点から客体視されることになり、いままで共に生きてきた治療関係が突然消滅することになる。命にとってその体験の場が切実なものであるとき、突然の消滅がどのような作用をもち、それを引き起こした相手にどのような思いが向けられるものかは、似たような体験を味わいかつそれを思い起こすことのできる人には明白であるが、言葉で描写するのは難しい。

正しい手順は、次のとおりである。まず治療セッションの前や後における気分や心身の状態を問う。気分や心身の状態は、生きている体験から切り離して客体視しやすい部分であり、治療関係の周辺部分はいわば治療関係から染み出た部分である。まずそうしたものを客体視し、次いで同様の気分や心身の状態が治療セッションのさなかにもあるのではないかと問う。そして、その気分や心身の状態をより伸び伸びしたものに変えていこうという共有目標ができたのち、その目標共有関係の視点から、これまでの治療関係を関係として客体視してゆくのである。これが資料第三を標的とした治療操作の手順である。本来この部分は、治療操作の項で記述すべきものであるが、伝達の便宜上ここに置いた。なぜなら、この手順は、治療者—患者関係に止まらず、患者にとって生きている体験である対人関係を関係として客体視する操作を行うさいの、望ましい手順と配慮でもあるからである。いささか蛇足を加えるなら、この手順は、素人的で情緒的な助力の意図が常に基盤にあるということの技法化である。

8　終　結

治療関係の終結については、ふたつの点について論じておくことがよいであろう。第一は終結の時期と状態であり、第二は終結時における治療者の心構えについてである。まず何より大切なのは、終結時の患者の個性である。治療終結時の患者は、治療開始前のその人らしさが回復していなくてはならない。治療関係のなかでのさまざまの文化体験が一過性に患者の個性を覆い、その人らしさが失われてしまうことは少なくない。その状態で治療関係を終結すると、本来の個性回復の過程を患者一人でやらねばならず、それは非常な困難を伴う。その人らしさは、最も優れた能力群の表現であるからである。一般に医原症と呼ばれる状態のなかに、しばしばこの困難に苦しんでいる人がいる。

終結時の状態は、もちろん健康であることが望ましいが、その健康とは、psycho-socio-physio-behavio-ethical に健康であることを意味している。言いかえると、治癒した神経症者のありようが神経症を多面的視点から考える立場を支持しているのである。psycho-socio-physio-behavio-ethical に健康であるとは、つまるところ伸び伸びとした命の表出が、それらすべての面に映し出されているという意味である。したがって、いずれかの面に生き生きした命の表出が映し出されていないときは、何か重大な見落としがあるはずだと考え、全経過を見直してみるのがよい。

治療の終結は、青年の成長過程における独立や巣立ちになぞらえられることが多い。そのためしばしば、勇気を発揮したエイヤッという終結が行われやすい。青年の成長過程の場合は、勇気がよい結果に結びつくことは少なくない。しかし、精神療法の終結はむしろ身体病の治療の終結になぞらえて考えるほうがよい。身体病の治療をエイヤッと終結する人は少ない。患者が青年であっても、事情は変わらない。一般に推奨してよい終結の手順は、試しに仮終結してみるというやり方である。この配慮は、重症だった患者、ことに境界例人格と呼ばれる患者との治療終結期における定石と考えておいてよい。そうでなくても、神経症の再発はとても多いものである。縮んだものは再び膨れやすいからである。したがって、いつでも気兼ねなく再来できるような別れ方が好ましい。

そうなると、終結と合意の上で中断との間に、明確な境界はないことになる。さらに連想を進めると、精神療法は毎回、合意の上での中断をしているのだということに気がつく。そこから、精神療法の理想像は一期一会であるという結論に至ってもよいが、それよりも、未練を残してさようならという心境のほうが、わたくしの好みにあっている。治療終結例の追跡調査も、研究心からだけでなく、未練心からも行われるとよいと思う。未練心の極まるところに、別れると別れないとの区分けのない境地があるかもしれないと思う。

あとがき

以上が、治療に役立てるためという視点からの、神経症論の私案である。粗削りのものとはいえ、治療現場においてわたくしが維持している混沌に比べると、ずいぶん目鼻立ちが整っている。論文とは、混沌をコトバで切り分けてつくり上げた文化であり、工芸品の類である。文化はみな、作り手に対し彫琢されることを要求する性質をもっている。彫琢され整えられた工芸品は眺められるものとなり、生活の道具としての実用性を失う。わたくしはこの論文に取り組んでいる間、実際の治療が下手になった。書きあげてまた、治療現場の混沌に帰ろうと思う。しばらくは、つくり物の論理が、混沌を妨げるだろうが、ほどなく意識の表層から姿を隠し、混沌の一部となるであろう。そのとき初めて、この論文をつくるのに費やした労力とその成果とが生きて働くようになるのであり、それまでは、邪魔をするのである。それが、作品と作り手との関係が作り手のなかに取り込まれてゆく過程である。

似たような事情が文化と受け手との間に起こることは、本論のあちこちで述べた。読者にとり、この論文は前文化である。前文化の中身よりも、その文化と読者の主体との関係が新文化の最も迫力ある部分である。わたくしの論述によって賦活されたものが、命の伸びやかな表出となるという体験をされる人が多ければうれしい。命にとって都合のよくない文化を懐柔するためにその型を取り込むという関係パターンが賦活されると、体験上は、鵜呑みにして別のところで吐き出すという形になる。そのような結末が少なければうれしいと思う。

（土居健郎他編『異常心理学講座9　治療学』所収　みすず書房）

〔追　想〕

この論文は先の『発想の航跡』（岩崎学術出版社）に追想のみ収載されている。みすず書房の講座が出版されて間もなかったので、収録の許諾が得られなかったからである。今回は承諾を得て収載することができた。

パデル先生が「ジョージの考えはきっと、精神療法をしている同僚には理解されず、生物学的精神医学の人びとに理解されるだろうね」とおっしゃったことがあった。精神療法分野の考え方が一般科学の考えとの交流の志向を欠き蛸壺世界のようになっていると嘆いていたわたくしにとっては、この上ないほめ言葉に聞こえた。その思いを込めてこの論文を書いた。まえがきの「多面的視点」の考えは、当時のわたくしに画期的な着想と思えたのだが、いまから見ると、グチャグチャした論である。追想を書いているいま、よりスッキリした論が芽生えようとしているからである。とはいえ、過渡的な論には懐かしさと愛おしさの味がある。なお、後に出る『精神療法面接のコツ』（岩崎学術出版社）は、この論文を現場向けに膨らませたものであり、わたくしのなかではこの論文ほどの新鮮味はなかった。

サイコロジストの開業をめぐって（一九八九）

――神田橋條治先生に聞く――聞き手：滝野功

――最近クリニカル・サイコロジストの開業が少しずつ話題になってきています。「開業」が現実のものとなってきているからで、今後、しだいに広がっていくと思われます。先生はいまの状況とこの流れを、どのように見られていますか。

神田橋　本を読んだり、話を聞いたり、学会に出たりすることを、心理療法における畳の上の水練である、とたとえてみますと、これまで行われてきた心理療法は、確かに患者さん、あるいはクライエントと呼ばれる人たちと生に接しているわけですから、決して畳の上の水練ではありません。けれども、ある特殊な限られた人たちに、ある特殊なセッティングにおいて、しかも治療者の生計とさして関係のないところで行われている、という意味では、プールでの水泳競技に似ています。

そして、開業という形は、海や川や湖といった、自然に存在している水たまりで、しかも何らかの必要に迫られて、たとえば海に落ちたとか、魚を捕るとか、生きるための必要で行う泳ぎに似ています。

オリンピック競技などで百分の一秒単位を争うとか、いろんな泳ぎ方の型ごとに分けて競争するというようなことも、プール競技で行われることであります。自然の水たまりでの泳ぎ、すなわち人間にとってその成り立ちから考えて、最も自然であるところの海や川で泳ぐという場合には、何分の一秒単位の競技などは行われません。せいぜい、どれだけ長く潜って、どれだけ魚をたくさん捕ったかとか、あそこまで行って帰ってこられるかというような、かなり大雑把な、そして実利的な物差しで、その技量がはかられるのです。

畳の上の水練と、プールでの水泳競技と、海や川で泳ぐこと、というふうに三つ並べて考えると、クリニカル・サイコロジストの開業がもつ意味合いと、それがプール競技としての精神療法、心理的治療に、どういう有益な寄与をするかなど、いろいろと連想されるのです。いずれにしても、開業がどんどん盛んになっていくということは、たくさんの有益な影響があり、有害な影響は、少ないだろうと思います。

――臨床心理の資格問題で、先生はかつて、美容師のそれぐらいに考えたらいいのではないか、と書かれたことがあって、大変新鮮な感じを受けたことがあります。他方、サイコロジストは精神科医に対して、いつも従属的地位に置かれているので、やっている困難な仕事に相応する地位、たとえば弁護士や会計士ぐらいの強力なものを願望する気持ちも一部あります。これについて、先生の考えをもう少し聞かせてください。

神田橋　開業のサイコロジストが増えてくると、ひとつのグループができ、グループ内のルールができたり、それとともに社会での地位が定まってきます。強力なものになります。

ところでいまみたいに開業が盛んになってくる前から、非常な困難のなかで開業をなさっていた少数の方がたがありります。困難のなかでグループの支えなしで開業してきたそうした人たちを眺めていると、非常に風変わりなところのある人だ、という印象をもつことが多いものです。

しかし、まだいまと違って、無形のサーヴィスに人びとがお金を払おうとしなかった時代に、開業という形でやっていくためには、さまざまな工夫が必要であり、その工夫が奇妙な風変わりな形をつくり出したのだということを忘れてはなりません。グループができて、権威ができてきて、力をもってくると、そうした風変わりな態度が要らなくなります。じゃあ、工夫を必要としたその必要性はどこに行ったのでしょう。どういう形に処理されたのでしょう。

この点は心理療法という仕事の性質と絡めたときに、いささか深いテーマになります。

——他の諸機関、福祉機関、医療機関、教育関係、司法関係などとの付き合いのうえで、大切であろうと思われることはいろいろありますが、サイコロジストには盲点になりやすいことはありませんでしょうか。

神田橋　社会的に認められていない間は、はぐれ者というか、少しはみ出している存在ですから、ある程度の気楽さ、伸び伸びした感じがあります。

ところが、認められ資格ができ、社会に認知されることは、社会の機構に組み込まれていくということです。当然、畳の上の水練やプール競技のときよりも、はるかに外側のさまざまな事情に妥協していかねばならなくなるのです。川を泳ぎ渡るときには流れに逆らわないように、流れに流されながら、なおかつ流れを乗り切っていくのです。向こうにたどりついた結果から見たら、流されっぱなしではなかったけど、途中の過程では流されているのです。そうでなければ、社会のなかでさほど認知されないでしょう。

ところが一方、全体の流れのなかではぐれ者にならないためには、妥協していかねばならない。そのことから生じてくるさまざまな問題、妥協していく過程のなかで、傷を負っている、くたびれ果てている、あるいは流されるためにひどく歪んで、自分の個体としてのあり方に無理がかかっている人たちを支えて助けてあげて何とかしてあげようというのが心理療法の姿勢である限り、社会の流れときれいに寄り添ってばかりいたのでは、全然アイデンティティが成り立たないのです。心理療法家とはそういう職業であるわけです。ここに、難しいところがありますし、またやりがいのあるところです。つまり、社会の諸機関と切れてしまったのでは仕事ができない。といって、きれいに癒着してしまったのでは、仕事をしていることにならないのです。

開業しようというほどの人であれば、プールのなかでの泳ぎで充分トレーニングを積んでいますから、社会の流れと対決していく姿勢、社会の価値観とは違う視点で事態を見ていくという視点は、充分身につけているものです。他方、司法関係、教育関係、あるいは医療関係、そうした側の目で事態を眺めてみること、ときに役割として対決したりしながらも、究極的には協力関係であるはずの相手側のモノの見方を知ることが不充分になりがちなのです。言いかえると心理療法家と呼ばれる人はしばしば社会常識が欠けていることが多いのです。

社会常識を知ったうえで、無視するとか、あるいは逆手にとるとか、いろいろな方法がありますが、まったく知らないというのでは、開業という活動で本人たちはいいことをしているつもりであり、実際にいいことをしていても認知されないでしょう。

そのあげく追い詰められてしまって、パッと豹変して認知される姿勢に身を移しますと、もはや心理療法をやっていることにはならないのです。昔から気づかれていることですけれども、無知なままに敵対している人は、何かの拍子にコロッと向こう側に癒着してしまう、ということがよく起こるものなのです。人間という動物にとって認識という機能はどういう役割を果たすものか、というようなことまで考えていくと、なかなか面白いと思いますョ。

——初めから、扱う対象や問題を限るのもひとつの手ですが、窓口（受付）レベルではジェネラリストであるべきとすれば、開業以前に最小限すべきことは、どのようなことがありましょう。たとえば、病院臨床体験、社会体験、教育分析、スーパーヴィジョンなどについて。

神田橋　最も大切なことは社会常識を身につけるというか、幅広い社会人としての視点をもつということです。せめて目次だけでも知っておきますと、ああ自分はまだこういう領域を知らないなと分かります。たとえば病院で臨床体験をするということには、重要な意味があるんだけれど、自分はしたことがない、政治の世界に踏み込んだこともない、司法関係も教壇に立ったこともない、というふうにそれを自分はしたことがないんだとせめて、目次だけでもジェネラリストであることによって、自分のもっている能力、技術、知識の大きさと社会のなかでの位置とをはかることができるようになるのです。

スーパーヴィジョンも教育分析も大切ですし、それもまた視野を広げることになりますが、開業というような活動の場合は、もっともっと知らなければいけない分野を広く考える必要があります。

――精神科医との付き合いについてアドバイスがいただけませんか。具体的にいえば、精神科医として、こうしたサイコロジストの動きの対応に、困った、あるいは感心したなどのことがあれば、それも含めて。

神田橋　精神科医と一緒に働いたことのある方はご存知と思いますが、現在の精神科医の臨床活動は、他の医療分野と同じように、三分間診療とまではいわないでも、数分間診療、あるいは十数分間診療です。心理療法なんてものはやりたいと思ってもできない。時間がない、あるいは勉強する機会がないのです。

そのため精神科医は心理療法に対して、非常に入り組んだ感情を抱えているものです。つまり精神科医の大多数は心理療法に対してコンプレックスをもっているのです。なかなか深層心理的にあっさりとした姿勢をもち得ないのです。あっさりした姿勢をもっているように意識している、あるいはそういうふうに表明している人でも、その表明の仕方のなかに何か力がこもっているものです。力がこもっているということは、ご存知のようにコンプレックスの存在のサインです。大多数の精神科医はそうなんだ、ということを理解してあげてお付き合いをする、ことが開業の心理療法家にとっては大切なことだと思います。

相手の抱えている問題、相手の心の傷とか、コンプレックスに配慮して付き合うという、これは一般社会的な常識的な社会生活のなかでの付き合いとまったく同じものです。ただ、一般的な社会人は、たとえば貧乏だとか、家柄が悪いとかというようなことをめぐってのコンプレックスがあるのですが、精神科医は心理療法というものについてコンプレックスをもっているわけです。そのことへの思いやりをもって付き合うということが、お互いのいいお付き合いのために必要なのです。

――先生はサイコロジストに対して、最も理解が深く、温かい心遣いをしてくださる精神科医だなあと思う日ごろの気持ちがますます強くなります。精神科医に限らず一般の医師との付き合い、あるいは医院・病院などとの関係において、留意すべきことを少し話していただけませんか。

神田橋　さきにお話ししましたように、サイコセラピストというものは、流れに密着していたのでは、仕事をしていることにならない。といって流れに逆らっているだけでも仕事はできない。そういう中途半端というか、どちらも捨てられない。両側に引き裂かれているといってもいいけれども、ボーダーライン的というか、ボーダーにいるような、そういう存在なのです。通訳の人も、こちらの言葉の世界とあちらの言葉の世界、どちらに密着しすぎてもだめですね。そうしたつなぎ目の仕事というものをしている人たちは、みんなそうなのです。

しかもサイコロジストという仕事は、もうひとつ、人の心の世界と体の世界、あるいは思いの世界と行動の世界、体面の世界と本音の世界というような、ひとつの個人のなかで、しばしばどちらかだけに偏ってしまっては、生活というか人生全体が成り立たないという分野に関わります。その両方の間に何とか折り合いがついて、つながりができてくるようにと、いろいろさまざまな技法を駆使する専門家なのです。ですから、あちらとこちら、こちらとあちらをつなぐというか、両方の間に何らかの折り合いをつけて、つながりができ、向こうからもこちらからも水が行き来して流れるようにというセンス、そうしたセンスをもっていることがいちばん大切なのです。

このセンスを精神科医に対しても医師に対しても、その他のどのような人びとと接するさいにも発揮しなければなりません。

——そうしますと、付き合い方というなかに、表面上のこととは別に、あるいは同時にサイコロジストの存在のあり方の本質に関わることがあるということですね？

神田橋　わたくしが自分自身を振り返ってみたとき、あるいはわたくしが観察したり、スーパーヴィジョンで教えた人、同僚、その他を見ていて思いますのに、われわれが心理療法の世界に魅かれ、それを自分の人生のなかの大きな活動範囲として選んだいちばん大きな動因は、自分のなかに二つのあるいは三つの切り離されてしまった、あるいはまはっきり離れてしまった部分があって、その間を何とか折り合いをつけたい、折り合いをつける必要がある、しかし折り合いがなかなかつかない、と四苦八苦している間に、この折り合いをつける活動、何かつなぐ方法はないかしら、と工夫する。その活動それ自体のなかに、何か自分の充実感、生きている実感を感じ取ったことがあるように思うのです。つなぐことができたことによって得られる満足とは質の違った、つなごうと工夫する活動に従事する充足に魅かれたことが、われわれをこの道に導いてきたと思うのです。

そのこともまた何かの機会に考えていただけると、さらにみなさんの目が広がっていくのではないかと思います。

――開業サイコロジストは絶えず研修を重ねるのが大切と思いますが、この点に関して、先生は臨床に即した、なかでもクライエントから教えてもらうものとは別に、世阿弥の『花伝書』とか甲野善紀の『武術を語る』（壮神社）とか、まったく別世界のものに接することを勧められていますが、この点に関しても説明をいただけますか。

神田橋　『花伝書』は観客、演者、演者が演じている役割、その間の関係、その間がどうつながっていくのか、どう構成され場がつくられていくのかを論じます。また武術というものは、もちろん敵・味方がありますが、『武術を語る』という本では、倒し、倒されるという関係は逆縁の出会いであり、ひとつのコミュニケーションのありようとしてとらえるという武術観が述べられています。

そうした感性と生身の動きとを渾然一体として、ふたつの世界の間の接触点にセンスをフォーカシングしていくという、そういう活動をしている人びとの記述、あるいはその活動そのものに触れてみることは、心理療法に従事するものとしての最も基本的なセンスを錆びさせない。ますます透明度の高いものにしていくのです。そういう世界に触れることは、理論的な教科書を読むよりも、もう一段基本的な基礎トレーニング、これなしには畳の上の水練はできるけれども、海や川では泳げない、プールで泳ぐのさえ無理だ、というような基礎訓練になるのです。

――サイコロジスト自身のメンタルヘルスについて。これは精神科医の場合と似たところが多いと思いますが、先生自身やまわりの体験や観察から、何か言っていただけることはありませんか。

神田橋　先に述べた基礎的訓練が、実はサイコロジスト自身のメンタルヘルスになるのです。よく仕事が趣味だという人がいます。仕事が趣味という人はうつ病になるとかいわれますが、そんなことはありません。歌舞伎の名優中村歌右衛門さんは仕事が趣味で、何をやっていても歌舞伎のことしか考えない。ゴルフだって芝居の稽古だと思ってすれば芝居の稽古になると書いておられます。目が覚めている限りは何をやっていても、それは仕事だ。そういうふうにひとつの世界に徹しきることでうつ病になるなんてことはないのです。

仕事に生きている、そして仕事の世界が広がることが、自分の人生が広がることのシンボルだと説明してもいいですが、先ほど言いましたように、いろいろな基礎トレーニング、関係のつながりのセンスを磨くトレーニングというものが、それがすなわちサイコロジストを心理療法の世界に誘ったところの、原スピリット、もともとその人の問題であった、われわれの問題であった、われわれ個人のなかの心と体の、心と行動の間の裂け目を癒していくのです。おそらくその癒しは、裂け目は裂け目としてそのまま残しながら、それを超えた癒しというような形になるように、わたくし自身の経験としては思います。いずれにしても、裂け目のもつ現在への有害性を癒していくことになると思います。

そして、外部から見たときはその心理療法家の人間としての幅が広がったことになると思います。わずかなわずかな狭い世界に八〇、九〇にもなるまで打ち込んで、人間国宝と呼ばれるようになった人のもつ、人間的な幅が決して狭い人にならず非常な幅の広さと広がりを示している。それと同じことなのです。

あるいは、また別な言葉でいえば「これを好む者は、これを楽しむ者に如かず」というのも同じことです。われわれはせっかく自身の病気に導かれて、この業界に入ってきたのですから、それを楽しんで生きるようにしたいものだと思います。みなさんは、いろいろな理論的な立場で心理治療をやっておられるでしょうけれども、開業して現実に患者さんを診ていかれますと、結局一人ひとりのクライエントというもののもっている問題、そしてその問題をもって生きていく人生は一回限りのもの、まったく個人的なもの、そこにしかないもの、既成のモデルに還元するわけにいかないものという見方、そういう見方のほうがそのケースにとって有益な治療的働きができるものだということを、だんだん発見していかれるだろうと思います。

ではたくさんのケースをもとにして抽出された、やや上部構造としての理論というものの価値はなくなるのかというと、おそらくなくなるのではなくて、何か新しい意味合いとして再発見され、再位置づけされてくることになるだろうと思います。

——最後に何か、先生からサイコロジストへの問いがあれば、それもぜひお聞かせください。

神田橋　最後にいまわたくしが悩んでいること、考え込んでいることをお話しましょう。

それは宗教とか信念あるいは人生観といったものについてです。宗教とか自分の信ずる世界観とかいったものが、開業という場で治療を行っている人にはぜひ必要なのではないか。充分に意識された形で必要なのではないだろうかと、これは自分自身の最近の日々の経験を通して思うのです。

フロイトは科学的世界観を世界観とするというようなことを言っていたかと思いますが、それも他の宗教と同列に置かれるような、ひとつの宗教類似の信仰なのではないだろうか。それが必要なのではないかと思うのです。

そして、ある体制的な信条をもっているということが、反体制的な信条をもっている人の治療を引き受けて行うことを妨げないということ。先ほどから再三述べております、ふたつの切り離された世界をつないでいこうとする、われわれの職業的なこのアイデンティティは、従来考えられている思想・信条というもの、あるいは価値観というものの有害性を充分超えることができると思うのです。逆に価値観や信条がないことによって、自然の海で泳ぐことになぞられるような、一回限りの人との出会いのなかでの心理療法ができにくくなると思うのです。一回限りの人生を生きている人に、一回限りの関わり合いをしている一人の人間として接している面がまったくない、ということになるならば、治療に著しい限界が出てくるはずです。われわれは自分自身に意識された宗教とか世界観とか、広い意味では価値観、自分の価値体系というものを確立し、かつ意識しておくことが必要なのではないだろうか、と最近とても思うのです。

これは、わたくしの個人的な考えですから、それでいいものかどうか自信がなく、もしこの問題に関心を寄せて考えてみてくださる方が、開業の問題ならびに体験を通してわたくしの疑問に答えてくださるとうれしいなと思います。

（心理臨床学研究　二巻一号）

〔追　想〕

うちあけ話をすると、これは対談ではない。滝野さんが質問をテープに入れて送ってきて、それを聴きながら、わたくしがワープロに文章を書いたのである。だから話しことばではなく、書きことばになってしまっている。

サイコロジストの開業についての、わたくしの考えはいまでもこのままで、変化がない。ただ、ここに述べていない一点がある。それは、サイコロジストの開業が、精神医療に小さな風穴をあけるだろうとの期待である。その期待は満たされた。サイコロジストの活動をすべて医者が支配している状況は、命をケアする業務にとって好ましいものではない。閉ざされた空間は必ずこころを、そして命を圧殺する雰囲気を生む。わたくしたちのお客さんには、その被害者が少なからぬ割合で含まれている。

そのなかの典型例は、看護師である。臨床現場で実力を認められて、看護師長という中間管理職となり、デスクワークと管理業務が多くなり、うつ病を発症したという例を何人も知っている。看護の現場はまだ開かれた部分が残っているのだが、昇進すると、閉ざされた空間となり、息ができなくなってしまう。うつ病親和的な現場向きの優秀な看護師のために開業という制度があれば、これからの老人ケアが伸びやかなものとなるだろうにと夢みたりする。

精神療法におけるセントラルドグマの効用（一九八九）

精神療法についての自分なりのセントラルドグマ Central Dogma のごときものを、思いつきましたので、これで今後は、もう個々の精神療法について考えることは終わりになるかなと思ったりしています。まだ思いついて三週間、完成してはいないんですが、おおよそのところをお話ししてみようと思います。

実は、次のコツの本をなかなか書けないのです。なぜ書けないかと言うと、どんどん考えが変わるのでなかなか書けないんです。が、このドグマを思いついたので、どうやらもう変わりようがないというところに到達した気がします。

これまでわたくしがずっと追究してきたことのいちばん中心のテーマは、精神療法における言葉の役割で、それについてまあ途中までまとまったところを、この間の西日本芸術療法学会でお話ししました。それからあと少し考えが進んだ分を今日お話しするわけです。ですから前半は昨年の西日本芸術療法学会で話したことをお話しして、それからその後の発展をお話しすることにします。

精神療法において言葉の果たす役割は何であるか、これはかなり早い時期からわたくしの関心事でした。どうしてかと言うと、わたくしの学位論文は境界例についてでしたが、境界例の治療において最も重要なものは言葉の外、非言語的な、治療者と患者の関わりのなかにある、というのが一応の結論だったんです。ところが「言葉」っていうのはそれは「言葉」であるわけですが、「言葉の外」にあるとは、これは「ｎｏｎ－Ａ」にあるというわけですから、つまり、はっきりした「Ａ」の「外」ですから、これではまだ何も分からんわけです。「言葉の外」つまり「非言語的」とは何なのか、そして「言葉」の働きは何なのか、とずっと考えてきました。

そうそう、ゴリラが神経症になった話。あの動物園のゴリラの神経症ですね。テレビを見せるといいんだそうです。ある番組を見せるとよくなるんですよ。それがないと毛をむしったり、自傷行為、強迫行為があるらしいんです。つまりゴリラも神経症になって、それを非言語的に治療しているわけで、で、どうも精神療法において治癒をもたらす力として働いているそのものは言葉でない何からしいと思うわけです。そう考えなければ、ゴリラに起こっている明らかに神経症状態と認めざるを得ない事態がどうしてテレビという方法によって消えていくのかということが説明できません。そういうわけで、言葉を精神療法の中心に置くのはおかしいだろうということになるのです。で、一〇年間くらいは、言葉によって生起されてくる「イメージ」が精神療法の働きをもつのだろうと考え、イメージの問題をずっと考えてきました。精神療法の場面で、イメージをとらえ、イメージを送り込むことを続けました。そうすると確かに精神療法の技術はうまくなり、治療効果はあがってまいります。そこからしだいにわたくしは、芸術療法といわれている技術の方向に関心が向いてゆきました。だんだん精神分析学会に出なくなり、いまは芸術療法学会と漢方の学会である東洋医学会と、このふたつだけで、その外の学会はもう全然出席しません。お金かかりますし、あまり病院をさぼっても、気の毒だからこのふたつだけにしています。

芸術療法の学会に行くようになりますと、芸術療法にもいっぱいあるんです。なんとか療法なんとか療法、いろい

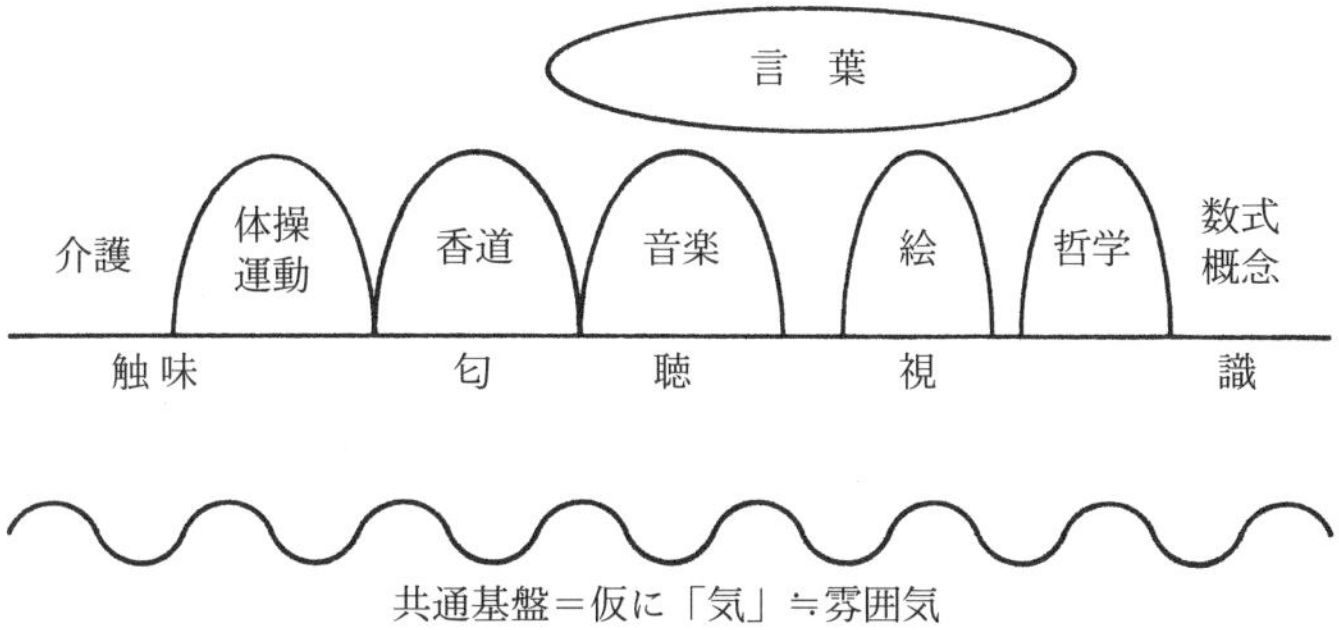

図　種々の芸術療法の位置づけ

ろあります。詩歌療法とか、音楽療法とかなんでも○○療法をつけるわけです。ところがすべてのなんとか療法にみなイメージが伴っているようでもないのです。で、イメージを中心概念にするわけにはゆかんなあと思っていました。そのうちさまざまな芸術療法を位置づける座標をつくることはできるだろう、と思いつきまして、こんなものをつくりました（図）。このように一本の物差しを描きまして、左側にきわめて身体的なものを置き、右側にきわめて概念的なものを置きます。そして人間の感覚の、般若心経でいう、触る・嗅ぐ・見る・聴く・味わう、と普通の五感をあちこちに配置します。いちばん左端にいちばんプリミティブなものとして触を置きまして、味がどうやら近いようなのでその隣り。それから匂い、まんなかあたりに聴くを入れ、右側寄りに視るが。つまり対象と認識主体との間の距離で位置づけしてみました。認識は距離と無縁になるのでいちばん右側に置けると思います。この物差しの上にいろいろな芸術療法を位置づけることができます。左側は芸術療法じゃありません。介護とかスキンシップとか、なでたり、さすったりのことで芸術療法じゃありませんね。左端にそうした身体的ケアが置かれまして、反対のいちばん右端に数式が、でその隣りあたりにおそらく人間学とか哲学に近いような精神療法が置かれまして、その次が言葉による対話精神療法で、その対話精神療法は当然イメージを媒介します。で、その隣りには音楽、次が香道ですね。香道っていうのは最近また見直されてきて、これは精神健康法としての面が古来から強かったんだと文献的にあるんです。香道の文献を見ると、心を静め、脳を清らかにする、という文章が出てくるんです。で、そのまた隣り、左端近くにラジオ体操みたいなものがありますね。体操療法、運動療法がある。以上のような図式をつくってみました。行動療法をどこに入れるかがちょっと問題ですが、行動療法は個々の技法ごとに、この図式のあちこちに置かれると思います。

この物差しは考えをまとめるためのものじゃなく、実用のためのものなのです。ある患者さんの治療を考える場合、治療法の選択はとっつきやすさでいいのです。たとえば音楽やってる治療者は音楽療法がとっつきやすいんでしょう。絵になじんでる患者さんは絵を使って治療するのがとっつきやすいでしょう。言葉が好きな人たちは言葉から、どこでもお互いが相性がいい、とっつきやすい治療を選べばいいのです。そしてたとえば、絵を選んだとしたら、治療効果があがってるかどうかは絵が上手になるところにはないのです。絵の修業ではないからです。絵を描く治療をやると、この物差しのすぐ隣りにある、たとえば絵の右側にある写真とか、観察するとか、観察日記とかそういうもの、あるいは左側の音楽、音楽に関連したイメージなどといった、隣接した関連領域へ、患者のセンスや活動性が深まっていくならば、この絵画療法は治療として役に立っていると考えていいのです。つまり違うジャンルのセンスが向上してくるならば、いまやっている治療は有効であると判定してよいのです。そしてまた、ただの絵描き、ただの音楽家、ただの香道の修業者ではなくて治療者と言えるような人であれば、香の道、あるいは音楽の道、音楽療法の道に精進すればするほど、他の領域のことを勉強しなくても、何らかの形で他の領域に通じてくるはずです。そうなることが治療者として成長していることになると考えていいのだろうと思います。

で、この考えをわたくし自身に当てはめてみますと、わたくしは芸術療法学会に参加していますが、いわゆる芸術療法は何ひとつしないのです。「絶対、絶対」と意地でもしないようにしてるんです。言葉だけでやっているのです。

そして言葉だけでどこまでどういうふうにカバーできるだろうか、楽しみに工夫しているんです。言葉をいかに身体接触的に使えるかということなどをいまでも技術の上では練習しているのです。あれやこれやに手を出さずに言葉ひとつ一所懸命やって他の芸術療法の領域にまでセンスが拡大することを期待しているのです。ここまでは西日本芸術療法学会で話したことです。

今日は、それぞれの方法が、ある役割を分担しているけれども、では、そうしたいろいろな方法に共通する精神療法というファンクションの核は何なのかについてお話しようと思うのです。この図式を通してずっと共通して一貫しているもの。それはなんとなく感じでとらえられるようなもの。命名してしまうと、物差しの上に乗ってしまいますので、命名してはいけないもの。仮に名前をつけるとしたら、それは「気」、「気」とすると漢方の「気」とごっちゃになりますので、一応いまのところでは「雰囲気」、と言っておきます。「雰囲気」っていう言葉によってわれわれに共有されている、共有しているプレ認識、そういうもので表されるものが共通の核としてあるんだと思いついたんです。そしてその「雰囲気」という言葉によって仮に指し示されているものは、まず形がなくて、限界がなくて、言語によってはとらまえられないものであって、感じ取られていくもの、そういうものです。それが精神療法の中核にあるものだというふうに考えていったらどうだろうかと思うのです。このセントラルドグマをもとに、これまで私が考えてきたいろいろなことをまとめることができます。

ひとつは診断について。次に治療について、最後に勉強についてです。説明しやすいので勉強のほうから話しましょう。これはもう昔からみんな気がついていることで世界中の精神療法家はみんな知っていることですが、精神療法の勉強を始めだすと必ず下手になるのです。逆に最初のケース、自分が初めて治療を担当したケースはたいていい良くなるんです。もっとも最初の患者が良くならなかった人は精神療法はやめてどこか他に進んでいます。精神療法のマニアになった人たちはみんな最初のケースがうまくいったのです。で、こりゃいいと思って勉強しだすとだんだん治りが悪くなって、下手くそになります。そのうちに、またたいだん上手になります。だいたい四年か五年が沈滞の時期です。四年か五年たつと何も知らなかった最初のころと同じぐらいの治療効果があがるようになるんです。この点についていろんな外国から来た人に聞いてみましたが、だいたい四年という人と五年という人と、もう打ち合わせたようにそう言います。この現象はなぜ起こるのか。この四年、五年の間に出くわした患者はいい迷惑でしょうな。熱心な下手くそと出くわすわけだから。この勉強のさいに、「雰囲気」という考えが役に立ちます。勉強の対象となる治療理論はいろいろあります。行動療法でもそうですよ。治療理論がありますが、大切なのはそれら治療理論によって表現されている、つまり言語によってとらまえられてつくられている構造ではなくて、その構造からにじみ出てくる、あるいは、その構造がひたり込んでいる、構造と無関係ではない、そういう構造がつくられたことによってそこに生み出されている、「雰囲気」が大切なのです。その雰囲気をキャッチせずに言葉で表現された理論だけを覚えると、治療が下手になるんです。ですから、理論を勉強するときはその理論の、そのオリジナル、その理論をつくった創始者、まあたとえばフロイトさんでもいいし、森田正馬先生でもいいから、その先生がその理論を生み出したきっかけになったケース、あるいはそのころの事情、そのころのまわりの様子、そういうのが分かると理論がよく分かるのです。雰囲気をキャッチする、逃さないための工夫なのです。森田療法と行動療法とが似ている、似ていないと論ずるさいにも、もう一度この雰囲気の感じのところからも、見てみるといいのではないのだろうかと思います。勉強するときに雰囲気をとらえる、ということが大切なんです。

で、それに関して少しお話ししとかなきゃならないのは、たとえばペニス・エンビーということですね。女の人はペニスがないので劣等感をもって、だからがんばる。あるいはいろいろな心のからくりが生じる。この理論は、たとえばこの雰囲気をとらえるという考え方から眺めてみますと、このペニス・エンビーという考え方、これはフロイトが考えたんでしょうが、男性はその雰囲気を分からんですね。女性じゃないと分からないですから。男性で精神分析を勉強している人がペニス・エンビーという概念を考えのなかで使いますと、ほとんど女性蔑視的な理論構成の雰囲気が自然に生まれるようにしかならないんです。が、女の人でペニス・エンビーっていうのを勉強して自分の体験のなかでその雰囲気が感じ取れる人、その人はペニス・エンビーっていう言葉を自分の辞書のなかに入れて考えていけば、たとえばいろいろな女の患者さんの意欲が九〇％合理的なものであるけれども、残りの一〇％のところにこのペニス・エンビーという考えで味わうと、さらに味わえるというようなある種の悲しみを嗅ぎ取ることができるようになるかもしれません。しかし女の人でもこのペニス・エンビーっていうのは自分の体験として雰囲気を感じ取れない人がいる。そういう人がこのペニス・エンビーという言葉を使いますと、この場合が最も悪いんです。精神分析に親和性をもっている女の人で、自分でペニス・エンビーという感じが雰囲気としてとらえられていないのにそれを使っている治療者を何人か見ることがありますが、そういう人たちはきわめてよくない。というのは男だけが大事にされていたフロイトの家庭ではもうフロイトのためには女の同胞はみんな犠牲で、兄ちゃんが勉強しているからあなたたちは静かにせいというようなところで育てられていた。フロイトはもう断トツの大秀才でしたから、フロイトが勉強するためにはピアノなんかも全部弾かせないようにして、声もたてないようにして育てられた。そういう家庭で育ったフロイトが頭のなかで考えたペニス・エンビーというものに魅了されてしまった。そういうペニス・エンビーという考え方に女性の治療者がとりつかれてしまうと、もうさっぱり自分のなかの女として生まれてきた特性の良さというのがそこで抹殺されてしまって、変な人になります。精神療法をやってる女の人を見てるとときどきあこの人だなという人がちらほら目につきますから、雰囲気的にそうならないようにしなくちゃいけません。

　またぜひみなさんに言っておきたいのは「見捨てられ抑うつ」という言葉ですね。「見捨てられ抑うつ」っていうのが境界例の心性としてよく言われるんです。ところが本当はみんな心澄ましてみると、みんな「見捨てられ抑うつ」が多少あるんです。そういう自分の「見捨てられ抑うつ」の雰囲気を自分の体験として味わえていない人が「見捨てられ抑うつ」って考えを使いますと、実にタイミングの悪い、素人が見ても非常識と思えるような治療が編み出されてしまう。みなさんのなかでマスターソンが日本に来たときに、姿を見た人がいますか。マスターソンって人は、顔を見たら、もう「見捨てられ抑うつ」の顔をしていますす。マスターソンはおそらくこの「見捨てられ抑うつ」を感覚で自分のなかに感じ取っている人ですね。それはどういうことかっていうと「悲しみに由来する優しさ」です。あふれるような豊かな優しさではない。「悲しみに由来する優しさ」の表情をしています。マスターソンの「見捨てられ抑うつ」という感じを「見捨てられ抑うつ」ってこんな感じやねって自分で感じられる人はこれを使ったらいい。マスターソンと同じにこれを使ったらいい。そうでない、もっと幸せに考えてきた人はこれは使わないほうがいい。雰囲気が分からないからです。ペニス・エンビーの場合と同じに、もっと悪いのは「見捨てられ抑うつ」っていうのがもし実在するとして、それを感じることは自分ではできないのにマスターソンさんが言ってるからといって「見捨てられ抑うつ」っていう形で他の人を判断したりする人が出てくると、変な人になってしまう。もう患者のほうがよっぽど健康だなと思うような感じのお医者さんや治療者がしばしば「見捨てられ抑うつ」という言葉を使って学会でしゃべりますよ。「見捨てられ抑うつ」の防衛としてのいろんなさまざまの努力がボーダーライン的な非常に現実を歪めた努力になるとマスターソンは言っているのです。自分と付き合っている患者に「見捨てられ抑うつ」を見つけてそれを病的だとして治療しようという態度、それ全体が非常に強固な本人の「見捨てられ抑うつ」への防衛になっているという場合が当然ありうるのです。「見捨てられ抑うつ」へのできのよい高級な防衛としてありうるわけです。ですからそういうことをやっている人たちは、こうこうこういうことでこの人は「見捨てられ抑うつ」がある、だからボーダーラインだっていうふうに、パッと自分とは違う世界の人だというふうに切り分けるために「見捨てられ抑うつ」っていう言葉を使います。で、学会発表なんかで気がついたら顔をじっと見て、ああこの人がそういう人なんだなあ、と見直してください。

この間、わたくしは飛行機恐怖症があるもんだから、飛行機が揺れると気分が悪くなり、不安が出てくる。これは行動療法が効くと思って窓からこうして外の風景を眺めてたら、やはり二〇分くらいすると不安はすーっと減っていくんですな。それからだいぶん強くなったような気がするんですが、そういうことですよ。ただフラッディングの効果はあんまり長続きしなかったですね。その次もやっぱり恐ろしくなって、またこうして見てたらまた自然と不安が剝がれて。まあそういうようなことで行動療法を勉強される場合でも、その個々の治療法を自分にやってみますと、理論化されている図式の基盤にある雰囲気が感じ取れて、図式の使い方に間違いや行きすぎや誤った使い方がなくなってくるのです。以上は勉強についてであります。

治療については、テクニックの問題として今日お話しできるのはまだひとつしかありませんが、治療理論については次のことが言えると思います。治療もどういう方法であろうが、何の言葉を使おうが、使うまいが、大事なのは雰囲気なんだということです。雰囲気が大切。雰囲気だけが治療効果をもっているんです。ここにいる緒方良先生は非常に雰囲気を大事にされる人なんですが、だんだんそのうちに、自分と患者との間につくられている雰囲気ではなくて、自分と患者との間につくられているかのように患者が受け取っている雰囲気が良いものになっていくように工夫されるといいんじゃないかと思います。自分と患者の間がごちゃごちゃになっても、そのことによってかえって患者のなかに映し出されている治療者との関係というものが良い雰囲気となることがありうると思います。技法としてはわたくしはいまのところ次のひとつしか思いついていませんが、しかしこれは精神療法の根本に関わる問題ではないかなと思います。それは精神療法を考えていくときに技法を選ぶ場合にいろいろな説があるけれども雰囲気でいけばいいんだということです。何の分野でも人間国宝級の人はみんなそうしているわけですよ。人間国宝級の人は「木のなかに入っている仏様を掘り出すだけです」、と言います。もう全然話になりませんね。粘土がつくってくれと言うようにつくるだけだ、と。まあそれがいちばんいいんだけれども、本当にそう思って言っておられるから、そういう感じでいくなら何も勉強せんでいい。われわれ普通人はそうはできませんから、もう少し技術的にしなくてはなりません。その場合いろんな本を読むよりも次のようなことがいいんじゃないかと思います。「アクション」に対し「イメージ」とか「言葉」とか「感じる」とかいったような、どちらかというと内省的なものを時間的、空間的に近いところに置いてあげようとするのです。逆に、「イメージ」とか「言葉」とか「感じる」とかいうような内省的な事象に対してはその傍らに時間的空間的にできるだけ近くに、できれば同時に同じところに「アクション」を添えてあげようとするのです。これで精神療法と呼ばれている方法のすべてをカバーできるように思います。添えてあげることによって、もともとあった「アクション」、あるいはもともとあった「イメージ」がより雰囲気的な方向に変化するからです。たとえば、アクションの近くにイメージ、言葉、感覚を添えることによって雰囲気的なものに変えていく技法のひとつの例をお話ししますと、リストカットというのがあります。これは典型的にアクションです。これに対しどういうふうにするかというと、多少カミソリに似たようなプラスチックの定規みたいなものをもって患者さんに手首を切ったときの動作をどういう姿勢でしたのか、そのとき、どういう気持ちが流れていってどういうふうになったのかを思い出させることをさせるんです。思い出させたら、それ以上何も解釈する必要はありません。ただああそういうことだったんだね、そう言っとけばだいたいリストカッティングはしなくなります。家庭内暴力の患者さんに家庭内暴力はしてはいけませんとか言ってはいけません。そうではなくて、あなたが棒で叩く気持ちと、その叩いた棒が当たった瞬間の気持ちをぜひ知りたいんだけど、あなたは研究してないだろうから、この次棒をふりまわしたときに叩くときの気持ちと当たったときの気持ちをよく観察しといて、治療のときに報告してね、そうすればわたくしも考えられるから、と言っておくといいです。アクションというものは、傍らに内省がおかれると、興奮が一定以上にかきたてられず、むしろ基本的な雰囲気っていうものに目覚める。そこで分かってくる家庭内暴力の基本的な雰囲気はたいてい「悲しみ」なんです。「悲しさ」を伴ってない暴力は長続きしません。逆にイメージや言葉や感じに対してはアクションを添えてやるといい。たとえば「あいつをぶんなぐってやりたかったんだ」と患者さんが言うとします。どのぐらいの強さでぶんなぐってやりたいかが分かるとずいぶんいいので、昔よくやってたのは枕をもってきて、なぐってやりたいっていう気持ちぐらい枕をなぐってみてって言って、ああ、そのぐらいなのというようにするんです。パントマイムです。「落ち込んじゃう」と、患者が言ったら、「落ち込んじゃうという格好をして」というふうにいうと、アクションを通して本人のなかに無意識が明確化されるのです。アクションと言葉の間の相互作用が重要なんです。

昔思いついたんですが、イメージや言葉や感じに対してアクションを添えることによって事態がひらけていくのは、実験に見立てることができます。逆にアクションに対してイメージや言葉や感じをくっつけるということは思考実験に見立てることができます。思考実験と実験との関係は実験・研究をやっておられる方は分かると思います。

最後に診断について。実際はこれを最もみなさんにお願いしたい、強く言いたいのです。診断はいまほとんどめちゃくちゃ。めちゃくちゃっていうのは、何のために診断するのかわけが分からなくなってるんです。たとえばＤＳＭ―Ⅲに当てはめて診断してみて並べていってみたら分かりますが、全然診断できない。厳密にやれば、最近は診断分類不能が増えるばっかりです。幻聴のある人っていっぱいいるし。少なくとも診断が治療サーヴィスに直結しているものだとしたら、診断不能の患者さんの病像がいっぱいあるんです。そうした現在、診断のときこそ雰囲気をつかんでほしい。この場合の雰囲気とは、診断者と患者との間にできる関係の雰囲気のことではありません。そうではなくて、患者が御飯を食べて、うんこして、お風呂に入って、寝てと、ずーっと過ごしている生活の雰囲気を推察してほしい。その生活のなかにおける患者の内的な雰囲気。あるいはその患者個人の周辺にかもし出している雰囲気をとらえてほしい。それが治療と治療方針に関係する診断です。その意味での診断をつけるんです。

最後に余談のようでもあり、結論のようでもありますが、われわれの見たり聴いたり感じたりしている世界は、霧のようなものだ。全部、森羅万象、この世にあるものは雰囲気のようなものだというのがおそらくわたくしのいま到達しているセントラルドグマなのです。これは終点であり、もうこれ以上進歩しないんじゃないかと感じています。ではこれで終わります。

（福岡行動医学研究所会報　一号）

〔追　想〕

組織、しきたり、作法などへの嫌悪は幼児期以来のものであった。成長とともにそれら構成物・構造の有用性を納得するようになると、自身の内なる生理的嫌悪感との折り合いがつかず、居心地悪い気分が続いた。

精神療法を生業とするようになり、心地悪さは切実なものとなった。治療技法論という構造や「べし」「べからず」の理念は不快であった。それらの型に添っている治療や治療者は生硬で、幼い日のわたくしを圧制した人びとと重なった。

他方、この世界には型を無視して、もっぱら自分の感性に従って治療を行い、考えている人びとも散在した。ところがその種の人びとを観察していると、ひどく癖の強い、偏った治療を行っているのが観てとれた。生育史のなかで身につけた種々の癖が、人として、治療者としては狭い世界をつくっているようだった。

正しい型を身につけようと研鑽してきた先達が、老いにさしかかるころから、伸びやかな心身の動きを示すようになられるのも目にした。

「型より入りて型を出る」はあらゆる技術界に共通していることが見えてきた。むろん、型に取り込まれて、癖のようになってしまっている人もあった。独りで頑張っている人、師を得られなかった人がほとんどである。

わたくしは「型は癖を矯正するためのものである」「型は真髄を伝えるための方便である」「真髄は不立文字・雰囲気のようなものである」などと連想し、構造論や構造物を仮象のものと見なし、それが伝えようとする雰囲気に目を凝らすようになった。生理的嫌悪感もずいぶん淡いものとなった。

家庭裁判所調査官の役割と技術（一九九〇）

1　はじめに、あるいは個人的回想

家庭裁判所調査官（以下「調査官」という）の勉強会に講師として呼ばれることが、ときどきある。そうした会での調査官の発言のなかには、相手への共感に専心し、相手の言葉が描き出すイメージに集中するあまり、鹿を追う猟師と同様、道を見失っていると思えるものがある。聞いているわたくしは、心理療法の技術を学び始めた若い日の自分の姿を再見する気がする。

心理療法への興味から精神科医となったわたくしは、入院している比較的重い患者たちに接し、共感し、理解しようと努めた。ところが、受け持ち患者の心の世界についてのわたくしの理解は、病棟の管理的立場にいる上級医師や看護スタッフに受け入れられないことが多かった。わたくしは、周囲の無理解に憤慨したり、自分の見解の正しさを主張したりした。そして数年が過ぎた。

当の患者のその後の経過を追うにつれ、わたくしの視野は広がった。自分が患者の精神世界を、一部しかあるいは一方向からしか見ていなかったことが分かった。心理療法に専心しているときの治療者は、患者の幸せ・健康の向上をめざしているので、しばしば改善へのわずかな可能性を見出しては、そこに期待をかける。当然、視野は狭く局所的となり、その結果、悪くすると道を見失い治療の大局を失うのである。にがい体験を積み重ねるにつれ分かったのは、個々の人についてのある時点での理解は、長い経過を追うことによってしか確証され得ない、ということであった。

それからまた数年がたった。すでにわたくしは、上級医師として病棟管理や後輩指導の経験をへて、精神鑑定の業務も引き受けるようになっていた。大学病院精神科に依頼される精神鑑定例は、刑事事件、しかも多くは、殺人事件であり、再鑑定、再々鑑定例など、微妙な論争を内包するものがほとんどであった。

当時の主任教授、桜井図南男先生があるとき言われた。「精神鑑定は勉強になるんだが、あの証人尋問というのが不愉快なんだよなァ。検事と弁護士がそれぞれ、こっちを引っかけようと裏のある誘導尋問みたいなことをするんでねェ。精神鑑定医を裁判官への助言者の位置に置いてくれたら、精神鑑定を引き受ける精神科医が増えるだろうが……」。事実、われわれの敬愛する先輩であり、優れた臨床精神科医である何人かの方がたが、検事、弁護士双方からの質問に答えているうちに、論理がしどろもどろとなり、証人席で立往生してしまい、それに懲りて、二度と司法鑑定を引き受けなくなられた。事情は今日でも変わっていないらしく、司法鑑定はごく限られた精神科医だけが、手慣れた芸として行っているように見える。

わたくし自身の体験は少し異なっていた。重症の患者の心理療法を専門にしてきて、発言や質問の裏を察知する技術は修練されていたので、引っかけられたり、自分の論理の道筋を狂わされるようなことは起こらなかった。むしろ、しばしばヒヤリとさせられたのは、裁判官の質問であった。わたくしの鑑定書の論理を素直に追いつつ出される疑問は、まっすぐに核心を突く洋剣の趣があり、たとえはよくないが、幼児が無心に行う質問がラディカルなものであるため、大人の虚を突くのに似ていた。何回か同じ体験を繰り返して、わたくしは気がついた。裁判官が共通して示すこの特徴は、個人の資質に由来するのではなく、常に公正であることを要請される役割に身を置き努めている日常が、裁判官の内部に独特のセンスを育てるのである。そのように考えたわたくしは、裁判官が置かれている「公正」という役割に近似した見地で精神鑑定の論考を行うよう努力した。桜井先生が言われた「裁判官への助言者の位置」に、自分勝手に身を置いたのである。しかしそのためには、「公正」という概念について、種々思いめぐらす必要があった。大学の教養課程時代に習った、法学概論の内容を思い返したり、新たに本を読んだりした。

その後大学を去り、民間精神病院に勤務する傍ら、家庭裁判所の非常勤の技官となった。ここでは家事事件にまつわる精神鑑定も業務の一部であったので、ふたたび精神鑑定の機能について思いをめぐらす機会が増えた。

このたび、調査官の実務に関する論述を依頼された機会に、これまでの思いめぐらし（連想）を整理し、その延長上に、調査官の役割と技術についての私見を述べてみることにした。むろん、個人的回想の記述が示すように、わたくしは法の実務世界の外で育ってきた者であり、現在でも、なかば以上、外部の人である。つまり、わたくしの見解は、外部の者の勝手な思い込みや外部世界の思考習慣に色づけされているはずである。そうした外野席からの声は、そのまま取り入れられてはならない。内部すなわち法の世界の人びとの思いめぐらし（連想）を活性化し、潜在していた知恵に動きを与える刺激となるときに、正しく機能し得た（活用された）と言えるのである。

おりに触れての連想の結果、これまでの考えが少し修正された。すなわち、本質として「公正」を要請されているのは、裁判官ではなく「法」、正確には「法の行動」である。裁判官は法の行動の終点を分担しているので、「公正」をめざす姿勢が鮮明となるにすぎない。検事は正義や倫理を追求する意図で、弁護士は事態を検事とは異なる視点と論理で理解できる可能性があることを提示したり、あるいは被告人の自由意思が拘束されていたことを証明する意図で、証人席にいる鑑定人に引っかけの質問をするが、そうした構造とて、「法の公正な行動」をより確かなものとするために、永年の試行錯誤をへて完成された工夫である。法の行動に参与する者はみな、いま自分が参与していることの法の行動が、「公正」という理想像に近いものとなるよう、努力・工夫することを要請されているのである。したがって、参与するもの全員に、まず何より、「法」という人工産物をヒトという集団動物が必要とした事情にまで思いをはせ、おりに触れて、自己のただいまの機能と姿勢とを、その基準にてらして検討する作業が望まれる。

そのように考えると、精神鑑定もまた法の歴史のなかで、法の公正を高めるためのひとつの工夫として登場した構造であり、別の歴史を負っている臨床医学の一部門としての精神医学とは、本質を異にしていることが分かる。優れた臨床精神科医であった先輩が証人席で立往生したのは、むしろ自然なことであった。いま少し、両者の差異について、連想を流してみよう。

2 法と医

自己の欲求とその場の気分だけに沿って行動する人は、無法者と呼ばれる。そうした無法者たちが集まったとき、自然発生的にルールができる。これが、法の原形である。当初は、最も力ある者が自己の欲求を集団に押しつけている内容であるが、しだいに、集団の多数がそれを受容しうる内容へと微修正が加えられていく。そのようにして最終的に完成されたルールの姿と機能は、自然界のルール、たとえば猿の集団の掟やボルボックス（群体をつくる淡水藻）を律しているルールと相似している。その機能の要点は、集団共通の目的や利害のために個を制御することである。集団共通の目的や利害は種々多様であるように見えるが、集団に危機が迫るというような極限状況での動きを観察してみると、集団共通の目的の核心は、「種」の保存であるらしいことが察しられる。以上を要するに、法は自然界のルールを模したものであり、「種」の保存という集団共通の目的のために個を制御することをめざす。

他方、医もまた、その原形を自然のなかに見出すことができる。草を食んでは吐くという犬の自己療法だけでなく、病んだ生物が活動を停止するのも、自然治癒過程を補助する機能である。医療技術発展の歴史を一口で述べると、「自然治癒を補助する自然の諸機能の模倣に始まり、自然治癒力そのものの模倣へと発展してきた歴史」である。そして、自然治癒やそれを補助する諸機能が目的とするのは、「種」の保存である。すなわち、医は「種」の保存という目的のための諸機能を模したものである。

以上、わたくしの連想に拠ると、法と医とは、「種」の保存という同一目的のためにしつらえられた自然界の二大機構、を模写した人工産物である。そのような人工産物が必要となったのは、おそらく、ヒトという生物において、自然のルールの束縛を逸脱する能力が増大しすぎて、「種」の存続を危うくする場合が多くなったからであろう。基本目的を共有していることが、法と医との相互乗り入れを正当化する。その場合、法が医を取り入れたり、法が医に乗り入れたりするのが通例である。精神鑑定という制度は法が医を取り入れた例であり、家庭裁判所という機関は法が個の尊重といういわば医の領域に乗り入れた例である。医が法に乗り入れるのは、せいぜい精神鑑定の内容においてである。そうした不平等はともかく、両者の乗り入れを行うさいには、共有されている「種」の保存という基本目的の水準で、乗り入れの可否や限度についての検討を行うのが正しいであろう。

法と医とは、基本目的を共有しているものの、両者の行動の方針は正反対と思えるほどに異なっており、しばしば、葛藤関係となる。すなわち、前述のように、法は集団共通の目的と利害のために個を制御する方針をとる。つまり法の骨格部分は、個よりも集団を重んじる。これに対し、医の骨格部分は集団よりまず個を重視する姿勢をとる。この構造を個の視点から見ると、個は法を拒絶することを許されないが、医を拒絶する自由はあるということになる。近年、医の領域で、患者の自己決定権をめぐる論争が沸きたっているのは、医療技術の能力が増大し、まず個を重視するという医の基本姿勢を逸脱しがちになったので、医を拒絶する自由という自然のルールを法で補強すべき段階ではないのか、という論争であり、あらためて原点に目が向いてきたのでもある。

法と医との葛藤の構造は、法と医との個に対する信用度に顕著に現れる。すなわち、法の場では、個の提出する情報は意識的・無意識的に色づけされ歪曲されているという前提で検討される習慣がある。これに対し、医の場では、個の提出する情報はそのまま事実として受け入れられる習慣がある。ひらたく言うと、法の場には個に対する不信の傾向があり、医の場には個に対する信頼の傾向がある。両傾向はしばしば過剰になることで悲劇を生むものの、ともにそれぞれの場にふさわしいあるいは必要な傾向であり、これらの傾向を払拭することは、法にとっても医にとっても、不可能であるばかりか不適切でもある。このことが、精神鑑定作業にさいしての主要な留意点となる。

3　精神鑑定における留意点

すでに述べたように、裁判の過程に参与する者は、裁判官、検事、弁護士を問わず、みな「法の公正な行動」を確かなものとするように機能する義務を負っている。精神鑑定も、同じ義務を負いつつ裁判過程の小部分を担当する。すなわち、精神鑑定は法の世界の活動である。ところが、精神鑑定を依頼される精神科医は、もっぱら「医」の世界で生きてきている。そのため、個人としての精神科医は、個の利益を集団のそれに優先させる志向に染まっている。精神鑑定がその志向に色づけされていると、「法の公正な行動」を確かなものとするよう機能する義務を果たせない。その点については、後ほど詳述する。

精神鑑定医が自身のうちにある「医」の志向を払拭し、法の志向に添おうとしても、それだけで解決するほど問題は浅くない。

精神鑑定医は、専門家として業務を委託されたものであり、その業務とは、専門家としての判断である。専門家は専門技術と認識の枠組みとを用いて、委託されている判断業務を行う。ところが、医の分野で育成されてきている専門的技術と認識の枠組みとは、あらかじめ、個に対する信頼の傾向という医の習慣に汚染されている。そのため、医の専門家の判断や意見は、個に対する不信の傾向をもつ法の視点からは、個に肩入れしすぎた「公正を欠く」判断であると見える。鑑定医が証人席で立往生する事態が生じたり、優れた臨床家の良心的作業の結晶としての鑑定書が判決において採用されないという事態が生じるのは、おおむねこの場合である。

以上述べた考慮に基づき、わたくしは、精神鑑定業務にさいしての自分用の留意点をつくった。以下にそれを列記し、若干の説明を加えてみよう。

①裁判官、弁護士、検事（できれば被告人も）といった「法の公正な行動」に参与している人びとのいずれもが、自己の見地から考察し判断を行うことを可能にするような、資料としての精神鑑定書を書くこと。言いかえると、鑑定書をもとに、いくつもの判断あるいはストーリーづくりが可能であるように工夫・努力する。別の言い方をすると、

鑑定医の判断に対する反論可能性の道を開いておく。

②個の発言、陳述の内容は、意識的・無意識的な歪曲をこうむっているかもしれない、という程度の信頼度の重みづけの上で資料とすること。鑑定人の発言や陳述の内容も、同様に、意識的・無意識的な歪曲をこうむっているかもしれない、という程度の信頼度の重みづけの上で評価されるであろうと意識しておくこと。それゆえ、鑑定書の論述にさいしては、すべての記述を、事実、判断、推測、意見、印象、のどれに相当するか常に意識し、できるだけ、その区分けが読み手に伝わるように言葉を選ぶ。

③事件調書に記載されている情報は、関係者全員により、資料あるいは証拠として承認されている。これに対し、鑑定作業で自分が新たに収集した情報は、まだその手続きを経ていないので、とりあえずは、より軽い、より信頼度の低い情報としての位置にある。そうした情報が判断作業のなかで重要な位置を占めるさいは、その情報や事実の信頼度を、鑑定書の読み手が検討・評価し、それをもとに鑑定者の判断への信頼度を定めることができるような手がかりを明記すること。つまり、ここでも、鑑定医の判断に対する反論可能性の道を開いておく。このことは、鑑定作業で初めて収集した情報が調書のなかの情報と相容れないものであり、しかも鑑定者の専門家としての見地からは新たな情報のほうがより信頼できると判断される場合に、ことに重要である。決して、自分が新たに収集した情報のほうを正しいとして判断作業を行ってはならない。鑑定というものは、法の公正な行動を確かならしめるための小部分を分担しているのであることを忘れてはならない。裁判の成り行きが、鑑定書での自分の判断にゆだねられているような錯覚が生じるときは、少なくとも精神鑑定においては、誤った道に踏み込んでいると思ってよい。

④個の利益を尊重し個を信頼する傾向のなかで育成されてきた、医の専門的技術と認識の枠組みは、主として次の点に限定して用いられるのがよい。まず第一に、情報収集の手段となる。医の技術を用いることで初めて収集できる

情報があるからである。第二に、焦点づけの機能がある。法の見地からは目立ちにくくしばしば無視されている特定の事象が、医の分野の見地からは拡大して示されることになり、法の作業に再考を示唆することがある。ここに、医から法への乗り入れがある。情報の取捨や判断にさいし、医の価値尺度が用いられるからである。このさい留意しなくてはならないのは、医という法にとっては異質の視点からの情報選択や判断が行われるとき、つまり医から法の世界に乗り入れが行われるさいには、あくまで法の公正な行動をより確かにするという意図でなされなくてはならないということである。そのときの精神鑑定はあくまでも法の内部で異音をたてているのである。第三に、鑑定作業における関係を滑らかにする。なぜなら、精神医学は、コミュニケーションに関する知見を積み重ねてきているので、裁判過程が鑑定に要請している問題の核心を読み取ったり、こちらの情報や見解を読み手に正確に伝達する技術をもっているはずである。以上の三機能をうまく進めるコツは、ただひとつである。できれば直接に日常用語で論述し、専門用語を避けるよう努めることである、しかし、専門用語は、日常用語と異なり、概念の境界が鮮明であるため意味の拡散を妨げるという決定的利点がある。したがって、正確な伝達のために、専門用語が必要な場合がある。そうした理由で専門用語を用いる場合、常にその用語が担っている概念の起源にまでさかのぼって吟味し、医について非専門家である法の世界の人びとに日常用語で説明解説できなくてはならない。医学的専門用語が、法の用語に翻訳されることもなく、法の用語での注釈を付加されることもなしに、そのまま法の世界に導入されるとしたら、それは、瞬間的な法改正の性質を帯びる、とわたくしは考える。そして、医学的専門用語や専門概念を法の用語に翻訳したり、法の用語での注釈を付加したりするのは、法の仕事分担であり、それが可能となるよう共通の用語にまで解きほぐすのは、医の仕事分担である。

4　調査官の機能

本論の読者のなかには、これまでの論述が、調査官の実務実体と馴染まないという気持ちをいだかれる向きが多いはずである。調査官の活動の場は家庭裁判所であり、そこでは、集団よりまず個の福利を重視する姿勢が優勢であるからである。たとえば、少年法の多くは個の福利に焦点を当てている。しかしそれは、わたくしの考えからすれば、「種」の保存という基本目的の水準で、法が医の領域に乗り入れている特例である。少年法の運用時に、裁判所が下した決定に対し、個は拒絶することを許されない点に、集団共通の目的と利害のために個を制御するという法の性質は堅持されているのである。むろん、決定にさいしては、個の希望も斟酌されることが多いが、それとて、法の性質を堅持しつつ、人工産物たる法をその源として想定される自然のルールに近似させようとする、運用上の微修正にすぎない。

調査官の活動の場は、集団共通の目的と利害のために個を制御することを本質とする法が、個の福利に焦点を当てる領域に乗り入れている特殊領域である。そこでは、運用上の工夫・微修正が必須となる。そして、あるシステムが異世界に乗り入れたさいには、その世界と直接接触する尖端部分が、最も運用上の工夫・微修正を必要とするものである。調査官の日常業務がまさしくこの尖端部分である。そのことが、調査官の自己像をしばしば不確かにしているように見える。ときとして、調査官の機能の本質は法が公正な行動をとれるように寄与することであることが忘れられてしまう。たとえ、調査官が参与しているその法の行動が、個の福利向上を重視しているとしても、その行為を行うのは、法の過程全体なのであって、調査官自身ではないことを銘記しておくことが重要である。調査官の機能は、個の福利向上をめざしている法の活動が十全に行えるような、資料を収集し専門家としての判断を提出することである。

ところが、調査官の業務のなかには、資料収集と判断という主要業務と異なる、「調整」と呼ばれる業務がある。法の過程が事態調整という方針を決定し、その作業を調査官に命ずるのである。そのさいの調査官の作業は、医における治療サーヴィスや心理療法や家族療法に酷似している。そのことが、調査官の自己像をますます不明確なものとしてしまっている。ちょっと見には、調査官が調整業務を行うのは、すでに述べた精神科医が精神鑑定業務を引き受けるのと逆の関係のように見える。すなわち、もっぱら治療サーヴィスに従事している精神科医が、特に委託されて、法の分野での仕事を行うのとちょうど逆に、もっぱら資料収集と判断という法の業務に従事している調査官が、特に委託されて、法が医の領域にまで乗り入れて行う業務の尖兵となるのである。異種の作業を行うのであり、意識や姿勢の変換が必要になる。精神鑑定業務の世界から医の世界に帰っていくさいの精神科医の意識変換を真似ればよいように思う向きもあるかもしれない。だが、その考えは誤りである。精神鑑定を行う精神科医は、完全に医の場を離れて法の場に身を置いており、それが終わると医の世界に帰っていくのだが、調整業務に従事しているさいの調査官は、通常の調査と判断という業務のさいと同様、ここでもまた法の世界に身を置いているのである。調査作業においては、法の全体の過程がさらに一歩、医の領域へ乗り入れているのであり、調査官自身はあくまで法の場に身を置いているわけであるから、一般の心理療法家と同じ機能になるわけではない。たとえば、本来の心理治療者は、改善へのわずかな可能性を見出してはそこに期待をかけ、そのせいで、視野が狭く局所的となることも、個にもたらされた結果さえよければ許されることもあるが、法の内部に身を置くものには、そうした冒険や賭は許されていない。法の行う行為として行われる調査官の治療類似行為は、その法を支えていると想定される集団のコンセンサスとして想定されている価値規範の枠組みに沿ったものでなくてはならない。

いまひとつ、調査官の業務の理想的ありようとして、法の世界の外の物の見方を法の世界に導入するという機能があってよいと、わたくしは考える。個の利益を集団のそれに優先させる志向、個に対する信頼の傾向という視点から資料を収集し判断の可能性を示す機能である。これは、精神鑑定において述べた焦点づけの機能である。法の見地からは目立ちにくくしばしば無視されている特定の事象が、医の視点（調査官においては、心理療法の視点）からは拡大して示されることになり、法の作業に再考を示唆することがある。心理療法においては、個への信頼の視点が極端にまで高まっている部分がある。「体験」という概念がそうである。体験の重視がさらに極端化すると、明らかに客観的証拠と矛盾する患者の陳述でも、「内的現実」と呼ばれて、とりあえず採用されることさえある。最終目標たる個の治療の達成にとり、そうした採用が有効である場合がしばしばあるという客観的事実の集積に支えられての行動である。調査官の業務の理想的ありようとして、そうした観点からの資料収集や判断が含まれることが望ましい事例があるはずである。なぜなら、家庭裁判所とは、法が個の福利に焦点を当てる領域に乗り入れている特殊領域であり、運用上の工夫・微修正が必須であるからである。本来その領域で通用している視点について知ることは、乗り入れての作業の質を高めるはずである。このさいの、調査官の機能を一言でいうと、心理療法から法への乗り入れである。ただし、その作業にさいし留意しなくてはならないのは、心理療法という法にとっては異質の視点からの情報選択や判断が行われるとき、つまり心理療法から法の世界に乗り入れが行われるさいには、あくまで法の公正な行動をより確かにするという意図でなされなくてはならないということである。そのときの調査官はあくまでも法の内部で異音をたてているのである。わが国の家電メーカーのなかには、自社製品の欠点を見出し批判することを業務とする部門を設置する動きがあると聞いたことがある。その部門は、自社製品の品質をさらに向上させるという意図で、あくまでも自社の内部で異音をたてているのである。

以上述べた調査官の三つの機能を要約すると、調査官とは、辺縁にいる人である。さらに正確に言うと、本質として法の世界にいながら、機能としてぎりぎりまで、境界で働くことを志向する人である。本質として法の世界の住人であることを意識することが、技能を確かなものとし、ぎりぎりまで境界に近づく志向が技能を鋭く繊細にする。それが、わたくしの描く調査官の像である。調査官から心理療法家へと転身する人が少なくないと聞く。そうした転身のさいは、技能は連続しており、本質の部分が転身するのである。このごく微妙な差異を大切にし、つねづね思いをめぐらすことが、調査官の自己像確立への道であると思う。

5　調査官研修の現状について

本論をまとめるにさいし、わたくしは、現行の調査官養成部研修プログラムに目を通した。昭和六一年度(1)と昭和六二年度(2)のプログラムに大きな差は見られないので、例年ほぼこのような内容と構成で研修が行われているのであろう。一見して、盛りだくさんというか多彩な講師の顔ぶれである。前期研修では「教官」と呼ばれる講師の割合が多い。まず基礎を固めておくという適切な配慮である。後期になると、外部からの講師の割合がひどく多くなり、百花繚乱の観を呈している。なかでも、心理療法の領域で著名な人びとの名があふれているのが気になった。そこからの連想が、これまでの論述を導いている。さらにいろいろと連想するうちに、自己流・独断の養成部研修大綱がまとまった。それを次に述べてみよう。

まず研修は実務の研修である。そして調査官の実務とは、法の過程の一部を分担することである。このような職種の実務において最も大切なことは、鹿を追いつつ森の道を見失わないこと、すなわち自分が分担している部分と法の行動という全体とに均等に目配りできる姿勢と技術である。しかも、調査官の調査報告書を読んでみると、法全体の過程に目配りできている人は、その広い視野ゆえに、局所においても深い読みと判断を行うことができている。「深くなるには、広くなければならない」のである。そしてそのような姿勢と技術の持ち主は、調査官業務という辺縁の世界のベテランと呼ばれる人びとのなかにしかいないはずである。つまり厳密な意味での内部の人である。そうした先輩が、まず教育の場で研修生が最初に出会う人でなくてはならない。その人との関わりのなかで習得されるものが、調査官の自己像の基盤となるのが正しい道である。

次に講師として必要な人は、法の過程の別の部分を分担している人である。すなわち、裁判官、弁護士、検事、あるいは精神鑑定医や調停委員などもここに分類されるだろう。この人びとも、法の過程に参与しているという意味で、広義の内部の人である。この分野の人びとが講師として教育に参与することが望ましい。むろん、講師となるには、自己の分担している部分だけでなく、法の行動という全体に目配りできる姿勢と技術とを備えた、個々の分野のベテランでなくてはならない。

現実の法の過程は、ひとつの人的組織のなかで行われているし、また法哲学、倫理、価値規範などの形而上学も、法の過程を包む組織のようなものである。したがって、司法組織についての研修と形而上学や法制史についての知識習得も、基礎的研修として重要である。

さらに調査官の業務の主幹が、資料の収集と判断といういわば情報処理の業務であることから、情報の重みづけや伝達についての技術も重要である。ただし、この技術は、実務のベテランである先輩の教官から学ぶほうがよいであろう。なぜなら、情報処理の専門家は、外部講師であり、法の領域については無知であるからである。

以上をもって、前期研修すなわち基礎研修のプログラムとするのが望ましい。つまり、前期講習は、純粋に法の世界内部の講師だけで構成されることが望ましい。そのような教程で、業務の根幹のイメージを築いておき、次いで、後期のプログラムで、外部講師の種々の領域での知識・知見・視点を枝葉として追加してゆくように配置することで、現行の調査官の多くを悩ませている自己像確立の労苦が払拭されるはずである。

繰り返していうと、法の過程の全体に目配りする必要のない、あるいはできていない人は、職種のいかんを問わず、外部の人あるいはベテランでない人である。外部の人の知識や技術は、その人の住む世界のさまざまな全体を引きずっている。したがって、そうした技術や知識を導入するさいには、古人が「和魂洋才」などと言ったときの姿勢が欠かせない。ことに、現行の研修プログラムに多数登場している優れた心理療法家たちの講義を聴くさいに、この心構えが大切である。そうした心理療法家のほとんどがもつ、法の過程全体についての知識の程度は、わたくしも含め素人同然のはずである。確かにその人びとは、人の心や行動に関する専門家であり、莫大な知識と技術とを所有している。しかし、その知識や技術は、すでに述べたように、集団よりまず個を重視し、改善へのわずかな可能性を見出してはそこに期待をかけるという、法の見地からは歪んでいると見なされる志向の領域で、育成された知識や技術である。それをそのまま法の領域に輸入するのは、運用上の微修正の程度を超えた、法改正の一種であり、誤りである。調査官は、そうした知識の導入にさいし、法の領域に住む者としての主体的姿勢を維持しなくてはならない。そのために前期講習プログラムの質が重要になるのである。

法の見地から見たとき、心理療法家の見解や判断の枠組みはしばしば歪んだものである。とはいえ、心理療法家の経験に由来する知識のなかには、調査官にとって、他からは得られない重要な内容が多い。なかでも、ぜひ学んでほしいのは、情報の把握についての技術、ことに、把握の歪曲についての知識、と歪曲を見抜くセンスと技術である。

心理治療者の実務の大きな部分がこの技術に懸かっているので、この部分についての体験と思弁とは精細なものとなっている。それを学ぶことで、調査官は、自分の情報把握や判断の作業に起こってくるかもしれない種々の歪曲についてのセンスを育成することができる。そしてそれは、必ず、法の公正な行動を助ける。よい調査報告書を書くための、基盤である。余談であるが、よい調査報告書を書くためには、言葉による伝達の技術修練も大切である。そして不思議なことに、情報伝達とその歪みについての知識の専門家であるはずの心理療法家の文章の多くは、よい調査報告書を書くための模範にならない。その理由を述べることは、本論の趣旨を離れる。それよりも、調査官がよい調査報告書を書くための自前の技術を創案するほうが正道である。鹿児島家庭裁判所の調査官有志が行った、報告書記載についての研究(3)は、実り多い内容となっている。

本論に戻り、いまひとつ、心理療法家の行いからぜひ学んでほしいことがある。それは、判断の的確さを向上させるための方策である。個々の人についてのある時点での理解や判断は、長い経過を追うことによってしか確証され得ない。調査や調整の業務のさい自分が行った理解や判断を再検討し、認識力を磨いてゆくには、その後の経過を長期にわたって追跡することが欠かせない。対象の多くが「少年」であるという調査官の業務における、技術向上のためには、これに優る方法がないだけでなく、これに代わる方法もない。ところが現状では、未成年時代に再犯があった場合を除き、過去の記録が掘り起こされることはない。成人になってしまうと家裁の手を離れるし、そのころになると、記録はすでに保存期間が過ぎて、廃棄されている。したがって、技術精錬のための最良かつ必須の道である、ケースの長期追跡はほとんど不可能である。これらは、制度に由来する制約であるが、技術精錬の意欲をもつ調査官ならば、せめても、それが制約となっていることを意識してほしい。不満をもつことから、工夫が生まれるはずである。

おわりに

以上わたくしが述べた、調査官の機能のあり方と研修についての論旨の主要部分は、すべて、すでに山田博調査官研修所長（現家庭局長）(4)が、情熱を込めて論じている問題意識や提言のなかに、含まれている。ただわたくしは、自分の個人的連想をもとに、調査官の職務と技能とについて、具象的な提案を行ったにすぎない。

ここで、再度強調したいのは、個人的回想の記載が示すように、わたくしはなかば以上、外部の人であるということである。わたくしの提案は外部の人の限界で汚染されているはずである。したがって、この提案が受け入れられるのではなく、法の世界の人びとの連想を活発ならしめるような刺激として機能することを期待している。それが、医の世界、なかでも心理療法の世界に住むわたくしの本質としての姿勢である。

（本論を執筆するにあたり、鹿児島家庭裁判所の杉本孝子判事ならびに村井佑首席調査官のお二人に、助力と助言を仰ぎました。記して謝意を表します。）

（1）家庭裁判所調査官研修所　昭和六一年度研修概要　調研所報　第二一号　一九八七
（2）家庭裁判所調査官研修所　昭和六二年度研修概要　調研所報　第二三号　一九八八
（3）最高裁判所事務総局家庭局　少年調査票における言語表現の研究　分かりやすく説得力のある報告書の作成のために　家庭裁判所調査官特別研究報告書　一九八九
（4）山田博　家庭裁判所調査官の養成及び研修　家庭裁判月報　四一巻一号　一九八九

（家庭裁判月報　第四二巻）

文　献

（1）町野朔　患者の自己決定権と法　東京大学出版会　一九八六
（2）村松常雄・植村秀三　精神鑑定と裁判判断　金原出版　一九七五

〔追　想〕

伊敷病院勤務と併行して、鹿児島家庭裁判所の非常勤技官を十二年間勤めた。その間、事例検討を通じて、全国の家裁調査官とのご縁ができた。そこでの見聞をもとにしてまとめたのが本論である。

最近、司法について懸念していることは次の三点である。

ひとつは精神鑑定において、DSMという診断分類に依拠する程度が濃くなっていることである。DSMは本質への問いを先送りして、とりあえずの状態像だけをもとにチェックリスト式で仕分けをする姿勢である。そこには普遍性、均一性を重視し、想像力を排除する姿勢がある。すでに治療の場で、その弊害は治療力の低下として顕著である。治療力は本質を推測するための想像力を必要とするからである。人の本質に関わる司法判断がDSMを用いることで、果物の仕分け作業に近づきすぎはしないか。

いまひとつは裁判官の行う判決に盛られる、情状酌量の判断についてである。これは全面的に裁判官の想像力に依拠している。つまり本質に迫る動きである――言いかえるとロマンである。医療の現場では、医師が行う想像力を用いた本質への推測は、ごく近い未来において、経過の観察という形で検証される。その繰り返しで想像力は精錬されてゆく。裁判官の場合、医療と違い、対象が少数であるので、想像力の検証、精錬の機会が少なくなるのではないだろうか。それを補うものとして、情状酌量が行われたさいの想像作業の構成因子・根拠とその事例の後日の経過とを照合してゆくシステムが必要なのでないか。そうでないと判決のなかの本質に迫るはずの想像作業が、その裁判官の個人的ロマンの域にとどまり、的確性の向上は望めないのではないかと危惧する。

懸念の三番目は、司法制度の根幹に触れる問いである。犯罪の加害者と被害者はいわば逆縁の出会いである。ところが司法がその事件を引き受けたとたん加害者と被害者あるいは被害者の家族とは完全に切り離され、互いが出会うことは禁止される。その結果、被害者の悲しみ、恨み、怒りは行き場を失い、さまざまな心身の不調を生む。他方、加害者は被害者の生の恨み、悲しみ、怒りに触れることがないので、反省は感情を伴わない概念的なものとなり、かろうじて想像力で感情がつくられるにすぎない。その結果、悔悟や贖罪の念が起り得ない構造となっている。

さまざまの微妙で根深い感情は、生身の対面の場の言葉を超えた交流によって初めて賦活されるものである。そうした生きた関わりを司法制度がまるまる奪取し変質させ、人の世を形骸化しているように見える。できるだけ早期に加害者たる被告人と被害者とを接見させるシステムをつくるべきではないだろうか。そのことが犯罪―贖罪―更正のプロセスを自然で歪みの少ないものにするのではないか。

想像力や生の感情といった、曖昧なものを排除することで、この世はロボットにコントロールされる機械仕掛けのシステムになりかかっているのではないか。

連句と対話精神療法（一九九〇）

はじめに

対話精神療法の非言語部分に注目したことに導かれて、芸術療法に親しむようになった。しかし、一本の包丁であらゆる料理をこなしたいという依怙地な職人気質が災いして、芸術療法のさまざまな技法のどれも習得する気にはなれなかった。

困っていたとき、連句療法を知り魅きつけられた。コトバ一丁で行える芸術療法だったからである。しかも、交互に句を出し合ってゆく形式は、一見、対話精神療法に似ていた。対話の技術の錬磨に役立つと決め込み、さっそく浅野欣也先生に通信連句での指導をお願いした。快くお引き受けいただき勇躍出発したものの、いやはや、その難しいこと。なんとか歌仙二巻を仕上げたところで息切れし、中断したままになっている。

意外な難渋のなかで、自分自身の困惑を観察することからいくつかの思いつきが得られた。連句と対話との間にある、類似と差異に関する連想であった。そして、その連想を押し進めてゆくと、対話精神療法が連句から学ぶことのできる部分が見えてくる。それらについて論じ、併せて芸術療法を治療全体のなかにどう位置づけるべきかについて考えてみようとするのが、今回の意図である。

1　困惑の実体

かなり以前から、わたくしは、頭のなかであれこれと思いをめぐらすのが癖のようになっている。執筆予定の原稿があるときなどは、目覚めている間連想の途切れるときがない状態となる。この習癖は、わたくしが考えをまとめ上げ論述するさいの拠りどころである。連想を流しているさい、わたくしの意識は常に当面の主要テーマに執着している。そうした意識状態で思いをめぐらしていると、ふと連想が跳んだような思いつきが湧くことがある。そのとき、意識はあくまで主要テーマに執着しているので、跳び出してきた連想をなんとか無理にでも主要テーマに関連づけようとする。それがうまくゆくと主要テーマが少し膨らんだような感じになる。そしてふたたび、意識は主要テーマの周辺を模索し続ける。そうした作業を繰り返し続けるにつれ、しだいに主要テーマそれ自体がふやけて、融けて流れやすい性質を帯びたような感じとなり、隣接するさまざまのテーマへ染みわたっていくような味となる。そしてほどなく、まあこんなものかな、と充足感のようなものが生じる。記述できる程度の論が整ったのである。

ところが、浅野先生との通信連句を始めて気がついたのは、句作にあたっての連想のありようと、これまでのわたくしの習癖とがまったく異質であり、上記のような思いめぐらしをしていたのでは、生まれる付句は、未経験のわたくしの目にさえなんともどうにもいただけない代物になるのであった。連句の作業においては、目前のテーマに執着するのではなくその周辺の雰囲気のなかに意識を放っておく姿勢が必要のようであった。ところがそうした意識状態を一定期間維持することは、わたくしには不慣れで難しい作業であった。そのうえ、いったん一方の意識状態が安定すると、他方に身を移すのがなかなか難しかった。これが困惑の実体であった。

以上述べたことの具体的な説明として、いまのこの論述にあたってのわたくしの連想作業を例にとってみよう。まず、わたくしは「連句と対話精神療法」という主要テーマに執着し続けている。両者の関係という主要テーマについての思いめぐらしが頭のなかに流れ続けるという日々が続く。連想は主要テーマの近辺を流れ続け、いつしか堂々めぐりのようになり軽い疲労感を覚えるようになる。そしておそらくその疲労感に導かれて、ふと通信連句をしていたさいの困惑体験のことが思い出される。その時点では「連句と対話精神療法」という主要テーマとは連ならない思いつきであるが、主要テーマに執着し続けているわたくしは、いくぶん力づくで、困惑体験の思い出と主要テーマの関連づけを行う。そうすると、「連句と対話精神療法との違いが、わたくしという個人のなかで端的に姿を現したのが、この困惑体験であろう」という考えが生まれ、主要テーマは少し膨らみをもってくる。そしてふと、このところ自宅の改築にとりかかっているため職人衆と酒を酌み交わすことがときどきあり、その後にも微かではあるが連句の場合と同様、意識状態の移しかえに困難を覚えたことが連想される。そのようなプロセスを繰り返して、主要テーマがふやけて融けて流れやすい感じとなり、この論述が書けるような程度になったのである。こうした連想のありようと活用の仕方が、句作における連想のありようと活用の仕方とは異質なものであるのは明白であろう。

ともあれ、主要テーマが融けて流動するような感じとなり、隣接するさまざまのテーマへ染みわたっていくことによって、連想は広がる。まず、連句の世界には連句論という領域があるはずであり、その論を練っているさいの思考プロセスはわたくしの執着法と類似したものであろうと連想する。そして、連句に関与している人びとは句作という共同作業を行う付き合いという人間関係をもっており、その関係が精神療法における対話関係と同じ水準のものであると考える。そして突然、論に執着している意識状態を病気の状態と同じ水準と見なしていいのではないかという連想が湧き、何か達成感のようなものが生じる。まあこんなものかな、と思うのである。記述できる程度の論が整ったわけである。

2　連句と対話精神療法

上に素描した思考プロセスを経てまあまとまりを得た思いつきは、図のようなものである。すなわち、①の段階では、わたくしの論述作業においても、連句論の思索においても、病気という固着の状態においても、主要テーマに執着し続けている姿勢が特徴的である。意識は主要テーマから離れることはないし、一瞬連想が跳んだような思いつきが湧いても、きっと意識下での関連があるはずであり、意識はなんとか無理にでも主要テーマに関連づけようとするのである。そうした、類似性があることから、おそらく論述作業や連句論の思索には病気と同様、いのちの伸びやかな広がりや喜びを妨げるというマイナスの面があるのだろうし、逆に病気という意識・無意識の固着には論述作業や連句論の思索と同様、個体が困難な事態をひらいていこうともがいているというプラスの面があるのだろうと思う。この点については後述する。

②の段階では、わたくしの同業者との対話も、連句の集いでの対話も、対話精神療法における対話も、共有する主要テーマ（精神療法、連句、病からの回復）に執着し続けている姿勢が特徴的であり、意識が主要テーマから離れることはないよう互いが努めている点、①の段階と同じである。ただし、その執着が他者との共有の場で行われ、その

連句と対話精神療法

わたくしの世界	① 論述作業	② 同業者との付き合い	③　（　　　） 他業種との付き合い
連句の世界	連句論	同好者との付き合い	連句
患者の世界	病気 自助	対話精神療法	（　　　） 連句療法　描画療法

共有体験が場の主要な要素である点が異なる。主要テーマ（精神療法、連句、病からの回復）への執着と異なるものを共有するようになると、その場は変質してしまう。変質した場は、緊張を失い、次の③の段階を支える力をもたないものとなる。実はこの③の世界を支える機能が、②のもつ最も大切な機能なのである。信頼、共感、出会い、等々の現象は②の世界である。②に支えられて③の世界がある。そして、この世界が、本論の主要テーマである「連句と対話精神療法」の核心部分である。まず、連句の世界について考えてみよう。連句では②すなわち同好者との付き合いの確かさに支えられて、③の連句の催しがもたれる。それは、もっぱら命の伸びやかさとその関わりの伸びやかさとを鼓舞する祭りである。しばしば、殻を破る殻が破れるという変化が生じる。連句が治療法として利用されるゆえんである。

ところが、この図を書いてあらためて気づいたことだが、わたくしの世界には②すなわち同業者との付き合いに支えられた③の世界がほとんどないのである。ちかごろのわたくしと同業者との付き合いの場では、夜を徹して酒を酌み交わそうとも、共有する主要テーマ（精神療法）への執着だけが続く。（　）のなかに書くものがないのである。哀しいことである。わたくしにとって、せめても殻を破る殻が破れるという変化が生じるのは、職人衆と酒を酌み交わすといった他業種との付き合いのときぐらいになっている。命の伸びやかさのためにも、これはどうにか改善の工夫をせねばなるまい。

患者の世界に目を転じても同様の事情がある。こんにちの対話精神療法の多くは、共有する主要テーマ（病からの回復）に執着し続けている姿勢が特徴であり、意識が主要テーマから離れることはないよう互いが努めている点で、わたくしの世界と同様の貧しさに陥っているように思える。信頼、共感、出会い、等々の現象の生じる確かな支えの機能は果たしているものの、支えられる③の催しがない。（　）のなかに書くものがないのである。淋しいことである。患者にとって、せめても殻を破る殻が破れるという変化が生じるのは、対話精神療法のなかでは偶発的事件が③役をしたときにしかない、あるいは何か別の治療手段を導入するしかないように見える。そうした工夫のひとつとして、連句療法とか描画療法などが、対話精神療法のなかに導入されているのだと考えると、最近のわが国における治療の場の実情をうまく説明する図式になる。精神分析の流れをくむ精神療法に馴染んでいる読者は、この（　）のなかに、「防衛の操作」などという技法を入れることを連想されるであろう。「防衛の操作」こそは殻を破る殻が破れるという変化を生じさせようとする工夫であるから、その連想は正しい。そのような読者には、従来の「防衛の操作」がしばしば傷害的であったのは、そうした技法が②の世界すなわち支えの世界を傷害したり、ひどいときには①のなかの患者主体の治癒へのもがきを傷害したがゆえに傷害的だったのだ、と気づいてほしいし、①や②の世界を傷害しないような「防衛の操作」技法を工夫されるよう助言したい。連句における「座の興を重視する」姿勢は、その種の工夫である。

3　③の世界

②によって支えられている③の世界、すなわちもっぱら命の伸びやかさとその関わりの伸びやかさとを鼓舞する祭りの世界、しばしば、殻を破る殻が破れるという現象が生起する世界、自然治癒力の魔法がスタートするこの世界の構造を理解するモデルとして、連句療法は格好のものである。そして、その理解が他の心理的治療法に与える示唆は

大きい。

まず連句における座の雰囲気がある。その雰囲気は、泉ら[2]が集団療法場面で偶発的に一瞬生起した治療的雰囲気として描写しているものに近似するであろう。すなわち、「……患者も治療者も『関係』という重荷からお互い解きほどかれたようであった。そして、そこには治療をも忘れホッとするような雰囲気があり、その中でゆったりとした気持ちになっていた。みんなと一緒にいながらも、『みんなと一緒』という『関係』を意識せずに自分自身の思いにふけられ、それでいて、やはり傍らには誰かがいる。そして、その人も同じ心境のようである。そんななにかを共有している、漠然とした『いっしょ』という感じのなかに浸りこんでいたようである。このような意識の変化が……」[2]という雰囲気のなかで、予想を超えたさまざまの健康な自発活動が引き出されてきたのであった。ここにナイーヴな体験記述として描写されている、「関係」と「自分自身の世界」との精妙な両立を、あらかじめしつらえているのが、連句の構造である。いわば、連句の構造は、集団のなかで自然発生的に、それゆえ一瞬生起する治療的雰囲気を、常在するように人工的に形式化した工夫である。

「式目」と呼ばれる、約束事についても同様の事情がある。昔、自由連想法の勉強をしていたころ、「連想が何かにとらわれて不自由になっているのを見抜くには、表出されている連想を眺めてどのような内容が頻出するかに注目するよりも、どのようなテーマがまったく出ないかに注意を払うほうが的確な発見の近道である」と教わったものであった。連想が自由であるならば、その広がりは過去・現在・未来、愛・憎悪、四季それぞれ、体・心、関わり・孤立、「治療者との関係」・「自分自身の世界」、といったあらゆる方向に飛び回るはずであり、どこかに、連想が避けて通っている分野があるなら、その周辺に病理的イメージ世界が潜んでいるはずである。その部分を指摘し目を向けさせ、そこを解きほぐすのが精神分析における治療なのであった。

　ここで思考実験として、「式目」という規定を取り去って、各人が自由気ままに連句を行った場合を想像してみよう。その結果としてでき上がる一巻は、おそらく上記二種のとらわれの表れ、すなわち、特定のテーマの頻出と特定のテーマの回避とで、とても気色の悪いものに仕上がるであろう。むろん、センスのよい捌き手がいると、その不自由の気色は幾分か薄められるような取捨選択が行われるではあろうが、こだわりの付句ばかり出ていたら、捌き手もいかんともしがたいであろう。なかに、鋭い治療者のような人がいたら、句作にさいしての連想が回避している分野を指摘し、こだわりへ目を向けさせることは可能であろう。ひょっとしたら、連句発祥のころ、そうした問題指摘の思索作業が行われたことがあったのかもしれない。ただし、そうした問題指摘の作業が対話精神療法のように②の世界で行われるのではなく、①の連句論の世界で独りで行われたのであろう。そうした、センスに根ざした思索の結果として、特定のテーマの頻出と特定のテーマの回避とを防止し、かつ心地よいセンスが伸びることを助けるための規範として「式目」がしつらえられてきたのであろう。それゆえ、「法律は試行錯誤を許さず、違反者に罰を課する権力であるのに対し、式目は試行錯誤を許す。このことは式目には否定がないということである」と浅野[1]が指摘するように、式目はその本質として「よい方向を示す指針」なのであり、そのよい方向とは自由連想法が理想としている到達状態と同質のものであると見なしてよいであろう。

　自由連想法も式目も、命の伸びやかなありようを志向し手助けしようと意図するものであるが、そのためのアプローチは逆方向である。自由連想法では気ままにさせておいて隠れたとらわれを発掘してゆくという批判の方式であり、式目は一見不自由な人工的型に身を置かせることを通して自由な世界へ導くという導きの方式である。この性質・方法論は、わが国の多くの芸道の「型」に共通のものである。「型より入りて、型を脱する」と言われるように、それらの型はすべて自由へと導く方便としての不自由であり、すでに型を超えている先達からの後進への手引きなのである。

ちなみに、自ら型を超えていない凡俗がこしらえた型は不自由への罠となる。

式目の実際がどのように命の伸びやかなありようを手助けしているかを論ずることは、すでに浅野[1]の論述に詳しいところであり、駆け出しのわたくしの能力の及ばぬ作業である。それよりも、わたくしは、以上の論述から引き出しうる、対話精神療法、連句療法それぞれへの示唆を述べておこうと思う。

4 対話精神療法への示唆

これについては、すでにあらかたを述べたので、要点だけを列記しておこう。まず、②の支えの機能を傷害しないような③の対話技法を確立しなくてはならないこと、次に、とらわれを解きほぐすには、批判の方式とは異なる導きの方式というものもあるということ、連句の治療法としての機能を観察し、座興、付ける、付きすぎ、匂いづけ、去嫌、などの連句の概念を味わってみることは対話技法の精錬へ向けての、重要なセンスを与えてくれるということ、である。ちなみに、詩歌療法、サイコドラマなど、言葉を用いる芸術療法は、一方で対話精神療法に連なり、他方で非言語的な種々の芸術療法に連なると考えておくと、互いに財産をわかち合えるものである。

5 連句療法への示唆

この論述から連句療法へ示唆しうるものは、つまるところ、図が示唆するものに限られる。そしてそれは芸術療法一般への示唆でもある。

図に示すように、①②③という世界がある。命の伸びやかなありように動きを与えるのは③の世界である。しかし、その世界は②の支えがあって初めて現出し機能し続けうるのである。②の世界なしには、③の世界はたとえ成り立ったとしても、命の伸びやかなありように動きを与える機能とは少し異なった機能を果たすはずである。逆に、②の世界だけが確立していた場合には、偶発的に③の世界が生起することはあり得るのである。つまり、治療全体から見たら、②のほうがより重要であると言わねばならない。このことは、すでに他のいろいろな治療分野で言い古された指摘であり、芸術療法にとどまらず、薬物療法を③に置いても、同様の指摘が的中する場合が多いであろう。

そうした、ごく常識的な指摘はともかく、ここでわたくしは、①の重要性を指摘しておきたいと思う。①の世界はこだわりの世界である。主要テーマ（精神療法、連句、病からの回復）に執着し続けている姿勢が特徴的であり、意識が主要テーマから離れることはない。しばらくの間意識が主要テーマから離れたように見える場合でも、よく検討すると、ごく浅い意識下に主要テーマへの執着は維持されている。そして、個体におけるこの執着の姿勢は、論述作業の場合も連句論の思索の場合も、また病気の場合も、意識・無意識に個体が困難な事態をひらいていこうとしている姿が表れているのである。さらに、②に支えられたなかで起こった③の解きほぐし作業の成果は、最終的にこの執着の世界に取り込まれて初めて個体が事態をひらき癒しのプロセスが進んでいくのである。慢性化してどうにもならなくなっていた病態に、ある特殊治療がドラマチックな進展をもたらしたという病例報告は多いものである。それらのなかには、慢性化してどうにもならなくなっている病態はすなわち①の完成度が充実していたのだ、と見なせる場合がある。

それはともかく、すべての芸術療法がときとして万能治療法のように見えることの秘密は、最終的な①での統合にあるのかもしれない。ならば、積極的に、その個体の①のありように留意し、自分の行っている特殊治療法の効果がどのように①で統合されていくかに注意を向けることで、自分の特殊治療を万能治療法にすることも可能であるかもしれない。さらにまた、①の統合機能をあらかじめ強化しておく前処置のことなども連想されるのである。

謝　辞

浅野欣也先生の御助言に深謝いたします。

文　献

(1)浅野欣也　連句構造の精神療法的意義　芸術療法　一七　四五—五二　一九八六
(2)泉澄子・坪根真理　〈ミュージッククラブ〉における治療者の意識の変化と治療経過　西日本芸術療法学会誌　一六　一—五　一九八八

(徳田良仁監修『俳句・連句療法』所収　創元社)

〔追　想〕

連句療法との出会いは、革命であった。

体が弱く、室内で過ごすことが多かった幼児期のせいで早くから文字の世界に馴染み、それが言葉の世界となった。そのせいか、わたくしにとって言葉は音の世界ではなく、視覚の世界であった。いまでも、そのまま文章になるように語ることができる。

わたくしにとって言葉は記述的・論理的・探求的・主張的なものであった。連句の世界は描写的・感覚的・滋潤的・融和的な言葉の世界であり、五感の統合されたものが文字という表現を借りているだけであった。

結局、わたくしの連句はものにならなかったが、苦労した甲斐があって、わたくしの言葉はそれまでより、ほぐれて、膨らみのあるものに変わった。そのさい、多年の趣味であった話芸の世界が自分のものとなった。わたくしの心身は文字的な言葉の世界を窮屈に感じ、そこから逃れようとして、話芸にのめり込んでいたのだろう。しかしふたつの世界は解離したままであった。

連句に触れることで、解離が薄れていった。

つまり連句はわたくしの心身にとって、治療者の役割をした…つまり連句の本質は解離しているもの同士を出会わせる機能であり、座の興も出会いの拡大という、またフラクタルの構造をなしているということになる。

ともかく、ものにならなくても未知の世界に触れることは自己にとって触媒の作用をもたらすことがあり、結果として起こる変化がすでに自身の内にあった資産の組み合わせだけで生じているとき、つまり「何も足さず、何も引かない」変化であるとき、それは「治療」の理想形であろうと連想する。

問題点の指摘の仕方（一九九〇）

今日は「問題点の指摘の仕方」について、三つに分けてお話することにします。ひとつは問題点とはどういうことか、二番目はそのとらえ方、そして三番目はその指摘の仕方の順に話します。

「問題点の指摘の仕方」これはなかなか大変な問題なんです。精神科の病棟で患者さんによくこう言ってます。「それがあなたの問題ですよ」。ときには看護師長さんが部下の人に向かって、「そこがあなたの問題じゃないの！」というふうに指導したりします。「**それがあなたの問題である**」。臨床の現場でしょっちゅうこう言っている。これが「問題」ですね。ここでの「問題」という言葉はこれは英語でも同じ意味の使われ方がされていて、「だめです」という意味です。「それがあなたの欠点よ」という意味です。「それをやめなさい」と言うかわりに、「それがあなたの問題よ」と言ったらなにか高級なように聴こえるけれど、実は「するな」と言っているのです。それとは違った意味で「問題」という言葉が使われる場合があります。「問題だ」とそこに目を向ければ、そこから答えが出てくる。答えが出てくれば満足がいくよ、何かがうまくいくよ。そういう使い方が「問題」という言葉の本来の意味なんです。だから看護師長さんが「それがあなたの問題よ」と言うのは、ひょっとしたらこの人はこの問題のところに何か答えが得られれば実に良い看護師さんになるぞ、と見抜いて言っているのかもしれません。あるいはそう言っていじめているのかもしれません。よう分からんけど……。「問題」という言葉がこのように二種類の使われ方——ひとつはここをこうしてゆけば何かがみえてくるよ、というように良い方向に導くために使われるのと、もうひとつは相手をけなすために使われるのと——をされるのは、両方の使い方の源に同一の気持ちがあるからです。気持ちがよくない、なんだかすっきりしない、モヤモヤする、というような、つまり「不愉快な」気持ちがどちらの場合も底にあるのです。不愉快な気持ちがあって、それで当り散らすときに「それがあなたの問題だ！」と言いますし、自分のことで「これが私の問題なんだなあ」って悩むときにも、その問題と思うあたりでなんとなく気持ちがモヤモヤしている。もうちょっと違うやり方が見つかれば、そのモヤモヤが消えるんだと思っているわけです。つまり、ここが問題だというときの手がかり、ここがなんとかなればなあ、とあることをとらえるときの手がかり、その不快な、気持ちよくない気分なんです。すなわち問題点のありかをとらえる手がかりは、そういう不愉快な気持ちを感じることなんです。不愉快な気持ち、その気持ちを感じるあたりを、何とかしたい気分なのです。そんな気分からふたつの流れが出てきます。ひとつは答えを探そうと、もうひとつはやめなさい、あっちへ行って、というように問題という言葉が両方の意味に使われるようになったのです。すでにお分かりのように「問題だからそうするのはやめましょう」という使い方はしないほうがいいのです。「これがあなたの問題だなあ」と言いたくなったら、そう言いたくなった自分の不愉快な気持ちは相手の人のなにか問題のありかの近くを確かに触知しているわけだから、そこで怒鳴ったり、ヒステリーを起こしたりせず、自分はいま何かを感じ取ったんだというふうに考えて、「それがあなたの問題かもね、問題かなあ……」となにか言い方を工夫すると、言われた人もこれまでの生き方を変えるのではなく、そこに答えを見つけようとする方向に進むようになるのです。

ところで向こうに相手がいて、ここに不愉快な気持ちを感じている自分がいるときに、なにゆえに自分のなかに不愉快な気持ちが起きてくるのかをもう少し細かく考えてみましょう。実は相手の問題点、つまりある特徴のために自分のなかに不愉快な気持ちが起こってくるのではありません。そうではなくて相手の人と自分の間につくられている「間」というか「関係」のありようが不愉快な感じをつくり出しているのです。二人の関係が違えばまた問題も違うのです。関係が自分のなかに不愉快な感じを、「問題感」を起こしてくるんです。だからその場合の関係を眺めてみることが大切になります。相手と自分の間にどういう関係があるのかな、と注目してみるのがコツなのです。しかしこういう点は昔から本に書いてあることです。今日話そうと思っている内容ではないんです。

今日話そうと思うのは問題点のとらえ方のことです。とらえるという作業はどういう構造をもっているのでしょうか。自分と相手の人——その人は患者さんであったり、他のスタッフであったりするわけですが——との関係がよいと——たいていはよくないことが多いでしょうが——二人の間には不愉快な感じは起こってこなくなります。そして問題はもうないわけで、平和になります。患者さんとスタッフがそんな関係だといいよね。患者さんにとってとてもいい。さてそういう平和なよい関係のときにそれでもなお相手の問題をとらえることが必要になることがあります。これまでの話は日々を楽しく暮らしてゆくためのものですが、これからの話は精神科の現場の専門の技術、あるいは先輩の人が後輩を指導するときの技術の話です。むろんふたつは別々のものではありません。患者さんとのよい関係があって、そこに問題があって、それが解けて答えが見つかると、その患者さんはもっとよくなる、階段一段分だけハッピーになるでしょう。そういう問題点を探す方法、それについては『精神科診断面接のコツ』のなかの「患者の身になる技法」の章に、「離魂融合」の方法として書いています。相手の身になる方法のなかでいちばん難しいものなんですが、簡単に説明すると、ここにいる自分が半分に割れて、というか、もっと正確にいうと二枚に剝がれて、その半分が相手の体に重ね合わさってしまっているような一種の自己暗示というか、自己のイメージを造るやり方なんです。赤ん坊を育てているお母さんは、たとえば子どもが足を引きずっていることを気づくときには、「普通子どもというものは歩くときには手をこうやって足をこうやって動かして歩いていくのに……、おかしいねえ」というふうには見ないんです。子どもの体にお母さん自身のボディ・フィーリングが乗っかっていて、その子どもが動くのと一緒に動くんです。自分も動いているという錯覚をもつのです。相手に乗っかっている自分のイメージが、なんだか、滑らかに動かない、妙な動きをする。自分のなかにさっきから言っている不愉快な感じが起きてくる。同じようにたとえば子どもが字を書いているとすると、子どもは勝手に手を動かして妙な順序で字を書いてゆく。ところが傍らでそれを見ているお母さんの手がイメージのなかで子どもの手の動きに合わさって一緒に動いてゆくから、子どもの勝手な動きに、なんか、こう、腹が立ってくる。これはスポーツなんかで指導をするときでも使えます。相手の動きのなかに自分が乗っかっているイメージができていると、相手と自分のほんのわずかな動きの差でも発見できます。卓球なんかでラケットの振り方を指導する場合をイメージしてみてください。相手に自分のイメージが乗っかっていて、相手に合わせて動いてゆくその自分の動きが、もともとの自分のもっているよい動きとずれができるものだから、そこで不愉快な感じが生じる。その不愉快さはさっき話した世のなかの人間関係のなかで生じるものと同じです。で、そこで「どうもここらあたりがおかしい」と分かるわけです。

　これは相手の精神的動きのなかに問題点をとらえてゆく場合も同じです。みなさんは「よく聴く」ことが大事だ、と教えられているでしょう。この「聴く」という作業は、なにもしないでただ聴いているということではありません。相手の話の流れに自分が乗っかっているんです。自分のイメージが半分くらい、相手の話、つまり精神の動きに乗っかって聴いている。すると動きでなにか不愉快な気分が自分のなかに起きてくる。この説明で分かりにくければ、最初話した人間関係の話を思い出してください。主任さんがいて、部下の人たちの話を聴いて、やることが気に入らんと不愉快な気持ちになる。イライラする。このときに、看護師長さんか誰かが「もうあんまり考えなさんな、あれはどうしようもない人よ」みたいな言葉をかけてくれると不愉快な気持ちのボルテージが下がってくる。これは自分の体ないしは精神のある一部を部下の人に重ね合わせていて、もともとの自分の思っているのとは差があるものだから不愉快になる。相手の身になりきっているから不愉快になる。看護師長さんの助言を受け入れて、重ねる作業をやめてしまえば不愉快な気持ちはなくなる。こっちの健康法としては相手の身にならんようにするのがいいのです。逆に臨床現場の技術がうまくなるには、相手の話を聴いて相手に自分が半分乗っている。で、こちら側にいる自分のなかに不愉快な気持ちが湧いてくる。そこで、ああ、そうか、このあたりがこの人の問題点なんだろうとだいたいの目星がつくわけです。このとらえ方の技術がいちばん大事なところです。ここから先どうしたらいいか、いろいろな本に書いてありますが、相手の身になった感じでとらえるというのでなければ、とらえる時点で間違う。なにかピントはずれの問題点のとらえ方になってしまうのです。

さて不愉快な感じでとらえて、すぐに「あなたはここが問題ね」と指摘してもいいけど、少し勉強した人であれば「ここはどういう問題であって、どうなってゆくのがよいだろうか」と考えます。「これまでもこの人はこの問題点のために苦労したことがあるんじゃないだろうか」と考える。そう考えるようにすると、問題点を指摘するのに役立ちます。問題点の指摘の仕方というのは、問題のありかがピタッと当たっていれば、職場の人間関係くらいの、健康な人たちの間だったら、指摘されたほうは「ああ、ここが問題なんだなあ」と思って変わることができます。しかし病気の人となるとそれくらいでは変われない。その場合にはもう少し親切な方法があります。それは、この人はどうなりたいのかなということ、そうなるとどういう利益があるのかなと考えてみる。次に大事なことは、患者に問題点となるようなある特徴があるとして、その特徴があると逆にどんな利益があったのかなと考えてみる。これは行動療法の条件反射という考え方のなかにもあって、利益のほうがもともとはあって、いまほど問題ではなかった、むしろ有利なことがいろいろあったからいまも少しはあるんだろう、と考えてみるんです。もちろんいまは不利益がたくさんあるけど、少し変えるだけで有利な面が目立ってきて、そうすると大幅にいまのやり方を変えるのではないから、相手のほうも案外と楽に変われるわけでしょう。「問題点」はもともとは優れた特徴なのであって、何か有利な面があると考える。言いかえると問題点をとらえるさい、有益な側面をとらえるほうが望ましい。スポーツの練習や教育でも同じです。

問題点の指摘の仕方は、これはもう指摘する人の勝手にしていい。問題点を正しくとらえてさえいれば、その人の個性しだいで、優しく言う人もあれば、叱るように言う人もある。指摘の仕方という作業は、要するに理解と働きかけです。理解は皆が共通のものがあることが必要ですが、働きかけはその人の勝手でいい。別の言葉で言うと、理解に基づいて、その人の個性を生かした仕方をするということ。個性とは何かと言うと、皆人間を何十年もしているわけだから、その間に外界に対して働きかけるための訓練をずっとしているわけで、おのおのの人のいちばん得意なやり方がいいのです。共通の理解に基づいて、自分のいちばん得意な、個性的なやり方で指摘をすればいい。つまり「問題点の指摘の仕方」にさいしては、理解の仕方の練習のほうが大切なのです。

しかしひとつだけお勧めしたい仕方があります。特に病気の重い人に接する場合には、この方法を覚えておいて使ってください。それは指摘するときの言葉——それはスタッフや患者が聴いているわけですが——の相手が、オウム返しに呟いてみて、自分が心のなかで呟いたかのように、あたかも自分自身の言葉のようになるように工夫してみる仕方です。これはたとえばお母さんが赤ちゃんをあやすときに、「痛くない、痛くない……」と言う。なにもお母さん自身は痛いわけじゃないけれど、それを言うと赤ちゃんの心のなかに入って「痛くない、痛くない……」とオウム返しに呟いていけば、そのまま消化吸収しやすい形になっています。それと同じように、相手がそのままオウム返しにしゃべってみて、自分自身の言葉になるのがよい言葉です。そういう言葉を見つけて、使うようにするのがよいのです。たとえば「すぐに酒に逃げるのがあなたの問題ね」というと「**あなたの問題ね**」では患者自身の言葉にならない。自分の言葉にはならない。そこで**あなた**をとって「すぐに酒に逃げるのが問題だよなあ」というように変えると「問題だよなあ、問題だよなあ……」と呟いていって、「ああ、それが俺の問題なんだよなあ」と自分自身の言葉になってゆくでしょう。これはどういうメカニズムかと言うと、さっきの離魂融合の話に戻るんです。これまでは認識として患者の身になって何かを感じ取る話でしたけど、今度は患者の身になったつもりで言葉を発するということなんです。両方一緒に練習するといいですね。

だいたいこのやり方でいいんですけど、ここは精神科ですから、まあ、少し註をつけておきます。というのは、相手の人の言葉が自分の心のなかに入ってくるというのは、統合失調症の急性期の人たちにとってはとても不安になることらしいんです。たとえば「お母さんともっと話ができたらいいのかなあ」と言うと、それを患者さんが自分で考えて「お母さんに何か話ができたらよかったのになあ」と自分の言葉になる、自分のなかにそうやって入ってゆくでしょう。ところがそこで統合失調症の急性期の人はその言葉が自分のものなのか、自分はこんなふうに考えているのか、それとも他人の考えだったのか、わけが分からなくなる。混乱する。相手の言葉が入ってゆきやすすぎるから。そしてその言葉が自分の考えていることなのか、相手の考えていることなのか分からなくなるから。統合失調症の人にとってそういう吸収されやすい、つまり侵入しやすい言葉を投げかけてくる人は魔法使いのような存在であって、怖い。そういう人は話していて突然に叩かれたりします。で、そんなときには「○○さんは」というような言葉を入れて、「○○さんは……とお母さんに言えたらよかったと**私は**思うのだが」と言うんです。急性期の人はそうすると「自分の考えと違うんだな」と分かって、落ち着きやすいのです。相手の言葉と自分の言葉とが区別できなくて混乱しやすい人には、この言いやり方のほうがよいのです。

（朝倉記念病院　年報　一九九〇）

〔追　想〕

九大精神科の精神病理グループにいたころ、わたくしは自分なりの発想が湧くと仲間に聴いてもらい、感想や助言を得て、さらに想を練った。大学を辞したあと、林道彦先生の朝倉記念病院が昔の仲間の集う場となった。毎年八月、病院の職員の方がたにお話をし、夜、原鶴温泉で昔の仲間と語り合うことを続けさせてもらっている。

病院での講話の多くは、その後の推敲を経て、講演や著作の源泉となっている。なかに講話の時点のままに放置されているものもある。そのなかから二点を続けて、ご覧に入れることにする。

この講話は、わたくしの永年の関心事であった「逆転移」と「フォーカシング」とを組み合わせたものである。発想としては前著の「転移と逆転移」（『発想の航跡』四〇四ページ）の水準を出ていない。しかしこのような柔らかな語りにまとめ得たことに、わたくしは自身の成長を感じる。おだやかな喜びがある。

痴呆老人の看護（一九九一）

わたくしが九大精神科に入局したのは、昭和三七年です。そのとき一緒だったのが、いま小倉におられる、村田豊久先生です。先生は当時から、自分は子どもの精神医学をするために精神科医になったのだとおっしゃっていました。その後他の分野でも優れた研究をなさったのですが、初志を貫かれて、みなさんご存知のように、児童精神医学の第一人者になっておられます。村田先生が「子どもには無限の可能性があるから、子どもの精神医学をするのだ」と言われるのに対し、わたくしは「人はみな老いて死ぬ、老いと死は普遍的なテーマなのだ、これをテーマにしたい」と言ったものでした。

わたくしは精神療法にも関心がありましたから、表面上はずーっと精神療法を中心にしてまいりました。しかし、初志である「老いと死」のテーマは、わたくしのなかで続いておりました。わたくしが精神療法をしていて、なにか判断に迷ったときには、「人はみな老いて死ぬのだ」という前提に立ち帰って判断し選択することが多かったのです。わたくしはひそかに初志を貫いていたわけです。

ところが、ちかごろ、だんだん自分も年をとってきましたので、ひそかにではなく、本格的に「老いと死」のテーマを考えてまとめていこうと思っているのです。そのようなわけで、いつも年寄りとか痴呆とか死別の問題を考えているのですが、まだまだ入口の段階にいます。ですから、今日お話ししますのは、まだ途中の考えです。

わたくしがなぜ「老いと死」つまり年寄りをテーマにしよう、したいと思ったかと言いますと、わたくしは父方母方両方のおじいちゃん・おばあちゃんに、とても可愛がられたからなのです。ずーっと、合計四人のおじいちゃん・おばあちゃんと一緒にいて、それぞれのおじいちゃん・おばあちゃんが死んでゆくのを見守ったというか、むしろ死んでゆく経過に付き合った気持ちです。人がだんだん老いていく、弱っていく、そして死ぬ少し前には少しばかりボケていく、そして死んでいく、その経過のなかで、死んでいくおじいちゃん・おばあちゃんの心がいろいろと移りかわっていくということに接して、子ども心に印象深かったのだと思います。六年ほど前に伊敷病院に移りまして、痴呆老人に接することが多くなりまして、幼かったころの思い出に帰っていく気分になることが多いのです。

そうした思い出の延長として、痴呆老人への接し方について、今日はお話しするわけですが、その前に、わたくしがもう三〇年近くも精神療法をやってきて、最近しきりに考える、基本的なことをお話ししておこうと思います。それは、老人への接し方に限らず、医療の分野で、というよりわれわれの生きているこの社会で、いちばん大切なことです。それは「人と人とが接するときは、人と人とが接しているのだ」ということです。

わたくしたちはみな専門家です。専門家というものは、医者であれ、看護師であれ、事務職であれ、専門家という役割が病人と接しています。専門職というものの役割はなんであるか、何をすべきで何をしてはならないのかを、われわれは勉強します。病人というものはどんな特徴があるのか、こんな特徴つまり病状があるときは、専門家はどうするのが正しいのかを、みな勉強しますネ。だけどこの勉強がいきすぎると間違いのもとなのです。なぜかと言いますと、いちばん大切なのは、専門職と病人とが接するとき、その関係の根本のところで人と人とが接しているということなのです。これが忘れられていると、どんなに勉強しても技術が向上してもだめです。特に老人医療の場合はそうです。手術場などではそうでもないかもしれません。短期間の部分的な付き合いで、ハイさようならと別な世界へ別れていく関係なら、技術一筋でもよいかもしれません。極端な言い方をすれば、優れた技術の集合体という人造人間のような存在でもよいかもしれません。けれども、老いていく人のハイさようならは、たいていあの世へ行かれるわけで、それまで接し続けるわけですから、人造人間のようでは困るのです。

みなさん聞いたことがあるでしょう、金光教だったかの標語に「子ども叱るな来た道じゃ、じじ・ばば叱るな行く道じゃ」というのがあります、あれはいいですねェ。年寄りを五年間世話していると五年分あの世のほうへ行く、世話している自分も五年経った分、あの世のほうへ行ってるわけです。「散る桜、残る桜も、散る桜」です。人と人とが順送り的に接しながら、時が流れていくのです。こと老人に限らず、ながい付き合いのときは、どんな関係もそうなのです。たとえば統合失調症者との付き合いでも、専門職が統合失調症の病人と接している、その根本のところで人と人とが会っているのでなくてはいけないのです。

具体的には、次のようにしたらいいのです。最初に出会った瞬間は、日常的な人と人との初対面だと心がけるのです。むろん相手が病人である場合は、通常の人と人との接し方ではうまく付き合えない特徴が出てきます。そうした特徴がひとつふたつと出てきた分だけ、それに対応する自分の専門家としての知識や技術を入れ込んでいくのです。相手が統合失調症の人でも躁うつ病の人でも、痴呆の人でも、あるいは病人でなく、外国人とか子どもとかでもこの方針をとることがコツなのです。今日の話のなかで、ここがいちばん大切な部分ですから、もうこれを聞いたら、お帰りになってもいいくらいです。

その次は、相手を大切にするということです。このことは医療のなかでは強調されていますが、相手を大切にするとはどうすることだろう、とあらためて考えてみると必ずしもはっきりしないのです。たとえば、痴呆の人に何でもしてあげる、ぜーんぶしてあげる、本人は何もしなくてもいいように介助してあげたら、たぶん痴呆は進行するでしょう。これでは大切にしているとは言えません。このような間違いはけっこう多いのです。こちらがたくさん疲れた分だけ、相手は大切にされたのだという考えの間違いです。荷車の後押しをしてあげるときなら、こちらが疲れた分だけ曳いている人は大切にされたわけですが、いつもこの論理でいいわけではありません。あるいはまた、貯金をはたいたり借金したりしてご馳走してあげる、こちらは財産がずいぶん減ってしまう。その分だけ相手を大切にしてあげたという考え方、これらはみな、自分が損した分量で相手を大切にしてあげた程度を測定するわけです。こうしたやり方の欠点のひとつは、関係がまずい結末になったさい、「あれだけしてあげたのに」という恨みの気持ちが出てくることです。こうした結末は、世のなかにとても多いですよネ。ともかく、相手を大切にした程度を測定するのに、自分が失った、疲れた、損した量で計るということをやめましょう。それだけでも、人生で誰かを恨むことが、うんと少なくなりますヨ。

じゃあ、相手を大切にするということを、どんなふうに工夫したらいいのでしょうか。それは、自分が損した量で計るやり方の反対のやり方です。相手の人と自分とが過ごした関係とその時間が、まず自分にとって価値ある過ごし方だったと感じられることが、なにより第一です。その上で、その同じ関係と時間が、相手の人にとっても、価値あるものだったんじゃないかなぁ、だったらいいなあ、と思えるような接し方を心がけるのです。たとえば、釣りに行って魚を釣る。大きな鯉と引っぱりっこして、とうとう釣り上げる。自分にとっては価値ある充実した時間です。しかし、おそらく魚にとっては価値ある充実した引っぱりっこではありませんよネ。だって釣り上げられて死んじゃうんだもの。では、島根医科大学の裕弥ちゃんの場合はどうでしょう。難しいですね、父さんは肝臓の一部を失ったし、治療した医師やお母さんは疲れたし、だけど損した失ったとは思ってないでしょうネ。さらに、お母さんが、「あの子は、もう誕生日を迎えることはないだろうと思っていたけど、誕生日を迎えることができたので、あの子は幸せだったと思う」と新聞記者に話していましたネ。二八五日間生命が延びたことは裕弥ちゃんにとっても価値ある時間だったと思おうとしている。このところは難しいですネ。単に自分自身を慰めようとしているだけだと言われても仕方がない。確信をもって「裕弥ちゃんにとっても幸せだった」と言うことはできないですネ。この微妙な難しさのところに、実は、相手を大切にする工夫の要点があると思うのです。

確信はないけど、相手にとってもよい時間が過ぎていたのじゃないかなぁ、そうあってほしい、そう願いながら祈りながら、みなが裕弥ちゃんに関わってきた、気にしながら関わってきた、そこから生まれる謙虚な優しさが相手を大切にする工夫の要点であると思います。痴呆の人とか統合失調症の人とかに限らず、たとえば、わたくしがこうしてみなさんに話をしている。わたしが話をして、みなさんが聞いている、この関わりがみなさんにとってよい時間として過ぎていってほしいと願いながら、わたくしはいま話をしています。聞いているみなさんが充実すると、話しているわたくし自身もとても充実した時間を過ごしたことになるのです。そこまで考えると、相手を大切にするということと自分を大切にするということとが一緒のこと、両方を平等に大切にすることになるのです。

ところが、理屈じゃそういうことになったとしても、みなさんは毎日、痴呆老人の世話をして、疲れて、くたびれて、ひとつも楽しいことありゃせん、腰が痛くなるばかりですよネ。ああそうだ、話は変わるけど、腰を傷めないコツは、患者さんを抱き起こしたりするとき、決して自分の両足を揃えないことです。必ずどちらかの足を前に出して、次に腕で抱き起こすのではなく、腕で抱えておいて自分の体重で抱えるようにすると腰に負担がかからないのです。腕で抱えると、腰を傷めるのです。

じゃあ、われわれが痴呆老人の看護をしていて、価値ある時間を過ごしたと思えるためには、そして相手にとっても価値ある時間が過ぎたんじゃないかなぁと思えるには、どう工夫したらいいのでしょう。昨日、わたくしが指導していた女性から手紙がきました。結婚して赤ちゃんができて、育児に追われているという便りでした。おっぱいあげたり、赤ちゃんの世話して、赤ちゃんも楽しいし、わたしも幸せ。それは、赤ん坊に接していなかったら決して体験できなかったいろいろのことが、向こうから返ってくるからです。だから楽しい充実した感じが生まれてくるのです。このことが痴呆老人の看護についてのヒントになります。育児のときでも痴呆老人の看護のときでも、ケアしているこちらは、まあまあ決まりきったことをしているのです。だから、退屈しがちです。ところが、こちらの決まりきった介護への反応として、向こうから何か新鮮なものが返ってくると、こちらの内部に楽しい新鮮な充実した時間と体験が生じるのです。では、痴呆老人から新鮮なものが返ってくるようにしたらいい、それにはどうしたらいいのでしょう。

相手が痴呆の人でない場合を考えてみると、あの人と過ごしても面白くない、退屈だ、別のあの人なら楽しい、充実する、ということは多いですネ。つまり、相手のなかに何か特徴があり、こちらとの関係のなかでその特徴が出てきて、それがこちらにとっても価値あるものであるとき、充実した時間になるわけです。ただ、痴呆の人では、精神的に失われた部分が多くて貧しくなっていますから、普通にわれわれが人と人としてだけ接していたんでは、なかなかよいものが出てこない、出てくるのは痴呆の症状ばかりということになってしまいます。そこで、専門家としての工夫が必要になるのです。ここからが、今日の話の各論になります。

工夫の第一は準備です。どういう準備かといいますと、その人の歴史についての情報を収集することです。痴呆の人はいろいろな面で失われています。それも、一様に失われているのではなく、ある面は残っていたりして、失われ方が凸凹なのです。そうした痴呆の人とわれわれが接するさい、失われた凹の部分を、空想で埋めて、この人は本来はこういう人だったのだろうとイメージを造って接するのがコツなのです。そして、その人の歴史についての情報を収集しておくと、凹の部分を、空想で埋めるのがしやすいのです。この爺さんは若いころは満州に行ってて、酒飲みで博打ばかりしていて、三回も結婚してとか、この婆さんは小町娘でモテモテの人気者で、駆け落ちしてとか、なんでもいいのです、きちんと順序立てる必要はありませんから、家族の面会があったときに、あれこれ聞いておくのです。そして、この人は本来はこういう人だったのだろうとイメージを造っておいて接するようにするのです。そうすると、痴呆の症状としか見えなかった特徴が、その人の本来の歴史の残骸であることが見えてくるものです。

実はこのやり方は、痴呆の人を相手にするときでなく、普段の生活のなかで、われわれはいつもしているのです。たとえば、あの八百屋さんは、もとは東京でサラリーマンしていた人だけど、親が年とったので、面倒見ようと福岡に帰ってきて、家の八百屋をついでるのヨと聞くと、われわれはその後そうした歴史を背負っている人としてその八百屋さんに接するようになります。この間、テレビで田中角栄さんのお里帰りを見ました。角栄さんは明らかにボケてますよネ、大きな脳梗塞で、もう話すことばもはっきりしない。新潟に帰られて、越山会の人びとが挨拶すると、泣いちゃうのよネ。越山会の人びとも、感情失禁つまりボケて泣いてござると分かっているはずだけど、そんなふうには接してませんヨ。田中先生は情のある方だから、ひさしぶりにわれわれに会って涙を流してくださるとか、われわれの顔を見て、覚えていてくださる、ありがたいなあ、と一応受け取るわけです。そして、その受け取り方はいくらか正しいのです。田中角栄という人は、感情表現のオーバーな人で、それによって人間関係を築いてきた人ですネ。だから、感情失禁もただの痴呆の症状とせずに、よいほうに解釈してあげると、そこにいくらかの正しさがあるのです。痼癪もちになっても、ボケて抑えが効かなくなったのだと解釈するだけでなく、昔の元気者の名残が出てると、なんとか辻褄合わせて一応のまとまりある人のイメージにしてみるのです。このやり方はとってもいいものですョ。いつか一例か二例でも試してごらんになると、どれほどいいものか分かります。してみてください。

このやり方がなぜそんなにいいのか、実はわたくしもはっきりしないのです。いまのところ、おそらく次のようなことかなと考えています。

こちらが空想で凸凹を埋めて接すると、こちらの接し方は痴呆老人が痴呆になる前に、周囲の人びとがその人に向けていた接し方と同じになるはずですネ。つまり痴呆老人はもとの接し方に出会うわけです。そうすると、痴呆老人の残された記憶のなかにある見慣れた環境、懐かしい対人関係の雰囲気が甦り、気持ちが落ち着くのではないかと思います。さらに、そのようにして、記憶の残存部分が刺激されると、スクラップ同然になっていた能力の残骸が発揮されて、ごく小部分ではあっても、いままで隠れていたその人本来の能力が現れてくるということもありそうです。

精神科の領域では一般に、勉強している人のほうが治療が下手になるという変なことが起こりますが、痴呆の看護では特にそうですネ。なぜそんな変なことになるのかと言いますと、勉強が主として凸凹の凹の部分、つまり欠けた部分を見つけるための勉強になっているからです。記憶力が悪くなっている、状況判断が下手になっている、感情の抑制が失われている、といった具合に欠けた部分を速やかに見つけるための勉強ばかりするから、看護は下手になるのです。看護の上手な人は、これまで述べましたように凹の部分を埋めたイメージを造るのが上手な人です。まずそれを鍛錬してください。そして二番目に大切なのは、凸の部分つまり残っている部分を見つけることです。

サリドマイド児は腕が欠けています。その欠けている腕を人工の義手で代用しようとする研究はありますが、まだ実験段階です。われわれにとって大切なのは、その子の足が健全であるということです。足で箸をもって御飯食べられる、たいしたものだ、もうちょっと訓練したら縫い物ぐらいできないかしらと発想するのが、上手な看護なのです。

痴呆老人の看護でも、この残っている部分に着目するという姿勢が二番目に大切です。そしてこの場合も、さっき言いましたその人の歴史を知っていることが役に立ちます。たとえば、もう亡くなった人だけど、うちの病院に痴呆のおばあちゃんがいて、ほんとに何にも分からない人だったノ。あるとき、そのおばあちゃんはお手玉が上手だって分かったんです。五〜六個ぐらい操れるんです。そしてびっくりしたことにお手玉していると、鉄道唱歌をどんどん歌うノ。何番でも次から次に歌うの、意味なんか分からないで、ただ記憶に刻まれたままにどんどん歌うんです。そうすると病室の人気者になって、スターになって元気になって、泣かなくなって、自分で御飯食べれるようになって、昔の記憶と作話とのごちゃ混ぜの話をしたりするようになっていったのです。このおばあちゃんは、きっと幼いころも人気者だったのだろうと思います。

みなさんも自分自身で経験しておられると思いますが、記憶というものは網のように互いにつながっていて、ひとつが出てくると芋蔓式に次が出てくるものです。痴呆老人では、記憶が断片的になっているだけでなく、網もあちこち千切れているようです。しかし、どこかにわずかに残っているものが引き出されると、わずかなつながりに引っぱられて、もうひとつ別の記憶の残骸が引き出されてくるのです。そのようにして、最終的には昔の話が出てくるようにするのが、比較的軽い痴呆の状態への看護のコツです。初めにお話しした、わたくしのおじいちゃん・おばあちゃんたちは、幼いわたくしにいろいろと昔の自分の思い出や体験を話してくれました、そのときのことを思い出して考えてみますと、どうやら老人が昔の話をするのを好むのは、生物としてのヒトが文化を子孫に伝えてゆくための方法として、まだ文字が無かった原始時代から続けてきた、根深い習慣なのではないかと思います。典型的なのは、昔の語り部ですネ。ですから、老人が自分の記憶のなかから後世の人にとって価値あると思うものを拾い出して話し、若い人がそれを興味深く聞くという関係は、最も伝統的で自然なありようなのです。最近では社会の変化が急速なので、老人の経験のもつ実用的な価値は失われてしまいました。そのため、老人の話を若い人が聞こうとしない傾向があります。しかし、みなさんチベットから帰った人の話は興味深く聞きますネ。実用的な価値はありゃしません、『フライデー』なんて写真週刊誌も実用的な価値はないけど興味あります。五〇年前の話は同じくらい興味深いものです。ちょっと腰すえて聞いてごらんになるとすぐに分かることです。そうした関係ができているとき、初めのところでお話ししました、自分にも相手にも価値ある関わりと時間が過ぎていくのです。

以前、大学病院にいたころ、内科から往診を頼まれまして、九大名誉教授の偉い先生が幻聴が出たということで、診察したことがありました。その先生はもう八〇歳過ぎで、心臓が悪くて入院されたのですが、偉い先生なので主治医も慎重になりまして、神経内科にも診察を頼んだんです。ところが、神経内科の医者が愚か者だったんで、ルーチンどおり一〇〇－一七の暗算のテストをしたのです。凹の発掘をしたのです。名誉教授は暗算がうまくできず、その夜から、廊下を通る人が口々に「ボケた、ボケた」と言っているという錯覚が出て、情緒不安定になられたんです。そのカラクリに気づいたのは、付き添っていた奥さんでした。どうもそうじゃないかなぁ、と奥さんが言われますのでちょっとさぐりをいれてみると、そのとおりでした。そこで、暗算の能力は二〇歳ぐらいがピークであることとか、暗算の名人で大学教授になった人などいないこと、コンピュータじゃやれないことが知能の本質であろうということなどを話してみましたが、納得はされるもののいまひとつ元気が出ません。そこで、先生の専門分野のことに話題を移してみましたが、これはこちらがまったくの門外漢のため面白くありません。そこで、弟子の育て方、弟子の能力の見出し方に話題を移してみました、とたんに先生は元気が出ました、この先生の最大の自慢は、自分の弟子のなかからたくさんの教授を出したことなのでした。先生の経験からの知恵は、聞いているわたくしにとっても価値あるすばらしいものでした。結局、その名誉教授は、精神安定剤も睡眠薬もまったく使わないで、その晩から安眠されました。

このように、昔のことを興味深く聞くには、いくらかこちらにも予備知識があるほうがいいですし、相槌うったり質問したりするのにも、予備知識があると便利です。つねづね郷土の歴史に関心をもったり、講談社から出ている『二〇世紀全記録』なんて本もページをめくってみたりするのはとても役立つものです。

「若い人に伝える」「昔話をする」という自然な方法だけでうまくいくのは正常な老人または軽い痴呆の老人です。そうした人びとは、われわれがお世話しているなかではごく少数でしょう。もっと痴呆のひどい人の場合は子どもの発達の順序を頭に入れておくことが役に立ちます。子どもの発達は、受け身の立場から自主的立場への発達です。もう少し具体的に申しますと、①介護される→②意見を言う、イヤと言う→③自分で自分のことが分かる→④お手伝い→⑤能力を自分でも認め、人にも認められるようになる→⑥他人を介護する、教える、の順になります。老化してゆくとだんだん前の段階に戻ってしまいます。子ども返りです。この段階を頭に置いて、できるだけ成長した段階をさせてあげることが、相手を大切にしてあげることになりますし、看護していてもやり甲斐があり充実します。たとえば、お手玉の能力が発見されたのは⑤の段階の発掘ですし、先ほどの名誉教授は⑥が開発されて元気になられたのです。

少し例を挙げて説明してみましょう。多くの重症の痴呆老人はただ受け身に介護される①の段階にいます。おむつ替えてあげるときなど、「イヤねー、イヤーだったらイヤーて言ってごらん」というのは②へ誘導しているわけです。もちろん「イヤ」と言ったからといってやめるわけではありません。赤ちゃんの場合と同じように「ハーイ、鶴枝さんはイヤなことをされていまーす」などと言いながら、おむつを替えてあげるわけです。ちなみに、女性は結婚して姓が替わっていますから、子ども返りしている痴呆老人には、姓よりも名前で呼んであげるほうがよいのではないかとわたくしは思っています。

おむつ替えてあげるとき着物のすそを「ちょっともっていてネ」と保持させるのは④のお手伝いの段階の開発です。子どものときと同じように終わったら「ありがとうネ」と声をかけるとよいのです。ごくわずかながら⑤の段階が変わるかもしれません。

また、ヒトという動物の自主性は、コトバと手で発揮されるものですから、脈をとったり検温をしたりするさいにも、痴呆老人が言葉を発し、自分の手で何かをするように仕向けるのがよいのです。脈をとるときなど、まず握手して老人のその手と指とが看護師さんの手を自主的に握っている状態にして、そのうえでこちらの左手が老人の手首の脈をとるようにしてみると、所要時間は大差ないのに、雰囲気はずいぶん違ってくるものです。

そのように工夫しても、最終的には目と目の交流だけになり、次いでそれも失われ触れるという触覚の関わりだけが残ることになります。新生児返りです。新生児と接している母親の行動が手本になります。そして、ほどなく命終わりがきます。この最後の関わりこそ、われわれにとって充実した価値あるものにしなくてはなりません。人の生き死にについて考えておくこと、たとえば宗教への関心をもつことなどが必要であるように思います。わずかな後先の差こそあれ、順調にいった場合は「人はみな老いて死ぬ」ものだからです。

（朝倉記念病院講演）

〔追　想〕

わたくしの発想の根幹には、古い進化論への素朴な信頼がある。野生の動物に生命体の原形をみて、ペット化された犬猫を、文化の奴隷となったヒトという生物と等置する。痴呆老人を考えるときも、そのパラダイムで考えてゆく。痴呆で失われてゆくものの大半は、文化と文化を担っている脳の部分である。痴呆となった人は、原初の生命体としてのヒトに戻ってゆく。生命体としての本質部分が純粋に発露するようになる。

そのように考えると、痴呆老人と接することで精神療法について学ぶことができる。文化の部分と生命に直結する部分とを見分けるセンスを得られるからである。精神療法は生命にも直結するものでありたいと思う。

指導者の要らない事例検討会の手順（一九九一）

どのような技術分野であっても、技量を磨く最良の場は現場です。現場の外には、真の実力を育てる場所はありません。したがって、実力をつけることをめざしている人にとっては、机上での勉強や講義を聴くことなどは、補助手段のひとつにすぎず、しかも、あまり優れた補助手段とは言えません。優れた補助手段とは、可能な限り、現場の状況を模したものとなるはずです。その意味で、事例検討会はおそらく最も優れた補助手段です。わたくしたちは、事例検討のさい、あたかも自分がその生の現場にいるかのように事例の世界に身を置き、しかも責任の重荷からは解放されているので、伸び伸びと自分の技量の可能性を試すことができます。

ところが、わたくしたちの周辺を眺めてみますと、このような、事例検討会の優れた本質が生かされていないのがほとんどです。その原因は二点です。

第一の原因は、前もってレジュメを配布するという慣習です。これは、学会を模したものでしょうが、鳥瞰図を得ることを目的とする学会と違い、技量錬磨を目的とする事例検討にあっては、せっかくの会を死んだものにしています。一寸先の闇を手探りしながら進む現場の状況とは似てもにつかぬ、試合終了後の野球解説のようなものになっているからです。優れた解説者が監督になっても、さほど技量の冴えが見えないことは多いのです。現場での判断には、言うに言われぬ勘のような技量も必要だからです。事例の提示は、現場でのそれを模して、資料を少しずつ小出しに開示するのが正しいのです。

事例検討の有用性が削がれている第二の原因は、指導者にあります。正確には、指導者の選考にあります。実力錬磨のための事例検討会では、実力ある解説者ではなく、実力ある監督を指導者として選考しなくてはなりません。二人の差異は優劣ではありません。それぞれ異なる世界の実力者であるというだけです。ですから、レジュメを配って行う学会ふうの事例検討会は、鳥瞰図を得るには優れた方法であり、その会では、解説の実力者を選考するのが有益なのです。それとは異なる、資料を少しずつ小出しにして行う事例検討会では、自分たちと同じ現場で同じ仕事をしてきた先輩のなかから、実力ある人を指導者として選考するのが正しいやり方です。著名人である外部講師の多くは、異質な現場の実力者ですから、その技量も自分たちの現場ではそのままでは通用しない、異質な技量のはずだと思っておくのが正しいのです。

ところで、永い年月現場で錬磨して実力者となった先輩の多くは、指導者から学ぶよりも、事例そのものから学ぶことで習練してきたと語ります。事例の事実が、事例の成り行きが指導者なのです。言うに言われぬ勘を育てるには、その道しかないのです。そのことを考えると、わたくしたちの事例検討会も、少しずつ開示される事実を、その成り行きを指導者とすることで、生身の指導者のいない現場での習練を模したものとなるはずです。しかも、一人で考えるのと違い、数人で知恵を出し合って考えるのですから、文殊を超える知恵になるかもしれないのです。

以上のような考えをもとに、わたくしが工夫してきた事例検討会の手順の大略を述べてみます。これを参考に、みなさんの現場にふさわしい手順に改変していかれるとよいと思います。

1　構　成

参加者全員が疑似体験として事例に参入し、意見を出し合うには、五名から一〇名程度の人数が適切でしょう。もっと多人数の会の場合は、五〜六名程度をその日の当事者にして、残りは観客となる構成にするのもひとつの工夫です。

この手順では、参加者の討論のあとで開示される事実が指導者ですから、事例発表者は指導者（事実経過）と参加者とを仲介する役割です。ですから、小人数の会の場合は、事例発表者が会の流れを指揮してもよいのです。これまでの事例検討会では、事例発表者は受け身の役割を負わされがちでしたが、新しいやり方では、事例発表者が最も楽しい経験をするのです。なにしろ自分だけが正解を知っているのですから、ときには、クイズの出題者の心境になることもありましょう。だけど、慣れるまで、あるいは多人数のときには、討論の流れ全体を指揮する司会者を別にたてるのがよいでしょう。

2　準　備

すでに述べましたように、レジュメをつくりませんから、何の準備も要りません。さらに、発表者自身も発表のためのまとめをつくらず、生の資料に一応目を通しただけで、そのままもってくるほうがよいものです。討論がどのように流れていっても柔軟に対応できるようにするには、準備しないという準備が最良なのです。むろん、発表者以外の誰一人事実を知らないようにしておくのが親切な配慮です。

3　スタート

現場の状況を模した手順にするには、発表者が相手に出会う前に得ていた情報を最初に開示するのが自然です。その資料をもとに、参加者たちは、そこからどのような推論、予測を引き出せるかを討論し、まずどの方向から解明にとりかかるか、どのような配慮で相手に会うか、などの当面の方針、その論拠などを話し合います。むろん、勘の育成も目標ですから、「何となくそんな気がする」という意見も大切にします。そして、種々の意見のうち、どれが最も妥当であるかを討論で定めておくのがよいでしょう。

4　ふたつの流れ

その後の進め方が二種あります。ひとつは、実際の流れに沿う進め方です。つまり、発表者が実際に行った接近の仕方と、それによって得られた情報とが開示され、発表者はなぜそのような接近をしたのか、その是非などの討論に移るという進め方です。当然、初回面接の初めの部分が開示されることになります。

もうひとつの進め方は、もっとクイズ的なやり方で、事例を迷路と位置づけ、迷路の核心に速やかかつ的確に到達するための道順を捜すという遊びです。具体的には、「次に必要な情報は何か、なぜその情報がいま、他にさきがけて必要なのか」を検討し合ったあとで、発表者が、手持ちの資料のなかからその情報だけを開示するという進め方です。

前者の方法は真面目な雰囲気ですし、後者は遊びの雰囲気です。事例の性質や、参加者の好みで、ふたつの進め方を程よく混ぜ合わせて行うのがよいでしょう。程よさの着眼点は、発表者の満足感に置くのがよいようです。

なお、参加者それぞれの内部に事例の具体的イメージができ上がったころに、面接場面を記録したテープとか、事例となっている相手の手書き文字などが示されると、軽い驚きを伴って具体的イメージの改変が起こります。会を充実したものにする工夫です。

5　時　間

充実した事例検討には、経験上、二時間前後が適当です。当然、その時間内に事例の経過の全体が開示、討論されるのは不可能です。せいぜい、核心のテーマが見えてきたあたりまでで終了ということになりましょう。鳥瞰図や理屈を得るためではない、現場での実力を錬磨するための事例検討会はそれでよいのです。仕残りの部分については、会の終了前の一〇分間ほどを使って、発表者がその事例の結末までの大略を開示するようにします。これは推理小説の最終章の効果です。心地よい驚きと納得とが得られると成功です。

なお、二時間程度の事例検討会では、メモを取らないようにすると、自分の実力向上の効果が強力になります。コトバを介在させない、イメージ記憶を主にして現場にいる能力が高まると、一見無関係に見える数個の情報を、瞬時につないだり離したりして認識を産み出す能力が育ちます。この能力は「勘」と呼ばれる能力の主要構成要素です。メモを取る習慣は、コトバを介在させる結果、情報操作を硬化、鈍化させがちになり、「勘」の能力の育成を阻害します。

6　終了後の余韻

わたくしが大学の研究室を主宰していたころ、事例検討のあとは街に飲みに出るのをルールのようにしていました。そこでは、あからさまに語られなくても、事例検討の余韻が尾を引くのです。そして、回を重ねるごとに、個々の参加者のお決まりの反応パターンが自他に明らかとなってきます。そのお決まりの反応パターンのなかには、参加者各人の人間観、価値観や、精神療法で「転移」「逆転移」などの概念で語られる、その個人の生活史に由来するパターンが含まれています。

そのような貴重な余韻の時間を切り捨てるのはもったいないのです。ですから、事例検討会は、夕方とか昼食前とか、終了後に現実的業務が控えていない時間帯に行うのがよいのです。最も理想的なのは合宿で行うものです。何の領域であれ、生身に技術を仕込むには、合宿という技法が最も効率的です。

集団で余韻を味わう時間が伸びやかなものであればあるだけ、その後の独りで味わう余韻がその分伸びやかで豊かなものとなります。これは、精神療法の効果と同質です。

（家調協フォーラム　第二一四巻）

〔追　想〕

同じ内容を『精神療法面接のコツ』のなかにも述べているが、この文章のほうが細やかで丁寧であるので、あえて再録した。

さきに述べたように家庭裁判所の技官を十二年間している間に、あちこちでケースカンファレンスをした。その経験を踏まえて、外部講師を呼んでケース検討の勉強会をしている家裁調査官たちを対象に書いたのがこの文章である。そのことを頭に置いて読んでもらうと、また一味加わった連想が湧くかもしれない。

このところ症例検討会に呼ばれて、全国あちらこちらに行くが、いまでもこの文章を声高に主張したいような状況に出会うことがある。慣習は変わりにくい。だから慣習は安らぎをもたらすのではあるが――。ケース検討という勉強会は伝統や教条の強化のためではなく、参加者各人がその人らしさを生かした臨床家になることを目指すものであり、クライエントをその人らしさを生きる人に導ける臨床家になろうとするものだから、革新の志を日々新たにしてゆくことが望ましいはずである。

精神療法 Q&A（一九九三）

1 精神療法の基盤

治療者というのは、本来、「空手に先手なし」と同じで、こっちは最初「待ち」だよね。「受け」から始まるの。だから、講演は好かんのね（笑声）。

できれば聴衆に質問してもらって、それに答えるという形の講演ふうのものにしたいといつも思うけど、どこでも、なかなかさせてくれないんだよ。

「初めっから質問をと言われても困ります」なんて言われちゃう。だけど、今回はもうみなさんと少し顔馴染みになったから、質問も出るだろうからやってみましょう。

なんでも……、一〇ぐらい質問とってから、まとめて講演しましょう。

Q1
昨日、セラピストとクライアントの間に関係をつくっていくということは、確認をひとつひとつ積み上げて、共有するものをつくっていく作業だ、とお話がありました。それは、たまたま言語的に優れていて、情緒的に未発達であるというケースに対してのコメントであったわけなんですけれども、言語的なものがあまり優れてないといいますか、たとえば思春期の中学生ですとか、心気症の小学生だとか、非言語的なものでは入っていけるケースに、どのように関係をつけていくのか、非言語的に確認の仕方という観点でお伺いします。

Q2
私は養護施設に勤めています。そこには、小学校に上がる前などの小さな子で、親のほうが入院生活を続けているというケースがあります。子ども自身は親のことをだんだん知りたくなるというか、会いたくもなるし、親のほうはときどき外泊なんかしたさいに、施設のほうに面会に来たり、そういう形になることがあるわけなんです。そのような子どもたちに親のことをどのように知らせたらいいのか。だんだん親のことを知りたい、「何の病気か」、「お母さんはどこが悪いの」と聞かれたときどういうふうに答えたらいいか。いつ、誰が、どういう形で知らせるのがいいのかなという、子ども自身のそういうところでちょっとお聞きしたいと思っています。

Q3
ある患者さんと会っててなんですが、「先生、怒ってるでしょ。怒ってるに違いないでしょ。ごめんなさい」とかいう話が出て、「怒ってるというのはどういうことで?」なんて話をしても、「何か雰囲気から感じるから、そうに違いないと思います」というお話をされます。それで、怒っているのか、怒ってないのかなんていう話になっちゃうと、どうも押し問答になってしまって、面接が膠着してしまうような感じがして、困っちゃったことがあるわけです。

そういうときの、絡め手からのというか、そのような関係をどう扱っていったらいいのかということについてお願いします。

Q4
モデルの違う人が話し合うとき、どんなところに気をつけてお話をすればいいか。いまの状況もそうですが、いろんなモデルの違いがあって、しかもひとつのことを考えようとするとき、お互いに気をつけるコツ、というのはどんなことですか。

Q5
私も面接のことなんですが、教育相談所で、お母さんの面接をしているときに、すごくまじめな話で、「ですからね！」とワッと切り返されると、なんと答えていいか分からなくなっちゃうんです。

そういうときに、昨日先生が、相手も自分も殺さずに、逃げるほうに考えなくちゃいけないというような、逃げるというか、そこをうまくやっていく。ですから、なぜ「ですからね！」と言ってしまうのかということを真っ正面から考えないというか、その受け方とか、どういうところがポイントなのかという、その辺をお聞きしたいと思います。

（**神田橋**　「ですからね」と言われてどんな気になるの？）

なぜこの人が「ですからね」と言ってしまうのかを、私はいつも真剣にとっちゃうんですね。そうすると、先ほどかなくなるという……。

Q6

これは昨日、川上先生（編注・川上範夫、奈良女子大学文学部教授。今回のワークショップの講師）にも質問するように頼まれたんで（笑声）、川上先生は昨日、強迫神経症の患者さんに対して、ひわいに接すると。「汚い」「きれい」の世界を、ひわいという、女性が汚されるというヒア・アンド・ナウの感じに転換する、そういう巧妙なはずしのテクニックというような感じで、逆説精神療法を説明されていたように私は受け取ったんですけれども、そういうことについて。

また、私自身が、アノレキシア・ネルボーザで、ちょっとボーダーラインっぽい感じの患者さんとずっと付き合ってて、「先生、私に触って」だとか「私とデイトして」だとか、「私にキスして」だとか、そういうふうに言われて、対応に非常に困ったことがあります。

それで、川上先生の話を聞いてまず感じたのは、四〇代の男と二〇代の男と、患者に対して触るという……。私はどうしても、ひわいに触れない。患者が触って、患者がひわいだとは感じてくれないと。

川上先生は悩みに悩んだ結果、ひわいに触れるようになったんですけれど、私はまだそこの領域まで達していない。そういうふうに患者さんに言われたとき、どんなふうに対応すべきかということについて神田橋先生にお伺いしたい。

Q7　子どもを扱っていますと、たとえば、子どもを取り巻く方たち、お母さんやお父さんの話とか、先生の話とか、それぞれがもっているリアリティが違うというか、それぞれもっている、その子を取り巻く現実に何があったかということに関しても、かなりそれぞれ違う見方をしている。

そういうときに、どういうふうに治療者として関わっていくことができるのかということについて、お話を伺えたらと思います。

神田橋　たくさん出てきていいな、とか言って、結局、最終的には「精神療法というのは難しいものです」と言って……もしようがないね（笑声）。

どこから考えましょうかね。みなさんの質問をまとめて考えるとすると、非常に深いところから話し始めないといけないんで、結局のところ僕が、みすず書房の『異常心理学講座』（第九巻「治療学」一九八九年）の「神経症論」（本書九頁参照）で書いたところから話し始めなければいけないね。

それは、精神療法家という職業が登場する前に、すでに精神療法はあった、ということです。それから、もっと前、助ける人が登場する前から、精神療法はあった。

いつからあったかというと、助かりたいと思っている人、が登場した瞬間に、精神療法はあった。

だから、本来、精神療法は、助かりたい人、悩んでいる人と言ってもいいけど、その人のなかで起こっていることなんです。

あの本では、お月さまを眺めて心が癒されて、「月が鏡であったなら、恋しいあなたの面影を」とかいって、お月さまを眺めているうちに、心が癒される。つまり、助かりたいと思っている人は、自分一人の力で助かっていくという作業、が本質なんだけれども、その作業を助けるものとして、何か外にものがあるといいんだね。

それはお月さまでもいい。「イワシの頭も信心から」とかいって、イワシの頭でもいい。対象があれば。対象があることによって、そこで何か自分なりに勝手に納得して、自分一人でつくった、わが一人宗教みたいなものつくってでもいいし、それで癒されていけば、それはもう立派な精神療法です。

その原点を考えておくことが必要なのは、お助けおばさんがなにかしてやると助かって、「ありがとうございました。言われてみると本当にそうです」とかいうような、悩みの軽い、話がよく通じるような人のときは、いま言った根本的なたとえは考えなくてもいいけど、なかなか話が通じなくて、背負っている背景がずいぶん違っていたりして、とうてい話が通じないような場合。そうだ、おととい、野中猛先生の埼玉県立精神保健総合センターに行ったら、急性の心因反応、カルチャーショックみたいな反応を起こしたナイジェリアの人が来ていて、見たところ統合失調症みたいな状態になっていて、言葉もあまり通じない人が保護室に入っておられた。

そういう人は、背景が全然違っている。共有するものがあまりない。だから話が通じない。

あるいは、ひどく特別な背景をもっている人、なかなかわれわれと共有できる部分がない人の治療を考える場合には、やっぱり根本から考えてみなければしようがない。

そして、そのことからもう一度、われわれが通常会っている話が通じる人たち、同じ埼玉県で生まれて育って、とかいうような人たちと話をするときも、根本的な、月を眺める例を頭に浮かべると、もっと治療が上手になる。本質に目が向くからです。

その本質は自然治癒力。自然治癒力という、生物がみなもっている、生きる力。それが人間の場合は、もう少し拡大して、自分で精神療法をつくり出していく。自分一人のための、自分勝手な精神療法的作用、を自分のなかでつくっていく力があるんだということを前提に置いてみると、いろいろなものが、変わって見えてきます。

つまり、われわれのやっている作業は、全部、そのいちばん中心にある、自然治癒力の人間における特殊な変形物であるところの、一人だけの精神療法プロセスをいかに援助し、いかに妨げないでいるかなのです。

ファシリテイトする、促進するということは、しばしば妨げだ。たいてい妨げだから。かえって手の汚れがつく。きれいにしようとしたために、かえって汚れがつく。たいてい、あまり手を出さないほうがいいのです。

そういうものだと、いつも考えておく。そうすれば、いろんな立場の違う人の場合にも、何かできる。その人たち自身の精神療法を考えておくといい。そのとき、こんなことを考えるといいんです。「みんな、勝手にしたらいいわ」「したいようにせい」というふうに思って、したいようにさせてあげるには、私は何をしてあげられるかなとか、ちょっと思うといい。

何か言ってあげても、自分勝手ばっかりする人がいると、「ちくしょう」と思って、「もうあんたたちの面倒見ない。勝手にしなさい」と思って、そして「待てよ」と心を静めて、この人がいちばんいいように勝手にするように、何かしてあげることはないかなあと思えば、いいのです。

しかし、それは非常にラジカルな例で、いつも頭のどこかに置いておかなければいけないけれども、それを中心に考えてしなきゃならんようなケースは、そう多くはない。だから、理念としての心得として置いておけばいいんであって、実際は、人間はみんな絆がある、みんなお互いに人間同士じゃありませんか、日本人同士じゃありませんか、というような共有部分がもっとたくさんあって、それに甘えてやる。これは共有されている幻想かもしれないけれども、そういうものがあるというふうに前提してやっても、充分精神療法ができるのが通常なんです。

絆の幻想に甘えてやっても、後悔したり「しまった」と思わなくてもいい場合のほうが九〇パーセントなの。われわれの取り扱っている人びとはね。だけど、共有できるものがたくさんだという幻想に甘えていると、というか、油断していると、あるいは油断していることが、治療者と言われている人とクライアントとのずれの、原因になるの。

いちばん最初のラジカルな話では、人間は結局個体は別々なんだから、自分勝手に治っていくしかなんだという、人間はしょせん一人で生まれて一人で死んでいくしかないという、話でしたね。そうでなくて、もう少し共通するものがあるやないかと考えて、共有部分を広げていく。そのときには、確かなものを築いてゆくわけです。技術上は、ここからが始まりなんです。いままでの話は、理念であり、それが技術として生かされることは少ないんです。

技術としては、確かな共有している部分、が増えていくことが、関係における確かということ。そうなると、話もよく通じるわけです。

確かなものは、質問に出てきた言葉で言えば、確かなものは非言語の領域にたくさんある。だから、「わが身をつねって人の痛さを知る」とかね。それは確かだ。そして、動物、人間もやっぱり動物だ。動物と人間とが共通しているような部分というのを探す。そうすると、ああ、この部分は動物と共通しているんだから、同じ動物同士である患者さんともだいたい共通するやないかと思っていい。

たとえば、犬をずっとつないでいたら、夏の暑いときなんか、水を汲んでいくと喜んで、ワーワーと水飲むから、やっぱり犬も暑いときはたくさん水がいる。だから患者さんもそうだろうと思ってたいてい当たるね。たいてい確かだ。暑いときのほうがたくさん、人は皆水飲むね。動物と共有できるところは、だいたい信用できるわけです。

つまり、クライアントと面接しているときでも、動物でもサルでもそうだろうと思えるような部分は、だいたいこっちも分かっている、通じ合っていると思っていいわけです。

つまり、確かなものは非言語の世界にあるんです。

2　非言語の技術

非言語のほうが確かであるということを、人間はみんな知っています。非言語のなかでも、いま言った喉が渇くという例は生理ですね。生理。その次が、行動。それから、次が、言語なの。そう並べたとき生理が最も信頼性が高いの。

「私はいま、転んで頭打って頭痛いです」「痛い?」見ててこぶが出てきたら、「あ、痛いだろう」。こぶが出てくると信用する。出てこないと、「痛くないんじゃないか?」と疑う。

打ったところに手を当てていれば振舞いでしているから、「痛いですよ」と言葉だけで言っているよりはいくらか信頼できる。そういう信頼性の階層があるわけだね。

そうすると、不幸せな人というのは、いい目にあわないから不幸せなんだから。そうでしょ。いい目にあえばたいてい幸せなんだ。大雑把に言うと。だから、われわれの前に治療される人として登場している人は不幸せなんで、不幸せな状態の人は、われわれが不安なときは警戒心が高まるように、関係のなかで、確かのように見えるけど、そうやすやすと信じてはいけないぞという心構えになるわけね。いくらか警戒心が高くなる。

だから、幸せそうな人は騙されやすい。不幸せの人は騙されにくい。警戒心があるから。

そういう人たちの認知行動は、疑るほうへ体重をかけているのです。

だから、「先生は怒っていませんよ」なんて言ったって、顔を見て、目つきがちょっと厳しくなってたら、「あ、あの目つきの鋭さと、怒っていませんよということをつき合わせてみると、先生は怒っていなかったんだなあ」とはならんわけよ。あれは、先生はかなり無理をして、嘘をついているという認知になってくる（笑声）。

だって、信頼できるのは、目つきのほうだから。だから、それを先生が否定するところをみると、先生の隠そうとしている怒りは、そうとう邪悪なものであろうという結論しか出てこんのよ。言葉で否定しようとしても、否定できないわけ。

病状がいい人は、おめでたいからさ、普通の人は、「いや、そんなことないよ」と否定すれば、「あ、そうか。ボク見間違えた」と言って、関係が安定していてハッピーであれば、そういうことになる。そんな人は、そのうちに治って、「さよなら」といってもう来んから、われわれの前に長くいる治療の必要な人は、だいたい言葉を信じられない人なの。

ですから、それをまた別な言葉で言えば、そういう人たちは自分の人生のなかで、言葉によって裏切られた体験、言いかえると、言葉を信じたために不幸に落ち込んだという体験を積み重ねていることが多いの。

そのこともあって、それからいまの不幸の理由もあって、言葉は騙すための道具、嘘を言うための道具、態度を見なければ分からないという人生観を築き上げているの。態度ではかろうというようになっている。

ですから、それに対して、何かジャンケンみたいなもので、今度はそういうふうな人だなと思ったら、ジャンケンで、向こうがチョキを出すなと思ったら、こっちはイシを用意するというテクニックがあります。

どうするのかというと、態度は信頼するわけでしょう？　で、言葉は信用しないわけですね。ですから、言葉では一般にネガティブな内容の言葉を使い、態度はポジティブな温かいサポーティブな雰囲気をつくる、というダブルバインドをこしらえる治療者はたくさんいます。

態度は温かいけど口は悪いのは、「結局、君なんか死んでしまうよりしょうがないぞ、と思わないこともないが」とか、「そんなこと治療者として言うわけにもいかんが、僕はあなたには言わないが」とか、全部言ってるけどね。「言わないように努めてるが」とかね。何か言って、言う態度は温かいというやり方。そしたら向こうのほうも、「先生、そんなこと言って、治療者として給料もらっていいんですか」「いやぁ、それを言われると、俺もまいるんだな」とか何か言って、そういう関係に支えられている重症な患者さんはたくさんいる。

そうすると、川上先生も言ってらっしゃるそうだけれども、重症の患者さんを一所懸命、なんとか自殺もしないようにに、破壊的なことにならないように支えて、長年やっていると、職業が身について、臭い人になる（笑声）。これは職業病なの。なんとなく、一筋縄ではいかないような人になる。

口は悪くて、口ではひわいな、「ひわいに、触ってやろう」なんてこと言っておいて、それで醸し出している雰囲気のなかで真摯なものが伝わっていくというような、そういうダブルバインド的なことがもうすっかり身についた人になるんですね。それはもう、しょうがない。

だからここからみなさんを眺めていて、「あの人はボーダーラインの治療者だな」と思える人はいるのよ。それは職業病だから（笑声）。

それが今度は子どもをやっている人は、子どもというのは、たいてい、自然治癒力の量が、成長力としてたくさんあるんで、楽しいみたいだな。

だから小児をたくさん見ている人は、みんな幸せだなと思うような感じの人、いるのよね。あれは、本当に役得だよ（笑声）。そういうふうになる。

ですから、確かなものが必要です。重症なケースほど、言語は信頼できない道具になる。

だけど、それじゃどうするかといったって、電話でしてたら、非言語ってしにくいじゃない。ですから、言語でばかりやっててもしようがないんで、確かなもの、確かなことを、治療者が第一段階としては、さっきのダブルバインドを身につけることがいいの。ノン・バーバルに温かくて、そしてバーバルには厳しかったり、冷たかったり、ひねくれてたりするようなことが言えるようになるということは、治療者の第一段階としていいのよね。それは一時的には臭くなるけどさ、しゃあない。

その次には、そこから技術が向上するということは、非言語と言語があって、非言語が確かなもので、言語は頼りにならないけれどもとりあえずはネガティブなものを見せるのに使うという構造をつくっていても、できることなら、舌先三寸で。これは、労力が少なくてすむでしょ。それでやれるようになることが上手、上手となることなの。さっき言った非言語の確かさに頼ってやる治療者は、いい治療者、理想的な治療者だけど、疲れるやり方だから年をとるとできない。だんだん上手になっていくためには、次に進む段階として、言語のもっている非言語要素を鍛えていく必要があるわけです。

そのことをサリヴァンは、バーバル・サイコセラピーというものはなくて、ヴォーカル・サイコセラピーしか、対話の精神療法はないんだと言っているんだね。声の精神療法。声でしゃべってる、声とは言語のなかのノン・バーバルな部分なのよ。

「ワタクシハ、アナタガナヤンデイルキモチガ、スコシハ、ワカルヨウナキガシテキマシタ」とかって、ＳＦのロボットみたいにしゃべったら、だめなんだわ。それでは、ノン・バーバルが少ない。意味だけが、三行広告みたいにポンポンポンポンと意味だけをしゃべる。それではいけないんで、まず言語の非言語の部分を、つまりしゃべり方とか間合いとか、声、トーン、そういうのが、自分のノン・バーバルなビヘイビアのかわりになるようにしていけば、かなりのところ電話でも使用可能な非言語になります。それがひとつ上手になることです。

だんだん、技術は、ファインになってくるほど、努力のわりに効果は少ないんです。全部そうでしょ。百メートル競争でも、〇・〇一秒縮めるとか何か言って、やたらめったらトレーニングして、天才的な人をつけて、そして、ちびっと速くなったりする。小学校の運動会だったら、ちょっと練習すればワーッと速くなる。粗雑のうちは、少しの努力で効果は大きくなる。

だから、これからだんだん進むにしたがって、努力のわりに効果が上がらん世界に入るんだ。ま、努力してください。ちょびっとずつ上手にはなるから。

要するに、言語の非言語部分を増やす。

3　言葉とイメージの世界

さて、残ったのは言語のイメージ伝達部分になってくるね。このイメージ伝達部分になったときに、ここで共有、二人の間で言葉がやり取りされて、こちらが頭に描いているイメージと、向こうが頭に描いているイメージ。それを媒体しているものは言葉でしょ。お父さん、お父さんと言うでしょ。向こうもお父さんと。これがイメージ的に一致しているかどうか。ズレは、おじいさんの場合には起こるね。おじいさん。向こうもおじいさんと言っていると、「あなたが言ってたのは、母方のおじいさんのことか」とか、後で言ったりすることがある。それは、イメージがずれてたのが、そこで一致した瞬間だね。

そのように、言葉によって描かれるイメージというものは、ずれる可能性があるから、それがずれないで共有されていれば、そこにまた確かなものができてくるわけだ。

そうすると、その確かなイメージになるものはどういうものかというと、イメージという言葉の使われ方から見て、映画で映せる情景、映像として映すことのできる情景のイメージが、ずれが少ないよね。

「私は心からあの人を愛してます」と言うのに、「そう。あなたは本当に心から愛しているんだね」と言ったって、愛している映像というのはつくりにくいよな。

だから、そういう対話をしているときは、著しいずれが出てくる可能性があるわけです。映像にならんから。

「あの人の頭を三つ殴りました」と言ったら、「三つね」。どのぐらいの力で殴ったのか分からんときは、ちょっとテーブルを叩いてみてくれませんかと。

昔こういう経験があった。「私は、先生を叩きたい」。叩きたいといっても、何か愛情表現も含んでいるような気もするし、恨みでもあるようだし、攻撃でもあるようだし、私が圧迫者でそれをはねのけようという行為であるような感じもする。だから、分からんから、病院だからベッドがあって枕があるから、枕をもってきて、「僕がこういう格好しているから、いまのあなたが殴りたいように枕をちょっと殴ってごらん」。直接すると痛いから。

そしたら相手がワッと叩くでしょ。その感じ、あ、これはアンビバレントな感情なんだなということが分かるわけよ。

だからそんなのは、治療現場でのインスタント・ミニサイコドラマだよね。

そこで確かな一致、イメージの共有ができて、ちょっと一時リラックスする。アクティング・インというんですけど。

アクティング・インというのは、自然発生的なものなのですがコミュニケーションの有用性としては同じね。ちょっとしてみてくれませんかとか言って、そして、「あ、そしたらあなたはこういう気持ちと違う?」とか言って、イメージがピタッと合うから、そしたらミニサイコドラマですね。

そうすると、そこで共有されているものが確かとなるんです。そのようにして確かなものを増やしていくの。だから確認行動、確認するというのは、それもちょっと難しい技術なの。「こうこうしたよね」ということはイメージになりにくい。それでも「これがすんだ後にこれをする、というふうに、確か、お互いに話し合ったよね」というようなことを確認していくことによって、その話し合われたことがより確かなものになって、動かないものになってゆく。動かないものと僕が言っているのは、今回のレクチャーのいちばん最初に、川上先生が言った、確かな枠となるの。そして枠の確かさの程度に応じて、そのなかで伸び伸びとした心が危険なく動けるわけです。

そして、「お互いに言いたいことが言い合える間柄にもうなったね」とかいうのは、普通の、「もう私たちは気兼ねをせずにものが言えるような間柄です」とそういうふうな枠の確かさなの。「ばか!」「死ね!」とか言えるのは、言っても壊れないような確かなものが、もう一方にあるからなんですね。

それをつくっていくということのほうが、精神療法としては大切なの。それが確保されれば、あとは、そこのなかで適当に何かワーワーワーワー出てくるから、まあゆっくりゆっくり試行錯誤でやっていけばいいのです。

そういう場、波瀾万丈をおさめておける場のなかで、今日いちばん最初に言った、本人の「一人で自然治癒力で治っていく」という機能が助けられるの。そんな場になるわけです。

ところで、病気の親について子どもが知るということ、知るということについて、われわれみんなが迷うのは、知らせる内容で子どもが揺さぶられる。揺さぶられる体験になりそうだからなんだよね。

「お母さんはあそこで幸せに暮らしていて、近いうちにあなたを迎えにきますよ」とかいうのを、教えないほうがいいんじゃないかと誰も思わないでしょ。本人の心が動揺するような情報だから、教えるのに困るんです。だけど、知らないということは、絶対に安定しないんです。なんだろうかなあ。分からんなあ。あそこは闇だなあ。私はそのことは分からないなあ。知らないということでは、永遠に安定する道はないわけです。

知らなくても、「知らぬが仏」で安定している人いるよ。それは、ただ知りたいという欲求がないときだわな。江戸時代の人は、地球が回っているんだろうかを知りたいなと思わない。そんなのは、知りたいと思わないから、それで安定しているわけだ。

知りたいと思った瞬間に、知らないということは不安定要因になる。なぜなら、人間という動物は、知的な生物だから。人間というのはそういうふうにできているから。

そうすると、知りたいという欲求が向こうから出てきたら、もう知らせる方向が正しい進む道なのよ。しかし、知らせるということは、その子にとっては必ず心が痛み、揺さぶられ、傷ついたり絶望したりする道。とりあえずはネガティブな体験になるんだ。

そしたら、そこで、悲しんだり、つらかったり、絶望したり、落ち込んだりするものを支えられるだけの確かな枠、ここでは枠としての人間関係があるかどうかなの。

そして、揺さぶる情報を伝えた人と、安定した枠をつくっている人物とが、同一人物である場合がいちばんいいわけよ。必ずしもそれでなくてもいいんだけど。同一だといちばんいい。

「私はマリアさまに抱えられている身だから」とか言って、それでもいいわけよ。だから「先生が何を教えても私は動じません」とか言って、それでもいいけども、普通は同一人物であるほうがええわけ。それが実は、われわれの精神療法というものの構造なのよね。

ひっかき回すようなことをさせたり、刺激したり混乱させたりする人と、その混乱を支えている人が同一人物であるというところに精神療法のもつ特別な有効性の秘密があるのです。同じ人がふたつの役割をするという点が。だから、アンビバレントでない患者さんというのはおかしいんだよな。リアリティがないんだよね。

だから、情報を知らせるのが正しい方針です。知りたいという気持ちがある以上は。そして、あとはそれによって起こってくる混乱を、どれだけ支えられるか。そして、直面化という言葉が表わしているように、その混乱がおさまったとき、どんな形でおさまるか知らないけれど、おさまった瞬間に、ここで知ったということが、この子を内から支えるものに変わっていくの。きっとそうなるのよ。

知らないということは永遠に安定が増えていかないの。不安定だけが残るの。

中国残留孤児のなかで、帰ってきてみたらお母さんの墓石が立っていたといって、お母さんの墓石をなでたりする人は、ものすごく幸せ。私が誰だかという情報でも教えてくれる人いないかなと思って来日したけど、誰も来なくて、確か私は日本人だというようなふうに噂で聞いていたんだけどなあと思って中国へ帰る人はものすごく不幸せなんだ。その差は天地ほどに違うの。それは、人間が知ることを重要とする生物だから。

その特質を利用するのが、治療者が治療者の弱点をできるだけ正直に伝えたほうが、関係が確かになるということにもつながる。

われわれみたいな若い者は、ベテランの先生が言うようには、できんよなあと。と思う人いるでしょ。そんな人はそれを全部そっくり相手にしゃべればいいわけ。

「そこのとこは、あなたがもっと年をとった治療者に担当してもらっていたら、よかったんだろうと思うけれども、僕みたいな若い治療者だから運が悪かったね」と言えばいいの。

「昔、川上先生という先生に話聞いたら、ひわいな雰囲気で触るという治療をしたらいいんだというふうに言われたんだよ」と言うと、何が起こるかというと、本人のなかのイメージで、川上先生なるひわいなことのできる（笑声）中年の治療者に出会っていたら、自分のなかにどういうことが起こっただろうかというようなイメージの世界がフッと膨らむことによって、そこにいくばくかの、治療的な効果が起こる可能性が秘められていることになるんです。そこが人間のすばらしいところなの。

ひとつには、治療者が自分の現実というものをありのままに教えてあげることによって、患者のなかに、確かにこの先生と、確かな信頼している正直な関係が、フランクな関係ができているという感じが増える。

それから、イメージを通して、この関係ではない、もっとよい治療者に会ったら、どんなふうになるのかなということの、具体的なイメージが造りやすくなるということ。このふたつの効果があります。

それが、逆転移の活用ということの、いちばんの意味でなければいけないんですね。

ところが、逆転移の活用という概念は、多くの場合は、逆転移感情の活用として使われていることが多いんです。もちろん、逆転移感情の活用ということは、ロジャーズ派の言う純粋性。それが要請されている場合に、ものすごく大切なことです。

本当にその場に治療者が本心でいることのためには、この逆転移の活用ということが大切なの。

だからこう考えてみる。逆転移というものは、これは認識である。逆転移なき認識はない、極端に口走って、ちょっと思考実験で考えてください。逆転移なき認識はないと。

外に出る。「あ、寒い。逆転移だ逆転移によって温度が認識できた」というふうに考えるようにしてごらん。ちょっと試してごらん。人間を認識機械だと考えてみれば、逆転移なき認識はないの。そういう極論をつくることは、モデルとして可能なの。
これで、最初に出た質問の本質部分についてだいたい答えましたね。
（実践情報通信ＭＩＮＤＩＸ　Ｖｏｌ・５　Ｎｏ・１〜３）

〔追　想〕

入部兼弘君と出会ったのは高校時代のテニス部で、彼はキャプテン、わたくしは補欠であった。以来半世紀のいまも交友が続いている。

サラリーマン生活の終わりの数年間、彼は安田生命社会事業団（現在、明治安田こころの健康財団）の総括者となった。全国の心理援助者に勉強の場を提供しようという、企業のボランティア活動であり、彼にうってつけの役柄であった。入部君に請われて講師を引き受け、彼の定年退職まで、全国あちこちでセミナーや講演を行った。

講演のネタがないので、わたくしは質問に答えるという形を発案した。いろいろな質問をとって、それら全部に答えるような話を即席でつくるのである。アイディアのもとは落語の三題噺である。客から三つの題を出してもらい、即席で一席の落語を演じるものである。なかには磨かれて、古典となっているものもある。有名なものとして、三遊亭円朝作『鰍沢』がある。

また学生時代に仏教青年会の子ども会で、連作童話という余興をした経験も下敷きであった。三〜四人が担当し、一人目が即席の童話を演じ、一〇分ぐらいでつぎつぎバトンタッチする。次の演者はその続きを創作しながら、話し続ける。そして最後の人がまとめるのである。創作しながら、しかも登場人物のセリフを語り分けたりするのはなかなかの頭脳労働で、スリルがあった。

わたくしはいまでもこの質問に答える式の講演を好んでするのだが、どうも質問者が自分の問いに答えてもらったという実感が薄いらしくて、評判がいまひとつである。

この講演では、わたくしの考えている精神療法の骨格をやさしく解説できていると、自分では気に入っている。

書評『新訂 方法としての面接 臨床家のために』（一九九二）

（土居健郎著　医学書院）

新訂版を手にして、初版を読んだ十五年前（一九七七年）の興奮が思い出された。「こんなものを書いたら、もう、土居先生は、何にも書くことがなくなっちゃう」と心配になって、石川義博さんに電話した。そして、先生が高血圧症のため、検査入院をされたらしいと聞いて、「そうだろう、そのはずだ」と、勝手に納得したのだった。

そのような記憶があったので、「新訂版への序」の「字句をところどころ改めた他は、全く変っていない」というコトバが気になった。そこで、黄色の表紙の旧版を取り出し、二冊を見比べながら、読んでみた。確かに、内容はまったく変わっていない。わずかに変えられているのは、やや冗長な語尾の削除と、説明の舌足らずの箇所への追加とである。ともに、初版執筆当時の先生の意気込みを反映している部分、が修正されていることのようである。そうした情報露出部分の刈り込みにより、竹刀を青眼に構えてジリジリと押してくる師匠の気迫というイメージが、さらに厳しいものとなっている。

新訂の眼目は、そこここに挿入されている九編の追註である。「共感について」「患者に対する尊敬について」「対象関係の能力」「主観を通して客観へ」などなどのテーマを取り上げての説明は、きめ細かで、心に伝わってくる。厳しい稽古の合間に語ってくださるコトバが、普段は表の厳しさで隠れている、師匠の優しさを伝えてくる、というイメージがある。

それにしても、まいったなぁ。本文を再読してみると、あれほど感激して読んだのに、何を読んでいたのか。まったく新しい本を読んでいるような新鮮な感動と発見がある。それどころか、評者が近年、自分自身での気づきと思い込んで、しゃべったり書いたりしてきたことのいくつかが、すでに十五年前に、本文に述べられている。これは明らかに、無意識的剽窃である。しかも、「ここに書かれたものの中ひとつとして、かつて私が誰かから、あるいは何かの書物から学ばなかったものはない。私はただそれらを私のやり方でまとめたに過ぎない」という文意までも、無意識裡に、自著に取り込んでいて、そのことに気がついていないのだから、まったく、何をかいわんやである。

だが、評者も後進の指導をするようになって気がつくのだが、評者が教えたことを、そのまま、自分での気づきとして、喜び勇んで評者に語る人が少なくない。それは、評者から教えられたことは無意識界に入り、当人が自分の体験のなかで、新たに発見したつもりになっていることを表しており、その意味では、指導者の教えが、真に身についた証拠である。指導者としては喜ばしい事象である。同様の事態が自分にも起こったのだと考えることで、無意識的剽窃については、師匠の優しさに甘えることにしよう。

世に、百科事典ふうの書物を「〇〇のバイブル」と称する、誤った慣習がある。評者は、十五年の経験の蓄積の後に本文を読むことで、たくさんの新鮮な発見を得た。たとえば、「……まさに面接が方法であることを論ぜんとするものである」というコトバの深さを、いまにしてようやく理解し得たと感じている。見かけは小冊子でも、受け手のそのときどきの内的準備やニーズに応じて、たびごとに新鮮な発見をもたらすものが、バイブルの名に値する。もともと、「聖書」はそういう書物ｏｒコトバ群なのだから。

（精神医学　第三四巻第九号）

〔追　想〕

書評を書くとき、惚れ込んでいる程度が強いほど、そこに自分を重ねてしまう。この書評はその典型である。したがって、自著と重ならない部分はまったく無視しているのだろう。だが人が他者を理解しようとするときの心的作業は、みな同じようなものなのかもしれない。つまりその器量の範囲で他を量れるにすぎないのだろう。

方言と精神医療（一九九三）

あれは、まだ医学生だったころのことですから、もうずいぶん昔になります。無医村巡回診療団に加わったことがありました。学生の仕事は、いろんな雑用と、糞便の寄生虫卵の検査と、それから病歴を聞くことでした。そうそう、夜は村の子どもたちを集めて、童話・人形劇などして遊ぶ子ども会をやりました。そこでは、学生が主体で、医師や看護師さんが助手でした。

村の人びとといろいろ関わっているなかで、わたくしは、自分には特別の才能があると、気づきました。それは、村人の方言を覚えて使うのが、誰よりも早いことなのです。努力しているつもりはないのに、日ごとに村の方言やアクセントやイントネーションが身についてしまうのです。そうなると、村の人びとと互いに溶け合っているような親しい雰囲気が増えてくるのでした。外国語の勉強が苦手で困っていましたし、小さいときから、音楽などとは縁のない育ち方をしていましたので、この才能は何だか不思議でした。しかも、どうも自分の努力でそれをやれているのではなくて、知らず識らず向こうの方言の世界に染まってしまうらしいので、自分がカメレオンになったような、気味の悪い感じでした。だから、そのころは、才能だとは思いませんでした。自分というものができ上がっていない、迎合だ、まわりの色に染められやすい、などと、まぁ、劣等感のような気分だったことを思い出します。

数年が過ぎて、精神科医になってみますと、聞いたり話したりの時間が多いわけですし、大学病院には、いろんな地方から患者さんが来られますから、わたくしのそうした才能が、しょっちゅう出るようになってしまいました。なにしろ、しようと思ってしているわけじゃなく、むしろ止められない癖のようなものですから、面接の雰囲気は、ついつい、いつも似たようなものになるのでした。そして、村の人びととのときと同じで、互いに溶け合っているような親しい雰囲気が増えてくるのでした。

むろん、そうした雰囲気は、精神科の全部の患者さんに向くものじゃありません。いちばん向くのは、きっと躁うつ病の患者さんでしょう。わたくしはいまでも、躁うつ病の患者さんとの面接が得意です。それ以外の患者さんでは、互いに溶け合っているような親しい雰囲気は、いろんな理由でよくないことが多いのです。ですから、わたくしは、自分の困った才能を抑える訓練をしなくちゃならなかったのです。

また、境界例といわれる人びとの特徴のひとつに、「as if 性」というのがあり、それが、わたくしの困った才能と同じ性質のものらしいのです。本当の自分というものができ上がっていないから、現実生活を舞台のように生きる、それも意図的ではなくて、まわりに染まって演じ続けるということらしいのです。これは、大変なことになったわい、と思ったわたくしは、「コミュニケーションの場と、そこから切り離したときの個人」というテーマを考え続けるようになりました。

同じコトバを使うと親しい雰囲気が増えるのは、もともとは、親しい人間関係ではコトバが共有される、ということから来ているんでしょう。人種や集団の内部の結びつきが強ければ強いほど、特別のコトバがたくさん共有されていきます。そこから、特別のコトバを共有すれば親しい人間関係ができやすい、コトバを共有しない人は外の人だ、ということになったのでしょう。世界中のたくさんの国語はそうやってできてきたのでしょう。そして、迎合し取り入ろうとする側が、先方のコトバを身につけることで内側に入れてもらおうとすることになります。最近外国から来る芸人が、みな片言の日本語をちょっとばかりしゃべります。「コンバンワ」の一言なのに、わたくしたち日本人は、心身のなかに互いに溶け合っているような親しい雰囲気が増えるのを感じます。その芸人が少しばかり身内の人になったような気分になります。この気分はなかなかよいものです。

ところが、精神医療のなかで、この、「迎合によって親しい雰囲気を増やす」という技術が使われると、ふたつの困ったことが起こってきます。

そのひとつは、親しい雰囲気が多すぎると困ってしまう患者さん、が多いことです。対人緊張タイプの人がそれです。そうした人たちは、親しい雰囲気を、「急に距離が縮まる」「侵入される」「自分が無くなる」「呑み込まれる」などと、不安に感じます。だから、対人緊張しているのでしょう。そうした人びとは、親しい雰囲気ではなく、信用できる雰囲気、安定した固定した雰囲気を求めているんです。そのうえ、こうした人びとは、親しい雰囲気に誘われて傷ついた経験のある人が多いのです。ですから、親しい雰囲気へ疑りの目を向けます。「as if 性」を見抜いたりします。あるいは、as if なものの裏を嗅ぎ取ってしまいます。「ダブルバインド」の関係ができてしまうわけです。つくり物の親しさが、関係を汚し有害となる結末です。

「迎合によって親しい雰囲気を増やす」ことで起こってくる困った結末のふたつめは、それが受け入れられて、関係ができた場合です。外国からの芸人の「コンバンワ」を聞いたわたくしたちは、一瞬、その芸人があとは何の日本語も知らないのだ、と思わなくなってしまいます。方言は親しい雰囲気にあふれています。しかも、方言は、より鳴き声に近いコトバです。意味の輪郭が曖昧なことが多いのです。その点「スローガン」に似ています。ある「スローガン」を共有している団体のなかで、その「スローガン」が鳴き声の働きをして人間関係を濃いものにしているとき、その「スローガン」のなかに、またはその近辺に、人びとの「相互不理解」が隠れてしまっているのが普通です。つまり、方言によってインスタントにつくられた親しい雰囲気は、「相互不理解」をそのままに維持し、コミュニケーションを浅く止める働きをする結末になります。もっとも、そのことが「as if 性」の意味でもありますね。

そう考えると、方言で親しい雰囲気が増えるのを喜んでばかりもいられない気分になります。

昭和五九年というと、もう一〇年もまえになります。わたくしは、住み慣れた博多の町を去って、故郷に帰ることになりました。博多での生活は三〇年近くになっていましたので、博多弁はすでにわたくしの血肉に染み込んでいるようでした。

鹿児島ももう昔と違い、若い人びとは日常会話では、まがりなりにも共通語を使うようになっています。しかし、精神科の臨床ではそうでもありません。ことに老人の患者さんと話していると、さまざまな方言が、しかも大切な陳述の要として語られます。それを聞いた瞬間に、記憶の深いところから、その方言がわたくしの心身に甦ってくるのでした。それは、コトバの甦りというよりも、心身のなかへの歴史の甦りの気分でした。その方言にまつわるわたくしの個人史の部分が、甘い気分を伴って甦るのでした。戦時中、共通語教育が熱心に行われました。小学生であったわたくしたちの学級では、紐のついた厚紙の札に「私は方言を使いました」と書いたものを何枚も用意し、方言を使ったことが見つかると、それを首から下げて、その日の下校時まで過ごすという懲罰がありました。そうした、禁止された場では常に共通語を使い、放課後は方言を駆使するという使い分けの能力に優れていて、一度も、その罰の札をかけられたことのなかった小学生時代が思い出されました。わたくしの「as if 性」の歴史の一ページです。

博多の方言は、長い年月の間に、コミュニケーションの手段として、すでに血肉に染み込んでいる感じでしたが、幼い日に脳に刻み込まれた鹿児島の方言が甦ったときの気分は、まったく違っていました。血肉それ自体が甦った気分だったのです。「エッ、いままでどこに行ってたの？」という雰囲気でした。それに引き続いて、幼い日の記憶が甦り、出来事を感じ取る感性がこまやかになり、理性よりも感情での反応が増えたような気がします。

それに引き続いて、わたくしは、自分の永年の才能「迎合によって親しい雰囲気を増やす」能力に違和感を感じないようになりました。それは、好みが変わったからではないようなのです。才能自体が少し変わって、自分の好みとしっくりした味わいの才能に変化したようなのです。そして気がつくと、わたくしの「迎合によって親しい雰囲気を増やす」やり方が、これまでほどには、「対人緊張タイプ」の患者さんに緊張や混乱を引き起こさなくなっているのです。きっと as if の臭いが薄れているのでしょう。

思うに、「as if 性」の基盤には、対人緊張タイプという基盤があるのでしょう。そうした対人緊張タイプの人の一部が、対人の場を切り抜ける工夫として、さまざまな対人態度を収得してくるのでしょう。そのさい、迫ってくる側の態度を付け焼き刃的に真似て身につけるという、「表面的な採り入れ・学習」が便利です。その結果、「迎合によって親しい雰囲気を増やす」という技術が育ってゆくことが多いのです。向こう側の態度がすでに as if 的であると、それが付け焼き刃として採り入れられるのですから。「as if 性の伝染・増殖」または「as if 文化の伝承・発展」という結末になります。境界例にみられる「as if 性」とはそのようなものです。ですから、そこには対人緊張の切り抜けという性質が臭います。「相手を呑む」「取り入る」「圧倒する」などの味です。つまり、「as if 性」の起源は、まわりに適合して生きるための手だてなのです。次に、そうした手立てが、その人の生来の資質やあるいは幼い日の刷り込みの結果から切り離されて働いていることが、「as if 性」を固定させるのでしょう。さらにまた、古い部分が排除され手立てだけで生きてゆく人生の不確かさ・うつろいやすさが「本当の自分というものができ上がっていない」という言葉の内容なのでしょう。そう考えると、「おお、同志、境界例よ」という気分になります。

精神科医療でまずめざすのは、「患者さんの日々の生活がしやすくなるように」です。ですから、まわりへ上手に適合してゆくことを工夫します。いまひとつ、精神医療で少し欲張った目標に、「心身のありようを豊かにする」がありますます。本質としては、豊かな心身は適合の能力をも豊かにしますから、生活のしやすさに役立つのですが、豊かさを求めての試行錯誤は、ずいぶんの労働ですし、排除されていた古い部分が甦ることは、「寝た子を起こす」ことにもなりがちで、混乱したりくたびれたりで、かえって生活をしづらくしてしまいがちです。そのため、「とりあえず日々の生活をしやすく」を求めると、どうしても、インスタント食品のようになってしまいます。つまり、「as if性」です。統合失調症の人の「二重見当識」というのも、同種の工夫の産物でしょう。

日々の生活に余裕ができたら、または、初めから余裕のある人には、「心身のありようを豊かにする」を目標にしてもらいたいものです。そのさいの目のつけどころは次の二点です。①心身がつながること、別の言い方では、コトバの世界と生理の世界とがつながることです。心身医学とはその意味でしょう。この手段として、方言は最適です。方言はまず耳から入ってきた音であり、鳴き声の性質をもっていますから、もともと心身未分化の性質をもっているのです。ちなみに、まず活字として目から脳に入ってきたコトバは、「身」から切り離されたコトバ文化です。漢字だけで表されるコトバ、翻訳のコトバ、議論のコトバ、のほとんどはそうです。

豊かさをめざすさいの、ふたつ目の着眼点は、②自分の過去・現在・未来を生きる、一個のまとまった自己を感知できることです。アイデンティティとはその意味でしょう。

心身が切り離されたり、アイデンティティに亀裂が生じたりしたのは、とりあえず日々の生活をしやすくするための工夫を選び、その結果、貧しい状態になり、長年その状態に馴れてしまっているのです。已むを得ないことなのです。方言は、切り離されたものをつなぐ力をもちますので、とりあえず日々の生活がしやすくなることをめざしているぎりぎりの段階の人では、危険なこともありましょう。ただし、「治療者」という一種の「まわり」に上手に適合するための「as if 性」として、方言を使う患者さんもあります。そのあたりの見定めは難しいけれど、実地でのやり方は簡単です。理屈はともあれ、患者さんが使うコトバを覚えて、それを使えばよいわけです。合わしておけばいいんです。人と人とのコミュニケーションには、いろんな深さがありましょうが、しょせんは、ズレを免れません。「as if 性」がゼロになることが、果たして、この世のコミュニケーションで在るものでしょうか。少なくとも、精神医療程度の関わりで、それを期待するのは無理でしょう。ただ、良質の、つまりダブルバインドにならない程度の「as if」コミュニケーションに包まれて、まあまあの程度に共有されている方言をやり取りしているうちに、コミュニケーションの場から切り離したときの患者個人の内部で、旧い亀裂を埋める種々の甦りが誘発されることは、わたくしに起こったことと同様に、期待していいはずです。あるいは、「as if」コミュニケーションなどめざさずに、治療者が自分勝手に自身の方言をときおり用いることで、患者さんのなかに患者自身の方言との響き合いを復活させる、モデルとしての機能がある場合もあります。ただし、これは、個々の治療の全体像とてらして良否が判断されることになります。

治療者の仕事としては、まぁそれでよいのですが、治療者自身の心身のありようを豊かにするには、治療者自身の方言の甦り、ことに幼時に刻まれた方言の甦り、が内部で起こることが必要でしょう。それが、また治療者の「as if 性」を中身の濃いものとし、対人緊張タイプの人びとにとって安全な「良質の as if」コミュニケーションを可能にするでしょう。

（精神医療　第四次　六号）

〔追　想〕

個々の患者の回復と生活の向上に心をくだいている精神科医は、社会の要請や社会の構造が患者の心身を害している様子を目のあたりにし、社会批判の気持ちを懐くようになる。

その気持ちが濃くなると、「病」と「治療」とを患者個人の問題に帰す旧来の精神医療を批判し、改革しようと立ち上がる。革新的精神科医集団の誕生である。

そうした精神科医の気持ちに共感しながらも、集団での運動に賛同しないわたくしは、精神医療と方言についての原稿を依頼されたのを機会に、自分のアンビバレントな姿勢を表明しようとした。

フラクタル構造に熱中し、フラクタル構造の文章は意識下に到達するのだと信じていたころだったので精一杯、文章に凝った。いまではこれほどゴチャゴチャと凝った文章は書かなくなった。

それに、わたくしは社会と闘ったり、軋轢を生じたりしている人は苦しいだろうが「病」にはならず、社会の要請を受け入れた人は、社会の軋轢であるはずのものが内なる葛藤となり病を生む、という考えが臨床現場で有用であると考えるようになり、闘う腕力のない人は、面従腹背という適応をとることで「病」をまぬがれ得る、と考えるようになってきていた。そのような心境を「as if 性の肯定」という論にまとめた。

これを書いているとき、民衆と連帯しようとして、民衆の「as if 性」に翻弄されてしまった歴史上の革命家たちの悲劇を想い浮かべていた。

対話精神療法の骨格（一九九三）

言葉は造りものです。「うそ」の世界です。そして、造りものであるがゆえの優れた点があります、その点では「実在」に勝っています。次の三点です。

一、言葉はイメージを導きます。そのイメージは、時間や空間を超えます。架空のことさえ描くことができます。「もし、あのとき、母が死なないかったら…」と言葉でイメージを造ることはできますが、「実在」としてその状況をもつことは不可能なのです。

二、言葉は「感覚」や「行動」のイメージを描いたり、それらに意味を付与したりすることを通して、「感覚」や「行動」を制御します。

三、「実在」は「いま・ここ」ですから、過ぎたとたんに消滅します。しかし、言葉は残ります。言葉で描写されたもの（たとえば「認識」）には保続性があります。

この三点の特徴ゆえに、言葉は人の心を束縛する病因性をももっています。他方、治療で用いられる言葉は、上記三点の特徴を善用して、内在化され病因となっている古い言葉を崩そうとするのです。ショック療法です。毒です。

言葉文化間の闘争です。

精神療法も「癒し」ですから、攻撃的な毒よりも、「言葉でないもの」「いま・ここの実在」によって構成される、「抱え・包む」保守作用のほうが治療法のなかでの主幹です。具体的には、

①「癒し」の力をもつ環境、ことに自然環境が重要です。「一木一草ことごとく治療者」です。面接室の雰囲気も大切です。

②治療者の「言葉の外」、「振舞い」や「表情」や「雰囲気」を重視します。多くは、治療者の内側世界がにじみ出たものです。

③言葉を語るさいの、「鳴き声」としての発声を錬磨します。「脳」からの声でなく「心身」からの声を。治療者の「いま」だけでなく人生史を映し出す声が患者を包む。

④「共感」の関係とは、「同行二人」のイメージを送り込むことです。

以上四点の「抱え・包む」治療がまず在り、そのなかで、内在化され病因となっている古い言葉文化に向けて、新しい言葉でのショックを送り込むのが、対話精神療法です。

根底にあるのは、自然治癒力の解放という想定です。無意識（いのち）への信頼です。

（治療のこころ　第五巻）

〔追　想〕

精神世界と精神療法における言語と非言語の役割・位置づけについての探索が、ついに終点を迎えた。思えば長い旅であった。

完成された姿の短さが嬉しい。シンプルなものは美しい。以後のわたくしの論考は、この結論に基づいて展開してゆく。次章は、旅の概観を展示しつつ、芸術療法の位置づけを試みたものである。

言語と非言語（一九九五）

本日の講演に先立ち、『言語学百科事典』（大修館書店）を読んでみました。ところが言語を論ずるこの百科事典には、声や、身振り、表情、握手といった言語ではない「非言語」の部分が半分以上記述されていました。このことに示されるように、言語と非言語とは本当は分かれずに絡み合っているのではないか、あるいはどこかぼかしてつながっていて、こちらは言語、そちらは非言語という中間に、どちらともつかない部分、グレイゾーンがたくさんあるのではないかと思います。

本日はわたくしが精神科医になる前に、言語や非言語について興味や関心をもつようになったことや精神科医になってからのこと、それから現在この学会に対して考えている提案、そして治療のなかで言語と非言語について考えていることなどについて講演したいと思います。

わたくしは、幼稚園のころ、運動はまったく苦手でしたが、ずいぶん早くから文字を覚えて多少の漢字も読めましたので、同じ園児を集めて童話の本を読んであげるなど言葉はやたら得意でした。そのようなこともあって、わたくしは言葉の世界がますます好きになり、駄洒落や狂句に興味をもつようになりました。たとえば一休さんの歌に、

「一休さん、一休さん、この橋（はし）渡ってはいけません」「いいえ端（はし）は渡りません。まんなか通ってきましたよ」とあります。わたくしは小さいころこの歌に「わあ面白い」と、感激したものです。それから少し大きくなりますと、曾呂利新左衛門の逸話に興味をもちました。ある日、太閤秀吉が大切にしていた五葉松が枯れました。秀吉は暴君でしたので、隠したりすれば「どこへやったか」と言われます。気づかれないようにどうしたらよいものかと皆が困っていました。そこへ秀吉がやってきたのですが、曾呂利新左衛門は、「寵愛の　常磐の松は　枯れにけり」と歌いました。秀吉が気がついていないのに「ほら松が枯れたよ」と言うようなものですから、他の大名たちは驚いてしまいました。ところが曾呂利新左衛門が「寵愛の　常磐の松は　枯れにけり。千代の命を　君に譲りて」と歌い直しますと秀吉がひどく機嫌をよくしたそうです。このような言葉の使い方によって状況が大きく変わってしまうということがやたら好きになり、いろいろと勉強しました。ただ言葉遊びを通して言葉を自由自在に操ることを幼いときに覚えてしまうと、言葉の便利さや面白さが分かるのと同時に、言葉というものを信用できなくなります。あることに優れてそれを自由自在に扱えるゆえにその領域への尊敬、畏敬の念が薄くなってしまうということがよくありますが、わたくしもそれに近いものがあったのかもしれません。

しかしわたくしの場合助かったのは、戦争があって空襲で家が焼けてしまいましたので、仕方なく一、二年を田舎の祖父の家で過ごし、そこで農業の手伝いをしたことで、いろいろな経験をすることができたことです。いまでもほとんどの農業はできます。田植えに牛の世話、そして芋を畑に穴を掘って腐らないように保存したりするなど、いまだに尊い経験だったと思います。そういう言葉だけでは伝わらない世界というものをすばらしいと思うようになりました。言葉ではないものに対するすばらしさというか、重みや存在感を知るようになって、ますます言葉というものを道具と感じるようになりました。

それからどういう経過か、おそらくそのふたつを併せたものだったのでしょう。その後、わたくしは語りの芸に興味をもちました。語りの芸とはどういうものかというと、中井久夫先生が「翻訳をするときには、その詩人の声の入ったテープを手に入れるのだ」と言われました。先生はギリシャの詩人の詩を、非常にすばらしく、その詩人の肉体が手元に伝わってくる印象の訳詩をされています。詩というものは、本来文字として印刷されるものではなく、作者が舞台から語りかけるもの、それこそが詩の原型ですので、まずその詩人の声の入ったテープを手に入れます。できればその詩をその詩人が朗読しているテープを手に入れるのです。それから自分で訳したものを自分も声に出し、そこから意味を排除して聞いてみて、できるだけ雰囲気が近くなるように訳すと言われました。そのコツは、ひとつのフレーズごとに本文と訳文の間で似たような母音を用いたり、秒数を合わせたりするとしっかりと訳されているように感じられるそうです。中井先生は翻訳をする自分の仕事ぶりについて「やや丁寧に仕事をしているだけです」と言われます。暗に「世のなかには雑な仕事をしている人が多い」という意味が含まれているように感じられて、素敵なのです。それが語りの芸なのです。

語りの芸といえば落語があり、講談があります。こういうものは素語りと呼ばれ、扇子と手ぬぐいぐらいを使い、後はせいぜい適当な間合いでお茶を飲んだりして、それで森羅万象を描き出す芸であり、わたくしはそれがとても好きになりました。そのころはテープなどありませんので、落語のレコードなどをせっせと聞いていました。そして一年間インターンで東京に行ったときでも、午前中だけ病院へ行くと昼からはずっと寄席に通っていました。

そのころわたくしがいちばん追いかけていた人に、柳家三亀松という芸人がいました。新内や都々逸などをしていました。普通寄席のたれ幕のめくりには「落語・三笑亭可楽」などとあります。しかし彼の場合は幕を開けますと「ご存知」とあり、何をやるか分らないのです。出囃子に合わせて三亀松が、三味線のまんなかを握り、着流しに左肩をキュッと上げて、ツーッ、ツーッ、ツーッと出てきます。そしてマイクの前に立つとジーッと観客を見つめて「よく来たね…。どこも行くとこがないんだろうね」と言ってニャッと笑います。それでお客さんをいっぺんに引きつけてしまうのです。そのときどきによって「雨が降るのによく来たね。雨が降るときは四畳半がいいんだよ」と変えてみたりもします。そういう三亀松の芸なのですが、これを文字で書くとたいしたことはありませんが、話のなかで「ねえ」とか「気が合うね」「一人でやっているからね」などといろいろな声色がどんどんそこに入っていくというところがとても好きでした。

それと好きだったのに手品があります。それも、語りかける手品でなくてパントマイム的な手品が好きでした。そうなると、当然バスター・キートンのようなパントマイム的な無声映画が好きになり、言葉でないものの重さをとても好きになりました。

言葉というもののもつ、それを自在に扱うことにより外界を動かす道具としての言葉の威力、言葉の手品が好きになったのです。それでその言葉をいろいろと操ることができる精神分析をしてみたくなり、精神科医の道を選んだのです。ところが精神科で一所懸命いろいろと言い回しを考えてみても、言葉の論理で「こうこうこうやって実はこうで、ひっくり返してみたりまた逆から見れば」などと考えているので、やたら理屈っぽくなるのです。

わたくしと一緒に入局した人に、九州大学教授の村田豊久先生がおられます。児童専門で、児童にわたくしのような理屈を言っても仕方がありません。先生の治療はといいますと、「ねえ、ホニャホニャホニャラ」などと言ってまったく論理的ではないのです。非言語的な言葉だけみたいで「いいがね、いいがね」とか言っておられるのですが、それが非常に治療効果があったのです。村田先生と自閉症の子どもさんとの関係がピタッとしており、わたくしはそれを目のあたりにして、一所懸命研鑽してきた技術が治療に役に立たないことがあることを知り、がっくりさせられました。

わたくしの師匠の西園昌久先生も多少理屈っぽいことを言われますが、治療上重要なポイント、ポイントでよく見ていると先生はあまり論理的ではありません。「まっかせなさい」というような気合いでやっておられます。これが精神分析かと思わせるような、まるで筑豊のヤクザの世界の治療と言ってもいいくらいのときがあります。確かに説明のときは論理的なのですが、いざ治療の現場にいるときはこの「気合い」が必要なのでしょう。

気合いといえばもっとすごい人が、一緒に九州大学へ入り、いま教授をされています山田紘彰先生です。てんかんか何かで少しヒステリーがかった人が自殺未遂をしたとき、主治医であった山田先生は「お前今度自殺なんかやらかしたら俺が叩き殺すぞ！」と言いました。自殺したら叩き殺すなんて、まったく論理的ではありません。しかし患者さんはこのことでサポートされ、山田先生との間にとてもピタッとした関係ができました。このようなことを考えますと、言葉はなんて役に立たないのだろうと思えてきました。

相変わらずわたくしは言葉を操る方法で精神分析を行い、治療を続け、精神分析の本もたくさん読んでみました。ところが、境界例の人たちの治療をやっていくなかで、ある変化が起こったことなどを後で振り返ってみたりすると、精神分析で解釈と呼ばれているもので境界例の人の治療が進行していたのではなく、やはり山田先生がされていたような気合いがある転換点では働いている。そして言葉というものはその変化を総括しており、その変化を固定、定着させるのには役に立っているのですが、変化を引き起こすのにはあまり役に立たないということでした。その変化を引き起こしているのは、治療者と患者さんとの間にできている雰囲気なのです。その雰囲気が事態を媒介しているということに気がつきました。雰囲気を生み出すのは専門的な言葉で言えば逆転移であり、簡単に言えば「こちらの気分」ということです。「浮き浮きする」「重苦しい」「イライラする」「ねむたい」などの雰囲気が関係をいちばん反映しているこどに気がつくようになりました。そのようなことがあってからは、やたら理屈の多い精神分析の学会には行かなくなりました。ある程度の理屈はどうにでもねじれるようになりましたし、わたくしが小さいときからつくり上げてきた理屈っぽく言う技術からしたら、低級の理屈っぽさなので飽き飽きしたのです。ですから、芸術療法学会に来るようになりました。最近では日本芸術療法学会も少し別の方向へ向いてきているような気がしますが、その点西日本芸術療法学会は、多少言葉がうまくなくても、会のなかに「気合い」があっていいと思います。

わたくしは芸術療法に興味をもつようになりましたが、絵を描いたり箱庭をしたりするわけではありません。言葉を使った芸術療法や非言語療法をしようと思っているのです。

ある酒の席で、中井先生に「わたくしは言葉だけで人の心のなかに絵を描いてみようと思います」と言いましたら、先生はあきれておられました。確かに絵を描いたり物が存在していることで媒介されるいろいろなものは、言葉だけではまったく及ばないものなのです。そこには技法のもついろいろな威力があります。ただわたくしは幼いときから言葉にだけは凝っていましたので、言葉だけでどこまでできるかを実験しているわけです。自分の人生の特殊な流れで、もう少しやってみようと思っているのです。

言葉というものを『言語学百科事典』に載っているような広い領域ではなくてギュッと狭く限定し、社会的な取り決めとして成り立っている記号を言葉とします。そしてそれに音声が加わって語りとなったときには、それは言葉プラス音声、と見なします。そして言い回し、間合いなどといった言葉の非言語部分を増やしていくのです。その部分を使ってどこまで非言語的な治療ができるか。まずいちばん使えるものは身振りがあります。それから音声や間合い、そして沈黙があります。さらに気づきにくいものに文体があります。文体の導き出す雰囲気というものがあり、それに凝ってみるのもいいでしょう。

今朝心理劇の方が、「治療者が何かを体験して成長しなければ、セラピストとしての真の治療活動ができない」と言われました。これは not がふたつ入る表現で「言うことをきかないと生きては帰れないぞ」と言うように、堅苦しく脅迫じみたものを感じます。それを「治療者が自分の心理劇体験のなかでひとつずつ何かを乗り越えていく分だけ、治療がうまくいくようになるのです」というように言い方を少し変えてみると、論理としては同じことを言っているのに何となく優しく感じられるのではないでしょうか。このように不安をかきたてるのではなくて夢をかきたてていく。「そうじゃなきゃいかん」と不安をかきたてれば、襟を正して固くなります。そのようなことも言葉の非言語的な部分なのです。言い回しの違いだけで、論理としては同じことを言っているのです。そういうことを工夫し、どこまでやれるかを試しているのです。それをみなさんに真似しなさいということではありません。それを言うために初めにわたくしの人生のことを話したのですから。

何を言いたいのかといいますと、自分が幼少時よりずっと引きずってきたものの上に芸術療法という領域が、とてもうまく乗っかるものなのです。それがこの治療（ノン・バーバル・セラピー）のすばらしいところです。みなさんも自分のなかにずーっと蓄積されているものを大事にしていかれるといいと思います。

わたくしは、自分が話している言葉や、向こう側から話しかけられてくる言葉の非言語部分に注意を向けるようになって、「語られていないけど語られている」ということに注目するようになりました。たとえば「そういうことも考えるんですよ」「私もあとでゆっくり考えてみよう」というなかに、「も」という言葉が使われます。それは語られない何か別のものを示唆しているのです。それの意地悪な使い方は、「うーん、君の言っていることにも一理あるね」と言ったりすることです。ほとんど賛成しないとか、別によい理屈がありますよなどの言い方を直接すると角が立ちますので、それを口に出さないためのものなのです。またこの「も」という言葉には、言わず語らずに伝えられているものの威力があります。思いを口に出していないので、反対、反論ができないのです。無意識のうちに、気がつかないままに染み込んでしまうのです。逆に「も」という言葉を人が使っているときは、口に出さないが、別の考えをこちらへ漏らしているということが言えます。そのようなことが分かってからは、わたくしは「語らないけれども語られている」というものを察知するようになりました。たとえば「要するに」と聞くと、その人は考えがまとまらず焦っていることが想像できますし、「つまり」という言葉を聞くと、その人は早く結論を出したいけどそれができず、なかなか話が終わらないと想像できます。このようなことに注意を向けるようになり、またそういう言い方で人に伝えようとするようになりました。そうするとこれが、かの有名なミルトン・エリクソンの世界になってしまうのです。ミルトン・エリクソンは魔法使いのような人で、ちょうどわたくしが彼の名前を知ったときに亡くなりました。ほとんどその世界と同じで、語られている言葉がやり取りされながら、しかも語られない部分で交流しているというやり取りです。それをやることにより、見た目にはごく普通の話し合いみたいでありながら、「が…」、「うーん、そうだね」とか言うときに反対の意見があるのだということを伝えているようにだんだん対話がなっていくのです。最近、治療で非常にうまくいっているときは、向こうの人に言わされてしゃべっている感じ、つまり主体性がなくただひたすら迎合してしゃべっているような感じになったときはうまくいっているのです。めったにうまくはいきませんが、できるだけそのような感じが多くなるようにして行きたいと思っています。そのように、できるだけ見かけが普通の対話であるように、どこで誰と話してもまったく差のないような話になるようにしたいと思い、毎日工夫と努力をしているのが現在のところです。

迎合ということで先ほど宮崎の音楽療法の方が取り上げていましたが、それを聞いていたときに阿波踊りのリズムについて思い出しました。恩師の桜井図南男先生は、徳島大学の教授をされていましたので阿波踊りが大好きでした。

われわれはとても先生みたいにリズムに合わせるのができないなと思っていましたところ、堤啓先生という方が入局されて踊られますと、それは桜井先生よりずっと上手でした。堤先生は徳島大学の教養部で、連をつくっていつも阿波踊りに出ていたそうです。やっぱり宴会で覚えたものと実際出ていたものとではさすがに違うと思ったのです。ところがなんと、九州大学の藤原勝紀先生（現京都大学教授）の阿波踊りを見ますと、これまた全然違うのです。藤原先生は母親のおなかのなかにいるときからあのリズムをずっと聞いていたのです。「アッ、これこそ本物」、いままでのは全部嘘と思いました。このように音楽のリズムというものは、赤ちゃんのときインプリントされると、後はなかなか変わらないのではないかと思います。それで迎合ということを言うならば、施設の知的障害の人たちに勝手に太鼓を叩かせて、それに合わせて適当な伴奏を入れてみてもいいと思いますね。その点カラオケというのは、決められた一定の速さで歌わなくてはいけませんので、どことなく不愉快なものです。カラオケに対してナマオケというのはいいものですね。ギターなどの伴奏で、こちらが勝手に歌っても伴奏のほうで迎合してくれて、やたら生き生きしてしまいます。そのように患者さんと話してみるのも、いいと思います。わたくしは言葉を軽く扱う遊び方が上手ですので、地方で異なるアクセントも、三日いれば自然に身につき、調子を合わせられます。わたくしの場合合わせるのではなく、合ってしまうのです。

言葉というものは氷山の一角であると考えられます。まずシンボルの世界があり、一方でイメージの世界があります。そしてここに生物としての生来性のパターンというのがあり、それぞれが遺伝子レベルで準備されています。地球上の人類も文化などいろいろの差はありますが、性交すれば原理的には子どもが生まれ、その子どもは生殖能力をもっている。生殖能力をもっているという意味で、人という生物が生来的にもっているもろもろの資質に実体験が加えられ、あるいは失われたりします。精神分析的に言えば失われて、またほしいと思ったときにイメージが出てくるという形になるのですが、そうなるプロセスでここに無意識界というものができてくると考えられます。実体験とそのイメージ、そしてそのイメージと言葉をつなぐものが「シンボル」と呼ばれているものであろうと言われています。シンボルは、言語にも非言語にも入れていい中間段階にあります。わたくしに言わせると言葉とは約束事で、氷山で言えば水面より上の一角にあたり、それは意識されている世界で、水面下の部分は無意識の世界ということになり、シンボルの世界はその両方にまたがっているという図式で考えています。

言葉というのは、氷山の一角であり、その下に膨大なものをもっています。そのときこそ言葉は重みがあります。しかし、わたくしが小さいときにいろいろ言葉遊びでやってたような、そしていまでもある程度やっているような自由自在に軽く動かせる言葉というものは「絵空事」です。軽々しいものだからこそ自在に軽く動かせる。あまり重みがないからこそ自由自在に動かすことができるものなのです。それに反して、実体験に属する部分はその人自身のものですから、一部共有できるとしても時間と場所を共有しない限り、伝わらないものなのです。昨日のシンポジウムで「自分の芸術療法のいちばん大切な部分は、一緒になってする形でしか伝わらない」と高江洲義英先生が言われてました。これはやはり実体験の部分だからと思います。わたくしの父はインパール作戦の生き残りですが、絶対にわれわれには話しません。ですが戦友が来たときには、インパール作戦のときの話を飽きもせずいつまでも話していまず。一度われわれにはなぜ話さないかを尋ねたことがありますが、「行った者にしか分からん」と言われました。

言葉というものを非常に狭い意味で考えると、それは約束事であり、本の目次のようなものだと考えられます。たとえばみなさんの名前のようなものです。そしてその下に、その人に関する情報がたくさんくっついているからこそその言葉には重みがあるのです。わたくしが疎開して農業を体験する前は、言葉はたくさんあるのだけれども実体験があまりありませんでした。実体験とは、言語を介さずに得られるものです。いまみなさんがここで座ってわたくしの声を音声として耳から入れています。そしてその音声の出てくる方向にこうしてわたくしの姿を見るわけですが、実体験とはそれによって感じ取られるもので、言語による描写がしにくいものほどより実体験といえるのです。最近そうした言語以前のものの体験の量がひどく少ない人たちが増えています。こうした実体験の少ない人たちは、人間関係、ときには物との場合もありますが、その関係に重点を置いていく傾向があります。そしてその関係が少しでも汚れ傷つくとやたらひどい反応をします。登校拒否やいじめの問題などもそうです。昔は、たとえいじめられても死んだり、飛び降りたりする人はいませんでした。わたくしも人をいじめたりしていたのですが、いまではその人とは会えば「やあ」というような間柄です。それから食行動異常や仲間外れにしてみたり、家庭内暴力の人などがいますが、そういった人の歴史をよく見てみると実体験が少なくて、約束事にすぎない言語の世界に非常に早くから入りすぎている人たちなのです。だから人や物との関係が非常に大切になってくる人たちなのです。

それはなぜなのかと考えていたところで、心理劇のトレーニングの話がありました。その話のなかで「何かやたらつらかった」と話されていました。それは多少若いからかもしれませんが、その関係自体が実体験であればあるほど重くなってきます。逆に、この関係がシンボリックなものであればあるほど、それは多少遊べる世界になります。仮にボクシングで倒されることがあっても、恨んでその相手をピストルで撃ち殺すようなことは起こりません。それはシンボリックな世界という面が大きいからです。年輩の人たちはこうした関係が、何らかの実体験のシンボルとしての部分をかなりもっているので、ここで傷ついても、そこから逃れるようにして自殺をするのではなく、実体験の世界へ戻っていくのです。精神分析では、これを「退行」と言いますが、戻っていくといろいろなことがあって、また関係を修復するという新しいアイディアをもってシンボル関係のなかに戻ってくるということがあったのです。しかし実体験としての部分が下にないととても脆いのです。シンボルとしての関係が完璧なものでなければならない、そういう脆さを抱えるケースが増えてきています。これを正確にいうと、言語が乱れ飛んでいて、言語をうまく操る人ほど限りなく軽く操るようです。ちかごろ、昔の古くさい漢字や熟語を遊び半分みたいに書き散らしたりする人がいますが、それは、それだけ言葉が軽々しく使われているのです。軽々しく使われるということは、その言葉に実体験がついていないので実在に動かすことができるのです。そういう人たちは脆いのです。

ここで、芸術療法について話を戻しますが、その前に治療ということについて考えてみましょう。精神分析的な治療、言語や対話を中心にした精神療法は、どういうことをしているかというと、さまざまな実体験とイメージがあり、それが無意識の世界に財産としてたくさんあるのです。それをある程度まとめて言葉をくっつける、整理、構造化してみる。体験群というイメージによって構成された精神内界のいろいろな部分に言葉を与えてみたりします。

無意識は言語によって構造化されているとよく言われます。言葉とは構造化する力をもち、実体験をいろいろと構造化することができます。そこでは体験に言葉を与えることが治療になります。他方、空しく言葉が乱れ飛び、体験世界が貧乏である人たちへの治療が昨今の急務なのです。本人たちの空虚な言葉に、それに見合うだけの実体験をくっつけてあげる治療が必要になっていると思います。普通ですとバラバラにある実体験を拾い出して、その空虚な言葉にくっつけていくのですが、その実体験がまったくない場合、迎先生のいう間接誘導は使えません。間接誘導とは、たくさんの体験のなかのどれがよりピターッとした組み合わせで、その人の言葉にうまくくっつくかということで、いくつかあるなかから自然にいい組み合わせができてくるのを待つものです。ですから実体験がたくさんある人の場合はいいのですが、ない人の場合は、たとえば「箸のもち方はここに指をはさんで…」などと、教育や訓練みたいな部分が増えてきます。従来の芸術療法では、シンボルの部分を取り扱っているのです。このシンボルというものは、言葉とイメージを媒介するもの。イメージとは、シンボルと実体験を媒介するもの。実体験とは、生来性の遺伝的に付与されている生物としての可能性とイメージとをつなぎ、言葉へと引き上げていく役割をするものです。この部分がないので、いままではシンボルの領域で言葉へとつないでいこうとしていた芸術療法が、シンボル的芸術療法の部分が少なくなって、実体験的非言語療法的な要素部分が増えてくるのではないかと思います。それらが増えてくるのであれば、農作業や運動、作業療法など、より実体験が増えるようなものでもいいのです。ただ作業をすれば実体験が増えていくということではありません。実体験を増やすということは、生来性の可能性とイメージとをつなぐ役割がありますので、そういう活動としての実体験が増えてくるということが大切なのです。

その種の実体験が増えるためには、「工夫」という主体的な働きが必要で、ただ農作業するのではなく、その作業のなかにいろいろ工夫を加えていくことが必要です。絵画にしても中川保孝先生が「どこかで行き詰まることによって工夫ということが起きてきます」と言われてました。工夫というものは、主体的、積極的なことでもあるのです。たとえば実体験のなかで工夫をするときは、より多くの情報を活用しながら工夫を加えていきます。またイメージの世界でも工夫をしていく場合は、実体験とシンボルもしくは言語とを参照しながらイメージを膨らませていきます。ですからもっている機能を活用しながら工夫が行われていくことが、その領域を膨らませていくことになるのです。

そう考えると言葉が膨らんでいて、そして実体験が乏しい人たちを実体験の工夫によって治療するというアイディアで最も優れていたのが、戸塚ヨットスクールであることに気がついたのです。ヨットに乗せて「行け！」と海へ放り出します。そこでは「風向きが…」「ヨットの重心が…」などと言っても、波もどんどん変わるのでどうしようもありません。そうなったときに上手な人がしていたのを見たイメージと、自分の筋力などでできる動きなどを使うことによって実体験が増えてきます。あそこで対象にしていた人たちはみな、言葉だけで体験が少ない人だったと思われます。ただ主体的に工夫をしている感じはなかったのかもしれません。いずれにしても戸塚ヨットスクールで起こっていたことのなかのいいものが使えるのではなかろうかと思います。

わたくしはあのような恐ろしいことはできませんので、いつもは料理を男性も女性もさせるようにしています。料理というものには、言葉で表せないような工夫が多く含まれていますので、みなさんに勧めています。他にも手洗いで洗濯し干してアイロンをかけるといった作業もよいと思います。もちろん農業もいいでしょう。また芸術療法でも、たとえば陶芸や絵にしてもシンボルとしての行動や治療ではなくて実体験における工夫を増やし、実体験部分を膨らますものとして行われるような感じが大切です。工夫とは試行錯誤であり、成功ばかりしていると情報量も少ないので、むしろ失敗したあと工夫をして成功するという繰り返しが、脳にインプットされる情報量が多いので、いろいろと経験できる世界がひらけてきます。そういう世界をいちばんつくりやすいのが、料理のような気がします。それで、いまは実体験の少ない人たちに料理を勧めたり、田植えをさせてみたり、祭りでもあればその準備の段階から参加してもらったりしています。うまくいかなくても「失敗することで勉強になって豊かになる」と言い続けながらさせるように工夫しています。そういう人たちと語るとき、ちかごろの高校生などを見てたら分かりますが、「ワッ」とか「キャッ」とか「イヤー」とか「うーん、まいったまいった」などと言いますが、彼等は言葉に感情のようなものやゼスチャーや発声などで色づけしたりして、言葉のもつノン・バーバル部分を増やすことができます。そこに何か確かなものがあるのです。単なる記号としての言葉ではなくて、いろいろ工夫したり付け加えたりすることで、このいろいろと経験できる世界を伸ばしていけるひとつの芽をもっているとわたくしは思います。これに迎合することが必要になるかもしれません。われわれはしばしば年輩の方の言葉を聞きますが、それには多くの体験もついてくるのでその言葉が重く感じられ、ついつい考え込んでしまうのです。そうではなく、何となく軽くおもちゃとして使われている言葉を意識しながら、この種の人たちと話し合い、そこに乗せられている感情を受け止めて、こちらもそれに合わせて感情を返していくところから、なんとか実体験の世界を引き出すそうした工夫が必要なのではないかと思います。まだこの辺の技法についてはよく分かりません。みなさんも工夫してみてください。芸術療法をやめてOTの活動をしたほうが、よほど治療的であるというケースが相当数増えてきています。それについてもよく考えてみてください。

最後に、このようなことを頭に入れておいていただきたいと思います。従来から言われているように、言葉の基本的な機能とは「分ける」ことです。たとえば白と黒のように、白があれば反対側に黒があり、同じ黒でも真っ黒があれば、やや黒があったりして分けてあります。ですから言葉によって構造化が可能になります。そして非言語は曖昧で、無構造で、境界を取り払うものです。そのようなつもりで自分がしゃべる言葉に切り分け、仕分け、構造化して、動きが少なくなるように、たとえば「町人の分際で」とか言うと、そこで町人と侍に分けられ、やるべきことも分けられてきます。「女のくせに」とかもそうです。そういうのは動かさないように領分を決めてしまう働きがあります。そこで「町人だって女だって、みんな生きているじゃないか」と脱構造化することもできます。それを言うときなどは、感情を込めて「みんな、生きているんだよね」などと言うと、脱構造化の効果を倍加させることもできるので、そのような工夫も必要です。

学会というものは言葉をやり取りする場ですから、わたくしの講義も西日本芸術療法学会の雑誌に載るかもしれません。テープから起こして文章になると思いますが、それを読む人はわたくしの話の切り分けた部分だけ読むことになります。しかし、会場にいるみなさんはここでわたくしの姿を見て、声を聞き、身振りを見て同じ空気を吸われましたので、その非言語部分をたくさんもって帰ることができます。それが実体験というものです。実体験は、こうして時間と場所を共有することによっていちばんよく伝わるものです。確かに印刷した言葉は、百年先でも読めますし、表面上同じように見えます。しかしそれは栄養分析表でたとえると、まったく同じなのだけれども実際はジューシーでないようなものになるといった感じです。このように言語と非言語はお互いにそれぞれの役割をもっているのだということを理解してもらえば、治療のなかでのいろいろな言葉のやり取りについて、センスが育っていきやすいのではないかと思われます。

（西日本芸術療法学会誌　第二三号）

〔追　想〕

西日本芸術療法学会の特別講演である。他の一般演題のあれこれをも取り込んで、治療法としての芸術療法を論じようとしたものである。

わたくしはいまでは芸術療法の世界からも離れてしまった。しかし学会に参加していたときに得た有形無形の影響は、わたくしの治療論の骨格部分をなしている。芸術療法に触れたことは、治療論を完成するのに不可欠の道程であった。

迷いながら歩いてきた（一九九五）

村山　お待たせいたしました。それではさっそく、大会のメイン・イベント、神田橋條治先生の記念講演でございます。私、大会準備委員長として、先生をご紹介させていただくという大変光栄ある役割をさせていただきます。神田橋先生はみなさんよくご存知で、ご紹介するまでもないことでございますが、プログラムにもございますように、『発想の航跡』という有名な本は、わが国精神分析学の最高の到達点というふうに評価されておりまして、たくさんの著書もおもちでございます。実践家としても、理論家としても、定評のある有名な方でございます。

そこで五分ほどの時間をいただいておりますけども、むしろ私が先生とのお付き合いで日ごろ感じていることをいくつか申し上げて、ご紹介にさせていただきたいと思います。私は昭和四二年に九州大学の教養部に、キャンパス・カウンセラーと心理学の教官として赴任いたしました。学生相談ですから、統合失調症圏の学生との接触が多いということもありまして、九州大学の西園昌久先生が主宰されていた精神病理研究会というところで、いろいろお世話になってきたわけです。そのなかの優秀な先生方のお一人が神田橋先生でございました。それ以来もう三〇年近く、私の節目ごとに先生にはいろんな形でサポートしていただきました。大学院の学生のスーパーヴィジョン、あるいは人間性心理学会の大会で対談をしていただくとか、私にとって先生は大変大切な方でございます。

実は今回も私がこの十四回大会をお引き受けするということで、さっそく、神田橋先生にお願いしましたところ、「そうか、それは僕が引き受けた」と大変快く言っていただきました。先生は講演があまりお好きでないということは前々から伺っておりましたが、村山のためならひとつがんばろうとおっしゃっていただいて、大変、感激したしだいでございます。

先生は私にとりまして大変大切な方ですが、三つだけ先生の魅力を申し上げたいと思います。先生は何よりもやはりパイオニアなんです。自閉の利用ということをはじめとして、さまざまな新しい工夫をなさってまいりました。日本の独創的な心理療法家として、私はとても尊敬しております。二番目は、先生の本をお読みになったら分かりますけれども、いつも自前で考えるということです。先生の本はご自分で徹底して考え抜かれた本で、大変刺激に富む本をたくさんお書きになっておられます。それから第三点は、私のところの学生は毎年、神田橋自主ゼミと言いまして、一泊二日のスーパーヴィジョンをこの十五年ほどずっとやっていただいてるんでございますけれども、そういうなかで感じますのは、先生はスーパーヴァイジーの特徴と持ち味を生かすというスーパーヴァイザーとして優れた素質をおもちだということ。この三つが、他にもたくさんございますけれども、私が大変、先生を尊敬しているところでございます。

一九六〇年代、私の九大の学生のクライエントがこう申しておりました。九大の精神科のなかでは「かみそりの神田橋」ということで、切れ味の鋭さということでは、患者さん仲間で大変評判だということでした。しかし先生は一九九〇年の『精神療法面接のコツ』のなかでこんなふうに最近の心境をおっしゃっております。「僕は精神療法を力仕事と見なさなくなった。体力が落ちても、いや落ちてからのほうがかえって上手にやれる、柔らかな芸術であると思うようになった。精神療法を推し進める力の大部分は、精神療法家の力ではない。患者自身や、患者を取り巻く環境の力であると分かってきました」というふうに、最近の心境を語っておられます。

で、今日は「迷いながら歩いてきた」ということで、先生の精神療法家としての歩みを語っていただけることを大変楽しみにしております。先生は、この会の準備に相当エネルギーを使われておりまして、みなさまにいま、メモ用のプリントをお配りしておりますが、これもおそらく先生にとって初めてのことではないかと思うんですけれども、さらにサーヴィスとして、実は今日のお話のエッセンスをB5のレジュメにぴしっとまとめてありまして、それはいまはみなさんにお配りしませんけど、お帰りのときにお渡しするということです（拍手）。先生は手品を若いときにやられたと聞いておりますが、大変サーヴィス精神の旺盛な方でございまして、だから今日は「これは何だったかな」なんて覚えなくてもけっこうでございますから、安心してお話をお聞きいただいて、後でじっくりレジュメを見ていただくと、またずっと、みなさんのなかでお話が生かされるのではないかと思います。では先生、よろしくお願いいたします（拍手）。

神田橋　どうも過分のご紹介をいただいて。僕は村山先生を臨床の場で迷いの姿勢を共有している同志として、ずっと尊敬し、親近感をもってきましたので、この題がいいと思ったんですが、もうひとつは、僕がこの数年間やってる活動を一言で言うと、臨床の現場で後輩の人たちの迷いを解決してあげるのではなくて、迷っているその営みにエールを送るというような活動をしているんだなぁと思うので、この題を選んだのでございます。

後で述べるような理由で、連想がわあっと出てまいりますので、それを話してもどうしようもないだろうと。そちら音響が悪いんですよ、聞こえますか？　シンポジウムのときに回ってみたら、二階がけっこうよく聞こえましたから、聞こえない人は二階に行くといいです。なにしろサーヴィスの人ですからね（会場笑）。

えっとなんだったっけ、うん、それで少しでも分かりやすくするために、みなさんにいま、紙をお渡ししていますが、僕の発達段階を横軸にとりまして、縦軸に、ずっと僕が追究してきたといまにして思うふたつのテーマを置きまして、それはひとつは転移・逆転移の問題、別のことばで言うと中立性のテーマ。そしてもうひとつは言語・非言語のテーマというふうに置いて、上下上下と話していくようにすれば、いくらかまとまった形になるかと思っております。後ほど僕がいまここで使っているレジュメを差し上げます。内容はそれに全部ありますので、お帰りにもって帰ってください。

僕がこの道に入ってきたのは、最近の心境では、小さいころから運命づけられてやってきたような気もするんですけど、はっきりとこの世界に僕が入るようになったについては、劇的な出来事があるんです。

医学部に入りまして、授業が全然面白くありませんで、医学部に入学したのは間違いだったんではないか、自分に合わない道を選んだのではないかと思って、あまり授業にも出ないで、それをいま振り返って、苦しかったという感じはないけど、幸せではなかったような気がしますね。大げさに言うと、魂が苦しんでた状態かな、あのころ、麻原彰晃さんがいたら、オウムに入るような状態かなと思います。

まあそういう状態で、ある日、医学部の構内を歩いていましたら、日本精神分析学会総会とありまして、なんとなく怪しげな雰囲気だから、当日会費を払って入ってみましたら、ちょうど演壇で発表しておられたのが、先ほど学会賞をもらわれました前田重治先生でした。そのとき映っていたスライドが、おそらく蜘蛛のスライドだったと思います。だから先生の話を全部聞いてたわけじゃないです。けど「わあ、すごいっ」と魅了されまして、帰りがけに入会金を払って、すぐ精神分析学会に入会しました。だから古い学会員で、医学部の三年から学会員なの。あのころは誰でも入れたんですよ、坊さんとかね。なんか怪しげな人も、坊さんは怪しげじゃないけどね（会場笑）、いろんな人がいたんです。つまり「前田の原光景」と言われる前田先生のライフワークのひとつに僕はそこで出会って、精神科医になることが決定づけられて、それで医学部をやめなくてもいいような心境になったのです。だからこれはドラマです。

ところがところが、そういう話を今日しようと思っていたら、今日前田先生から『原光景へ』（白地社）という本をいただいたんです。これは一昨日出版されたんですって。それを今日いただいたの。ユング派の人なら喜ぶだろうな。共時性。

そういう流れで、精神科医になる前に学会に入ったころの僕はどうであったかと言いますと、心という非常に神秘的なものに魅かれていましたし、それを論理的に解明できるといいなぁ、論理で説明したいなぁという欲求がございました。それが、この学生時代です。当時から、ことばという道具を明晰な誤解のない形で使うことに、ある程度習熟しておりましたし、凝っておりました。ところがおかしなことに、その一方で僕は、落語とか都々逸とかがやたらと好きで、ことば遊びが好きでしたし、いまでも好きです。

今度の学会でもときどきありましたが、たとえば「ある意味では」という言い回しがよく出てきますね。僕は「ある意味では」という言い方が出てきたら、この人は自分が対象を判定するために用いている物差しが、どういう物差しであるのかが、自分でよく分かっていないということを告白している現象であると思います。「ある意味ではこれは何々だ」ということは、自分でもよく分からない物差しを当ててみるとこうなんだということだから、自分の使っている、判定に用いている物差しの性質が分からない、と告白しているのだと思って、聞くような習慣があります。これは学生時代からずっと続いている習慣ですが、なぜここでそれを言いますかと言うと、そういうことばの字づら上の論理構造について敏感であることは、精神病水準の人と対話する場合に、大切な素養であるからです。だからちょっとご紹介したわけです。

さて、医者になりまして、アナクリティック・サイコセラピー Anaclitic Psychotherapy という治療法に出会いました。どういうものかをご存知でない方のために少し説明しますと、インシュリン・ショック療法で昏睡から覚めてくるときの半覚醒状態、その半覚醒状態のときに、口愛的な絶対依存の欲求が出てくるので、そこで看護師さんが保護的、母親的な介護を行うと、対象信頼性のようなものが育ってきて、治療がうまくいくという経験は昔からあるんです。そのことにヒントを得て、その時間は短こうございますから、ずうっと長く引っぱって、それをやろうとして、僕の師匠である西園昌久先生が創案した治療法です。

で、入局しましたら、精神療法に興味のある人たちはその方法を用いての治療修練を通して、トレーニングを受けたのでございます。学生時代には当然、患者さんを診たことはなくて、本ばっかし読んでるわけですから、科学的に中立的な姿勢で治療するという考えで入りますと大変なんですね。患者さんは退行しますから、中立性とか言ってられないわけで、退行に添っていかなきゃいけませんでしょ。mutual regression、相互的退行っていうか、治療者もまた同時に退行することが治療上、非常に必要な態度であるというふうに、そのころは考えていました。それはプレイセラピーを想像してくださると分かると思います。ただ子どもさんでありませんから、退行してもそこに大人の要素が入ったりなんかしますので、なかなかに複雑でした。

そして患者さんが退行して、成長して、次には治療者に反発しながら、独立していくという過程、それに付き合うということは、細かい説明を省きますと、治療者自身が依存的な関係世界へ退行することがどの程度滑らかであるのか、つまりそこにいろいろこだわりがあるかないか、あるいはもうひとつは一人立ちしていくということについて、自分自身がどのぐらい滑らかであるか、ぎくしゃくしているかということが、すぐ問題になってきますったって、みんなぎくしゃくしているわけですから、もう大変なんでございます。つまり僕が頭に描いていたような中立性は不可能なのです。

それに対して西園先生は「いや、向こうのニーズが出たときに、それに mutual に添っていけるということが、中立性なんだよ」とおっしゃったですね。なるほど、そうだなと思いますが、だけど人間は態度が退行していくだけでなくて、態度とともに、こちらの認知も退行しますので、そこが苦しいんです。自分が退行したり、いわゆる逆移というか、滑らかに添っていけなくなったり、こちらが揺さぶられたりすることを、どこか空中で、離れたところで自分で観察できている、観察自我と言いますか、退行してない認識者としての自分の部分を維持しておくこと、ここに中立性を求めようと考えました。で、それが後には「空中の目」という考え方に変わっていくわけです。そこから、行動は中立ではないけれども、両者の流れをじっと観察している自分だけは中立であるという、「関与しながらの観察」のようなことですが、そういうふうに考えていきました。

そしてテーマ②の言語の水準にちょっと移りますね。退行した状態から、結局、非言語的な関わりということが大切になってまいります。それから非常に重症な人であれば、いろいろな acting in が起こりますね。acting out in the session、治療関係が早い話、取っ組み合いのようなものになります。抱きついたり、そういう身体接触の世界がやってきます。そうすると「ちょっとやめなさい。あなたは」とか言ってるわけにいかないので、やはりこちらも、体で応答することになりますから、そこで非言語的コミュニケーションということが現れてきます。

そのときにこういうことに気がつきました。このアクションというものは、ふたつの面からとらえることができまして、ひとつはコミュニケーションという面から、もうひとつはカタルシスとしての面からとらえることができる。

そしてコミュニケーションという面が成就されたときに初めて、カタルシスとしての作用が成就する。まあ当たり前のことですけど、そのころはなかなかいいことに気がついたと思ってたんです。

その当時はまだ、向こうからアクションが来て、それに対応して、mutual にこちらのアクションが返っていくというような考え方でした。いまではそうではなくて、二人によってつくられているひとつの場のなかに二人がいて、そして二人はその場の雰囲気のなかで、雰囲気に影響を受けつつ、また雰囲気をつくりながら機能していくという考えに変わっていますけど、その当時はまだ向こう、こちらというような、科学的な考え方でした。

で、そのころ、言語化すると動きが止まるということに気がつきました。言語というのは、動きを止める働きがある。だから「君がいま、わたしに対してこうしたから、わたしは怒っているんだよ」と言うと、怒りはそこで止まって、もうエスカレートしていかない。できるだけ硬いことばを使えば、そこで動きを止めることができる。そしてそのことばが崩れるとまた、動きが始まるという関係があることに、そのころ、気がついたことを思い出します。

以上でアナクリティック・サイコセラピーの時代が終わりまして、僕は医学博士の学位をもらいまして、西園先生が「これからがスタートだよ」と言われたことを思い出します。これまではスタートでもなんでもなくて、スタートの準備にすぎなかったということです。ところがスタートって言っても、なにしろアクションが主で、ノン・バーバルが主というような治療というのは、なかなか説明ができないで、何が何かわけが分からないんで、論文書くときはいい加減にごまかして、西園先生の口移しで適当に書いたんで、あんまり実感はなかったですが。ただ、先ほどの言語が動きを止めるのと同じように、理論図式というものはフィーリングが分かりにくくなるように作用するので、理論図式を頭に入れて接すると、患者との対応が後手後手になるというような感じはもっておりました。それで「出発だよ」と言われても、さてどちらに行こうか、ウロウロしてる心境でした。

そこへ次の「動乱の時代」がやってきました。心理臨床学会を誕生させたのも、この動乱です。動乱の時代については、若い人も昔話として聞かれているでしょうから、あまり言いませんが、この動乱の時代にはラディカリズムradicalism、急進的とも、根源的とも訳します、ふたつの意味があります、ラディカリズムの嵐が吹き荒れた時代です。いまでもやってる人がありますが、急進的な人はあまり変化しないというのも面白いけど、「テストは患者にとって何であるか」、「治療を受けるということは、その患者にとって何であるか」というような問いがあったんです。なるほど、そりゃそうだなと思いました。

だけどそのことよりも、僕の関心があったのは、治療をすることは治療者にとって何であるか、そのときに患者に対して、ある認知をすることは、その治療者自身にとって何であるか、というような問いが当然、可能なわけですね。そして答えが生まれると、そういう認識をすることは、わたしにとって何であるかというふうになりますから、堂々めぐりみたいになって、つまり永久革命みたいになって、自分で自分を食いつぶすようなことです。これはけっこう面白い遊びで、してごらんになるとくたびれると思います。ひとつには逆転移に関心をもってましたから、「そういう反応をするのは、わたしにとって何であるか」というのは、逆転移を考えるときの、お決まりの思考形態でありますから、非常に僕は馴染んでいたのです。

それからもうひとつは、「何であるか」「何であるか」とやっていきますと、図式を固定して、その図式で物事を整理整頓して、まとめていくということができなくなるんです。全部「ある意味では」と、なっちゃうわけです。「ある意味では、どう意味か」とか、「そういう意味はあなたにとって何であるか」とか言って、どんどん崩れていくのです。当時の僕の図式というのは精神分析の図式でしたが、その図式によって理解するのが、だんだんと無力化して、崩れていくわけです。すなわち迷いの時期です。

それからもうひとつ、迷いを決定づけましたのは、山上敏子先生が行動療法という新しい考え方と技術をもってこられまして、どう考えても精神分析で言っていることは、行動療法の「学習」という考え方で説明するほうが、変な仮説が入らなくて、スムーズで、つまりコモンセンス、僕らがいちばん尊敬していた桜井図南男先生のコモンセンス・サイカイアトリーと馴染むような気がしたし、また治療成績も予測がきちっとできて、予測が外れたらまた方法を変えていくという、そういうフィードバックされていく考え方のシステムが整っているように思いました。それに比べると、内省を主にしている精神療法は、いつ、どこの港に着くものやらとかいうような、漂流の旅のような感じがしました。そして行動療法の理論では、僕が非常に患者に対する影響力として重視していた逆転移という問題も、その患者にとっての外在因子の変化として、ひっくるめて考えることができますから、とてもすっきりしていると思いまして、これは困ったこっちゃと思ったことを覚えています。

次に、言語のほうに移ります。少し速い？　しゃべることが多すぎるから、まとめを差し上げようと思ったんです。でないと分からないと思うのね。なにしろ半生記みたいなことをしゃべるわけだから。反省じゃなくて、半分の人生ね。

で、ラディカルとは、根源的あるいは急進的でもいいんですが、ガチャガチャした時代で、みんな大変でした。そのときに根源に帰るということは、明らかに退行でもあると思いました。で、退行というもののもつ意義、あるいは危険性を考えました。学会は退行している、退行している状態のなかでは、ことばを気分の表出として使う。たとえば「打倒するぞっ」とか、そんなのがありました。「不倶戴天」と言うから「『不倶戴天』というのは『ともに天を戴かず』ということは、『どちらかが死ぬ』ということだから、『僕が生き残っている限りはあなたが死ぬし、あなたが生き残っている限りは僕が死ぬ』という意味でいま、『不倶戴天』と言ったの？」とか言って、ひんしゅくを買いました（会場笑）。

だけど、そういうやり取りばかりをやっていたのではなくて、ことばには雰囲気の表現として使える役割があることを、そのときに学びまして、ああ、そうなんだ、ことばというのは、僕みたいに解析していくように使うだけではなくて、もうちょっと「やるっきゃない」とか言うような、意味はないけど勇ましいような使い方とか、そういう使い方があるんだということに、そのとき気がつきました。言語を非言語的に使うという使い方があるんだということが分かって、いろいろ使ってみるようにしました。たとえば横文字、外来語を使ったり、漢字を使ったりするとなんとなくしっかりしたような気がするとか、大和ことばでするとしっかりしないような感じになるとか、そういうふうに使うようにしました。それで治療上は、テクニックとしてはなかなかうまくいったんですよ。たとえば「甘えてるのね」とか言うのと、「依存欲求がいま、出ているようだね」と言うのとでは、一方は動かすし、一方は動かさないで「そこにおれ」とかいうような感じで使うとかいうふうに、ことばを使うようにしました。

ところがそういうふうにことばを操るようになりますと、認識の手段としての言語に対する自分のなかの信頼感、確からしさが、薄れていくんです。知的な存在としてのわたしは何を頼りに生きていったらいいか、というような感じになってくるわけです。この迷いの時代が、西園先生が「いまからスタートだよ」と言われた、そのスタートでもありましたから、そこに現在の僕のすべての芽があるんですが、そのときの状況は、少しお分かりくださったかと思いますが、認識者としても何か頼りなくて、関わる人としても、上手に関わってはいるんですけど、自分は果たしてこれでいちばんよろしいことをしているのかどうか、もうちょっと他の方法があるんではないかというようなことで、困ってしまって、これでは「いまからスタートだよ」から先に一歩も進めないような心境になったと思います。そこからどっちにも進めないような感じで、何を考えても「それはあなたにとっては何であって、患者にとっては何であるか」とリレフインしますから、なかなか先に進めないような感じがありました。

ここで少し助言をしますと、こうした何か先に進むことができないような感じになってる人は、よくいるんですよ、僕はスーパーヴィジョンしてますとよく会いますが、そういう人たちに助言します。あなたが進めないと思っているそこから先には、もう誰も先達、導いてくれる人のいない道があるんです。自分で切り開いて歩いて行かなければならない道のほうへ、進もうったって道はないわけですが、自分で道を切り開いていくか、それとも自分の魂が逼塞するかというような感じのところにいま、あるんだと思ったらいいです。だから、そういう停滞した状態のとき、いまから自分が歩いた後に自分が切り開いた道ができるんだなあと思って、そして大事なことは勇気を出さないことです。じいっと、「どうしよう、どうしよう、これじゃいかんな」と思いながら、学会に行って勉強したり、本を読んだり、いろんな人の話を聞いたりして、道を切り開いていくために必要な自分のなかの力を蓄えることに専念する。患者さんやクライエントをたくさん診たりして、先に進まない。無理に先に進もうとするから、麻原さんにつかまったりするわけで、時の熟すのを待つという心構えが、とても大切であると思います。そして内側から前に進ませる力が湧いてくるのを待つという姿勢が大切だと、自分のことだけじゃなくて、最近、指導している人たちを見ていて、そう思います。そう言います。

ええ、それから僕の状況にまた戻りますと、自分が治療者として、自分の方針をもって、ちゃんと自己コントロールして治療を行っているという感じが全然なくなりまして、向こうに合わせてやって、振り回されて、何か分からんけれど、どさくさ紛れに悪くなったり、よくなったり、どうしたんだろうとかというような感じで非常に自信がないと言うんですか、自己の存在感の希薄さと言うかな、どうなるんだろうかというふうな感じがありました。そういう状態ではやはりなかなか、先ほども河合隼雄先生がおっしゃってましたが、われわれはやはり人間ですから、何もしないでただ困ってばかりおれるほどタフではありませんので、何かに救いを求めるわけです。で、僕はどういうところに救いを求めたかと言うと、精神医学的な診断技術を錬磨するというところに、救いを求めて、自分で確かさをつくろうとしたことを思い出します。

精神科医になったときから、僕のなかにこういう思いがありました。精神分析では、過去によって現在を説明することがありますね。過去を見て、「あなたは親がいなかったから、がんばって、それでいまも意地っぱりで」とか、ね。これが正しいならば、過去が現在のなかに影を差しているんだから、過去はなんにも聞かなくても、現在だけを見てりゃ、そこに映っている歴史が見えなきゃならないはずだと思ったんです。そしてそれができる程度に応じて、過去によって現在を説明することが許されると。許されると言うのは、許すのは僕で、許されるのも僕です。自己満足の話ですよ。人が許す、許さないじゃない、自分がそれでいいと。それができなくて、過去を聞いてやってたら、まるで野球が終わって帰るときの観客はみんなすばらしい野球評論家であるというようなことで、すんでしまえば、みんな説明はうまいというようなことにしかすぎなくて、馬鹿みたいだと思ったことがあります。

それと同じことが防衛の問題にもあります。精神分析には、防衛は、その防衛されたものをひそかに反映している、あるいはひそかに成就している、あるいは歪んだ形で表出しているという考えがあります。そうならば、防衛だけを見てりゃ、裏に隠れてるものは推測して、当てられなきゃらないはずで、それができなくて「あれが防衛」とか言ったんじゃくだらないと思ってたんですよ、若かったからねえ、いまはもうそんなに思わないけど。つまり表だけを見て、裏を診断する。現在だけを見て、過去を、歴史を診断する。

それからもうひとつは、いちばん最初、精神科医になったとき、腹が立ったのは、内科なんかでいろいろ検査して、「なんにもありませんから、これは精神科の病気でしょう」とかで来るでしょ。こっちでもいろいろ考えて、「心理的にはどうしても辻褄が合いませんから、これは体の病気ですよ」と一〇回に一回ぐらいは返してやりたいもんだと思って、そう思わない？　それでなんとかそうできるようになりたいと思って、診断技術に非常に熱心になりました。だから前向きと言うよりも、救われたい一心でやったんですね。『精神科診断面接のコツ』のなかの、いろいろな技法はそうして生まれたのです。

診断技術を一所懸命にやっていれば、救いにはなりますので、それはそれでよかったんですが、だけど精神療法が好きなのになあ、もうさっぱりですね。これじゃどうしても先には進めないし、だんだん自分が先に進めない理由ってのがこの辺だとぼんやりと分かってくるわけです。これは教育分析が必要だと。で、岐阜に山村道雄先生がいらっしゃって、山村先生は自由連想法をとても大事になさっている方でした。自由連想法は行動療法と全然、重ならないようだから、自由連想法を大事にして、そこで勝負ができるなら、まだ行動療法と精神分析とは住み分けでやれるんじゃなかろうかと思いましたし、また自由連想法という方法が、僕の逼塞している、自分の力では超えられない、自分のなかの縛っているパターンを超えることができるようにしてくれるんではないかと思いまして、九大をやめて行こうと思ったんですね。そしたら西園先生が「考えはいいけれども、ちょっとラディカルだ」っておっしゃって、パデル先生と西園先生がお友達だったんで、「大学に籍を置いてて、ロンドンに行って、あの先生に指導を受けたらどうか」ということで、ああそうかなと思って行ったわけです。

なにしろ崩壊するって言うかな、壁を壊すほうへの欲求があった状態ですから、パデル先生の指導を受けると、もうメチャメチャになりました。ガラガラ崩れまして、大変でした。大変ですから、困ってない人はあまりするもんじゃないと思います。別のことばで言うと、自分の治療者としての行き詰まり、だいたいこんなところで自分は行き詰まってるなっていうことが、ある程度ぼんやり見えてきてから、教育分析を受けるほうがいいですよ。精神分析の本なんか見ると、最初に教育分析を受けて、自分のことがある程度分かって、それから次にスーパーヴィジョンを受けてと書いてある。それはいいかもしれないけど、効率が悪い。やはり自分でやれるところまでやって、患者さんには気の毒だけど、まあいいのよ。

で、僕はロンドンでいろんなことを体験したんだけど、転移とか逆転移というようなことばで表されるものを概念から離れて、自分のフィーリングで「ああ、これなんだ」とか、抑圧というのも「ああ、これなんだ」というふうに、感じることができたような気がします。そしてまた、いろいろつらかったので結局、いろいろ言うけれども精神療法というのは最終的には支持、サポートなのではないのか、で、いろいろな方法はサポートの変形物、あるいはそのための手続きとしてあるんではないかと考えて、崩壊しましたので、非常にシンプルになって、サポートがいちばん精神療法じゃないかなと思うに至りました。

そして崩壊とは、別のことばで言うと洞察ですね。洞察と言うと、いいものが得られたように思いますが、ほとんどの洞察は何かがなくなるわけです。何かなくなって、「あると思ってたのがないんだ」とか言って、びっくりするようなことですから、やはり洞察とは本質的には崩壊なんですね。「あ、目が覚めた」とかいうようなことで、そのときには非常になかが動きますから、誰かに、それこそサポートしてくれる人に言いたいわけです。でも英語が下手なもんだから、誰かに言いたいってもおらんし、ほんとに困ったもんでしたけど、東大の石川義博先生がいたんで、土居健郎先生のお弟子さんですが、遊びに行って、うわあっとしゃべるわけですよ。彼は親切な人だから「そうか、そうか」ってずっと聞いてくれるわけね。そしてそのときに、どんなに一所懸命、日本語で聞いてくれる人がいても、洞察という体験のいちばん重要なところは決してことばに置き換えられないものだということが分かりました。

だからみなさんにも、患者さんにも言います。「もし何かすばらしい気づきがあって、それを誰かに話したい、誰かに聞いてほしい。その話し相手がいて、一所懸命話すと、どうしてもぴたっとしたことばが見つからない、言っても何かもどかしい、という感じがあるなら、あなたは真実をつかんだのよ」って、「そうした条件が揃ってるなら、あなたは真実をつかんだのよ」っていうふうに言うようにしてます。覚えて、何かのときに使ってください。

で、そういうふうにことばというものが、体験との間にぴたっと一致しないということになると、ことばはイメージとか体験とかを近似的に表すにすぎない。近似的に表すにすぎないということは、コミュニケーションのなかでフィーリングとかイメージとかを運んでいくための荷車のようなものなんだというふうに、これもイメージだけど、そうイメージするようになりました。だから講演なんかもそんなもんだね。で、ことばは近似的なものだから、その近似性を近づけていくためにまた、いろいろと工夫するわけです。前の大和ことばだと動くとか、硬いことばだと止めるかというようなことではなくて、クライエントが使ったことばを使うと、向こう側に何かを送り込むのに送り込みやすい。これは植民地政策みたいなもので、向こうのことばを覚えて、植民地支配をするのを連想したんですが、支配じゃいかんな。

あのころを思い出しますと、パデル先生のお家からの帰りに、もうガラガラ、ガラガラ何もかも崩れちゃってねえ。いままで長いこと勉強したり、本読んだり、他の人ほど本を読まないけど、それでも本読んだり、自分で考えたりして、構築したものがすべて崩れてしまって、僕はこれまで何をしてたんだろうか、この道を選んだのが間違いだったのではなかろうかと思って、あと何カ月かすると日本に帰るんだけど、どうしたらいいんだと思ったもんです。

そこで助言をひとつ言います。これは僕のスーパーヴァイジーはみんな知ってるんですが、この仕事を自分が選んだのは間違いだったんではないか、これはとんでもないところへやって来て、いちばん自分に向かない職業を選んだんではないかと思うことが一度もない人は、ほとんど物にならないです。思った人は必ず物になるわけではなくて

（会場笑）、単に正しい自己認識であることもあるけども、それはしばらく待っていれば分かる。というのは崩壊からふつふつと内発的なものが出てくる。大事なのは、そういうふうに思ったことのない人はね、どこか変なのよ。どこかねえ、まあ変ではないかもしれんね。まあ、それでいいのかもしれないけど、迷ったら、うれしく思ってください。

「ああ、崩壊と再生が起こってくる」と思ってください。

そしてこの崩壊と再生の体験のなかで、多くの患者さんもスーパーヴァイジーも感じるのは、地震みたいに崩壊するんですが、心理的なものの場合は、この崩れた瓦礫が、次の建物を建てるときに全部ってことはないけど、ほとんど使われるんです。積み方とか、位置関係が変わるだけで、で、できた建物が変わるだけ。材料はいままでずうっと蓄積したものの大半が、次の新しい建築のために使われます。だから決して無駄にはならないの。そのことを覚えておいてください。そして、どういうことが起こるかと言うと、いままで、しょうもないレンガだと思っていたものが重要なレンガになって、いままで重要な石の柱と思っていたものが、あっちのほうの庭石とかになったりして、役割が変わります。ちょうど感覚としては、オセロゲームで白と黒がばばばっと変わるような感じで変わります。そういうことでロンドン体験のところを終わります。

こういう崩壊と再生の体験というものは、簡単なことばで言えば、患者体験であるわけです。ですから、確かにいろんな自律神経系の症状やら、いろんな変な症状が出ます。この患者体験をしますと、いろいろなことを患者の側から見ることが、しやすくなります。そういう姿勢ができたことが、ロンドンでの崩壊という体験を通して、僕のなかに生じてきた新しい建物の構築のスタートだったのです。それがそれまでアイデンティティのよすがとしてきた診断技術への志向と溶け合いまして、患者の身になる姿勢、イメージ、そういう志向へと発展してきたと思います。

被治療者の側からという時代に入りまして、いちばん、僕のなかで重要になったのは、秘めるということ、表現しない、あるいは関わりを拒否するという行為のなかに、feeling of self、自分という感覚の芽があるということでした。それが「自閉の利用」に発展してくるわけですが、何年か前にリトルさんの書いた本を読んでたら、ウィニコットが何だったけな、「幼児はいちばん最初に no ということばを覚えるべきだ」って言ってるんだそうです。だから僕は崩壊の体験、患者の体験をして、ついに秘すること、拒否することを見つけたと思ってたら、もうずっと前にウィニコットが言っていて、本を読んでりゃあ、初めから分かってることですね。やはり勉強しないとそういうことがあるんだよなあ。

けど、そのリトルさんの本をまたずうっと読んでたらね、ウィニコットがこんなこと言ってるらしい。「一九一三年にフロイトがかくかくしかじかのことを発見したということよりも、一九三〇何年にわたしが」ってウィニコットがね、「わたしが自分のために同じことを発見したほうが、ずっと偉大だ」とかって言ったんだって。それでまた慰められちゃって（会場笑）。ウィニコットっていう人はあんまり本読まなかったのかなぁと思って、負け惜しみみたいな話だ。

それで診断面接と合体して、患者の身になる技法ということが出てきて、そして患者のことばで話す、という方向にだんだんと変わっていきました。ことばの使い方は、ここでひとつ例を挙げますと、「決心する」「決断する」と言うと、その決断という行為と主体とが一体のイメージになるし、「決断**を**する」と言うと、その決断と主体とは少し離れた感じになる。そういう「て、に、を、は」の使い方で生み出されてくるイメージの変化。このころになると、そういうことをとても大事にするようになりました。で、学会場で聞いてて、「何々**も**あります」とか「そうすることも**も**あります」とか聞くと、「も」って言うのは「何々も」だから、いま、しゃべらなかったことは何かなぁとか、「も」によって、その存在が暗示されているけれども、表出はされていないことは何であるかと、それはきっと表にしゃべられたことよりもはるかにいま、しゃべっている人が言いたかったこと、そして禁止されたこと、そしてしかし、しゃべりたいから「も」ということばで、せめてもその存在だけを表出したというふうに聞くといいと思うようになりました。

まあ診断にも、それから自分が情報を送り込むときにも「て、に、を、は」、「も」とか「が」とか、そういうことにやたら凝るようになりました。こないだの懇親会の挨拶でもありましたけど、「要するに」っていうことばを聞いたら、この後、話がまとまらないぞと（会場笑）。それは「なんとかぴしゃっとまとまった話をしたい」という意欲の表れと、それが達成しないもんだから、せめて「まとめますっ」という宣言をしている。だから聞いててごらんなさい。「要するに」とか、「つまり」とかって言ったら、なかなか話が終わらない。ほんとですよ。ちゃんと意識下からの表出なんです。そればっかりに凝ってると話の内容は聞かなかったりすることになるけど（会場笑）。

そして、非言語のところではアクション、アクションって、いままでアクティング・アウトとか言ってましたけど、アクションは頭のなかで考えているよりも、ちょっとやってみると分かるということ。動作法やってる人はすぐ分かるよな。「リラックスしている」って言っても、からだを動かしてもらって「これがリラックスよ」となると、「いままでリラックスと思ってたのは全然違ってたわ」となるように、からだを介して、認識が確かになっていく、あるいは発展していく、変化していく。そういう認識に奉仕するアクションという考えが出てきまして、そうするとダンス・セラピーとかゲシュタルト・セラピー、そういうものと考えがずっとつながるようになってきました。

アクションも、認識も、相互に動いているというふうになりますと、そのひとつ下に心身というものを分けない、つまりその生体のなかの雰囲気とかフィーリングとか呼んだらよさそうなものがずうっと流れていまして、それがあるときはアクションと呼んだほうがいい形で表出されたり、あるときは言語という表出がよさそうだったり、あるときはイメージというような形で発現することがふさわしかったりするけれども、ずうっと流れているある心身の状態がある。そしてそれは、内側への感じということでとらえられるものであるだろうと感じるようになりました。そういう感じでクライエントと接するようになってきました。

これが僕がフォーカシングという技術、技法って言うんですか、考え方、心理療法の分野に関心をもった理由です。広い意味での逆転移、つまり関係のなかで、治療者である自己のなかに起こってくる心身の動きを認知しよう、認識しようという人たちは、通常は夢なんかを介して、それを認識しようとされるわけですが、夢の場合は多少、時間がたってからですから、その瞬間には分かりません。だからぜひフォーカシングという世界に、そればっかりやらなくてもいいですから、非常に基本的な、普通ではとらえられない動きが感知される感受性訓練のようなところがありますので、ぜひフォーカシングに親しまれることをお勧めします。それによって超えられないものが超えられたり、あるいはひどい人、ひどい人って言うかな、幸運な人になると自己崩壊なぞも起こるかもしれませんし、動作法と組み合わせると、さらに崩壊が早まるのではないかと（会場笑）、発展的崩壊が早まるのではないかと思います。

この時期は、西園先生が福岡大学へ行かれて、僕は九大に残りまして、若い人たちのリーダーとしてやるようになりましたから、伸び伸びとしましてね、もうしたい放題でやって、自由で伸びやかに、迷っているのか、飛び跳ねているのか分からないような状態でした。みんなすごく優秀な人たちで、勝手に、勝手にと言うと村山先生のお弟子さんは勝手にやってますなあ（会場笑）、あれは羨ましいと思います。村山先生は人徳ですが、僕はできるだけ勝手にしてもらいたいと思ってやったことです。以上で被治療者の側からというところが終わります。

飛び跳ねるようになってきますと、もともとあまりバウンダリーがありませんので、いろんな人との付き合いが増えまして、特にユング派の方がたとの付き合いが増えたように思います。それからどんどん、いろんな他の世界の人たち、患者さん、一般人、いろいろな人とお付き合いが増えるようになりまして、時間ちょっといいかな、まだ西園先生の教育を受けてたころにね、「君は精神分析のことばで考え、しゃべってるけど、考えてることはユング派だよ」と言われて、ひどく傷ついたことがあって（会場笑）、やっぱり師匠は正しく見てたのかなと思ってね。ユング派の人たち、それからフォーカシングの方がたなんかと、とても仲良くって言うかな、よく通じるんですね。

これは、ひとつにはこういうことがあったんですよ。ぜひみなさんにお話しして、考えてもらいたいと思うんです。もうずっと前の話、ロンドンから帰って間もなくのころに、治療している患者さんとデパートで会ったんだ。そしたら「先生ぇ」って向こうは言うから、そうするとこっちはどぎまぎしてね。で、おかしいなあと思って、患者は面接室で会っているときと、そのデパートと連続しているわけよ。「ああ、先生」とか言って。で、こっちがどぎまぎするのは、こっちが面接室にいるときと、デパートにいるときと不連続なんだね。だからこっちのほうが病気だよな。これは変だな、これはおかしいと思ってね、それからずうっとそれを考えて、引きずっているんですよ。

みなさん、それをすぐに変えたらよさそうに思うかもしれないけれど、そうじゃなくて治療論とか、治療者・患者関係とか、鏡としての治療者とか、いろんな関係論とか、それは治療においてどういう位置を占めるかというようなことが全部、辻褄が合いませんと、そこんとこが解決しませんので、そのままずうっと一〇年ぐらい引きずっていたんです。それが、だんだん解けてきまして、どこにいてもだいたい似たような姿勢でやれるようになって、とても伸びやかになったということがありました。

で、そうなってくると、どういうことになるかと言いますと、先ほど、ずっと最初のほうで言いましたけど、向こうがこっちにこう働きかけて、で、こっちがそれに反応してこうやってとかいうような考えがだんだん減ってきまして、二人で「せっせっせっ」とか言ってやってるような、ダンスのような、そういう感じに治療関係っていうものが映るようになりました。

それはいいんですが、そうなってまいりますとねぇ、ますますなんにも確かなものがないんですよね。で、前にも確かなものがないと言いましたが、確かなものがなくて困っていたんですが、今度は確かなものがなくて幸せだというような感じになりましてねぇ。で、確かなものがなくて幸せだけど、これの困った点は自然科学の分野である医学の世界におれない感じになって、もう論文も書けないし、これはもう大学はいい加減さよならだなと思うようになったのです。

アイデンティティということばには、ふたつの意味がありましてね。現在、場を得ているとか、現在あるステイタスって言うかな、自分はこうだっていうのを得ているというのと、もうひとつ、昔からずうっと自分のなかにひとつの流れがあって、切れ目なく続いている自分という意味がありますが、だんだんアイデンティティということばが僕のなかでは後者の、ずうっと幼いときから連綿としてひとつの流れが続いているというほうに移ってまいりまして、患者さんの治療でも、そういうものが患者のなかにできてくることを、治療の目標として重視するように変わってきました。それは治癒像についての考え方の変化でもあります。

今度はまた、ことばのところに移りますよ。前は正しいことばを明確に伝えることにしてたのが、こういうふうに飛び跳ねるようになりますと、だんだん何が向こうに伝わったかということに関心をもつようになりました。そのうちに伝わって向こう側にどういう変化が起こったのかと、変化が大事だと思うようになりまして、そうすると変化を起こすためには明確なことばでなくて、ダブルバインド的なのがいちばんいいということ。ダブルバインドで、曖昧で、向こうに空想がかきたてられるようなもの。あるいはメタファー。メタファーっていうのはみんな取りようでいろいろ勝手に取るわけですが、そういうものを送り出すんではなくて、このあたりにポッと置いて、捨てゼリフみたいに言うと、それが受け取られて何かの変化を起こすということに関心をもつようになりました。関心をもっていたらミルトン・エリクソンという人がいるという話を聞いて、わぁすごいと思ったら、もう死んでたということで、情けない。死んで一、二年経ったころに、そういう人がいることを知りまして、それ以後ミルトン・エリクソン、ミルトン・エリクソンと言ってファンをやっているわけです。

正確に伝えるということなら、こういうことを伝えようというわけですね。ところがダブルバインドでともかく何かホワホワッとしたものを伝えると言うと、後はちょっと無責任でしょ。起こってくることについて無責任ですから、この無責任をカバーするためには、自然治癒力という考えをもってこないとならないわけです。チョチョッと揺さぶっていけば、きっといいほうに行く。揺さぶればたいていいいほうに行くという自然治癒力の考え方を、大事にするようになりまして、これはロジャーズも、おそらくミルトン・エリクソンも大事にしていたことでして、ロジャアリアンである村山先生は単に迷う姿勢の同志というよりも、ほとんど似たようなところをめざしている人という親しい感じが、また増えたんです。

ちょうど時間もうまくいきそうですよ（会場笑）。実務と指導の日々というところです。もう大学人としては落第だということで、大学を辞めまして、いまの伊敷病院に就職して、それで今日までもう十何年間やってるわけです。もう理論図式がなくなりましてね。揺さぶりがあるけど、揺さぶりは何かに抱えられて、ま、枠でもいいや、枠に抱えられたなかでの揺さぶりでないといけない。昔はよく患者さんをひどく悪くしてたんですが、ちかごろは上手になって、スーパーヴァイジーを含めみんなを少しずつ悪くするようになってきましたから、それを通して、いいほうに向いてくる。ああこの人はこういう方向へ進む人だったのかと、こちらに新鮮なうれしい驚きがあるというような治療、そういう治療になってきました。そして先に話しました、すべての治療はサポーティヴなものであるということから、抱え、hold とは、個体のなかにも自分自身を hold している構造がある。たとえば僕は言語に凝ったり、技法に凝ったり、そういう形で自分をサポートしている。そしてそれを周囲がサポートして、最終的には日本政府がサポートしてくれているとか、そういうサポート・システムの層構造というものを、内界から外界までイメージのなかで造って、それがどの程度に確かであるかで揺さぶりの強度を変えていく、というふうな治療のセンスに変わっていきました。

それよりずっと前なんでしょうが、ことばのもつムードということを気にするようになりまして、精神分析で使われている用語に、「防衛」とか「抵抗」とか戦争用語が多いことに気がつきまして、こんな用語を使うと、どうしても用語のもつ雰囲気によって、治療者が戦争的雰囲気になるのではないかと思いまして、少なくとも自分はもう使わないことにしました。で、「防衛」ということばの代わりに、「工夫」ということばを使うことにしました。「昔の工夫」とか「古くさくなった工夫」とか、そういうふうにすると工夫というものは、さっき言いました内なるサポート・システムのひとつであるわけです、ね。

だから、その工夫がその人の歴史上、登場してきたときは種々の条件下において最適な、あるいはその人のできるせめてもの工夫であった、その事態を乗り越えるための工夫であったけれども、それをずうっと続けていくうちに事態やその個体の社会的条件が変わりますから、少し古くさくなってきてるけど、やはりいくらか有効なので、それをもち続けていると。だからシステムの改変が必要な時期が来ると、何か新しい工夫をもってくることで、そちらに変わっていくという考えになりました。

そういう考え方は行動療法の学習という考え方とも、同じですね。で、その時点でその個体にとって最適なせめてもの工夫であったということになると、その工夫を生み出してくるときの、その個体の生物として与えられている資質が当然、問題となります。そしてその資質はまた自然治癒力ともつながっているということになって、頭がだいぶ、整理されてまいります。

で、最近、抱えられている雰囲気をどういうふうにしてつくるかということでまず注目しましたのは声、声はサリヴァンがヴォーカルと言っているそうですが、声によってくるむように抱える。そういうことをひとつ考えて、発声の練習を一所懸命やりました。中立性なんかはもうどっかに行っているわけですよ、抱えですからね。それからなんて言うんですかね、からだから発してくる雰囲気、これも抱えることに役に立つだろうと思いまして、対人緊張が起こりにくいような、こちらのからだのあり方。これは動作法の人はすぐに分かってくださると思いますが、相手を緊張させる雰囲気が少ないようなからだの雰囲気。これはたとえで言いますと、自分のからだがパラボラアンテナになったような感じなんです。つまり背中のほうが硬くて、内側がへこんでいて、そして向こう側から来る刺激がすうっとこちらに入ってこられるような、からだの感覚。もちろんそれにはマッスル・リラクゼーションが必要でしょうね。そうして気が背中側にいて、前のほうにあんまり気が出ないような姿勢ということがいい雰囲気をつくるんではないかと思って、いまはそういうことをやってます。

だから中立性の問題、逆転移の問題はどこかに行ってしまったですね。もう分からんようになってしまいました。で、このころ、こういうことがあったんですね。逆転移の問題に僕もずうっと凝ってたときがあるんです。一〇年以上。で、あるとき逆転移に凝ってる仲間たちを見ていましたら、逆転移に凝るということは自分のほうばかりを見ているんだから、これはナルシシズムの行為なんだと気がついた。逆転移ばっかり言ってるんじゃ、患者さんに「いま、僕は自分の問題点で忙しいから、あなたはしばらくあっちへ行ってなさい」とやっているんだということに気がつきましてね。それで、あんまり逆転移に凝ってもしょうがないと思いました。

だけどいまは、そんなことも思わないですね。いまはどう思ってるかと言うと、逆転移とかいうのは、自分のほうにちょっと注意が向きますから、注意が向くと動作が、動作がと言うのは、心の動きやからだの動きがどこかギクシャクして、滑らかさがなくなるんです。それはみなさん、自分の手足を左の手が前に出て、右足が後ろとか思って歩いてみれば、必ず歩き方がギクシャクしますから、それとおんなじです。意識すればギクシャクなるということで全部、説明できて、まあできるだけ意識せんでやったらよろしい、というふうになっているのが、今日です。もうだいたい終わりましたので、後はまとめを申し上げます。

そういうふうにして、今日まで到達して思いますのは、このテーマ①転移・逆転移、中立性の問題も、テーマ②言語・非言語の問題も、結局は関わり、ということにまとまってしまったと思います。それから現在のなかに過去があるならば、現在だけ見ればそこに過去があるじゃないかとかいう問題、あるいは転移の問題、そういったことは現在の僕のなかではすべて、部分のなかに全体が反映しているという意味で、フラクタル構造ということばになりました。これは物理か数学かの世界のことばですが、部分は全体の縮小版であるということです。ですから転移というのは、その人のある治療者との関係のなかに、その人の過去の蓄積された人間関係がエッセンスとして、そこに映し出されている。そしてまたそこをいろいろと考えたりしていくことが、本人の心のなかでは歴史全体に影響を及ぼしていくということです。そうでなかったらわずか一週間に一回、一時間しか会ってない、われわれの働きかけが変化を生み出すというのはおかしいと、いまでは考えるようになっています。そして、そういうことであるならば、一回しか会わなくても、そのなかにいくらか、ちょっとは治療があるかもしれない。みなさんのなかにはもう今後お会いできない方たちもいるけれども、やはりそこにちょっとは何か、僕のなかから伝わり、関わって、それがずうっと発酵していくものがあるかもしれない、と言うとまたミルトン・エリクソンになるわけですが、ミルトン・エリクソンと言わずに、一期一会というのはそういうものかなというふうに、いまは思っております、と言っておきます。

そして今日、この発表をするに先立って、いま、僕はどういうつもりで患者と会ってるかなぁということを反省してみました。反省してみましたら、いま、僕はこういう気持ちで患者さんと会ってると思います。

ひとつは対話のなかに希望がある、明るい未来ってんですかね、そういう希望、期待が含まれているということ。それから心身のリラクゼーションがあるということ、心身をリラックスさせる方向への何か働きかけが含まれているということ。それから三番目には、いま、瞬間に流れていることに注意が向いているということ、注意が向き続けているということ。この三つが、必要だと思っています。そしてどのような対話による精神療法であっても、この三つのどれかが欠けていると、だめだと思います。

気づいていただけると思いますが、未来への希望、それからいま、そしてリラクゼーションという三つのなかに過去は入っていないんですね。だから過去は、未来を考えるための参考文献みたいなもので、未来を志向した場合に、必要な部分だけを引っぱり出して使われる参考文献みたいなものとして、過去は位置づけられるべきだと思います。たとえば「やあ」とか「おはよう」とかいう一言のなかに、その声がその患者さんに、クライエントに、未来への希望とリラクゼーションを引き起こすように、そしていまの自分の状態について注意が向くようにという三つの願いを込めて、「おはよう」とか「やあ」とか「どう？」とか言うように心がけることが大切なのではないかと、思うようになっています。

しかしこれはいまはそうですから、また変わるかもしれません、いつも迷っておりますので。それで、いつも迷っているのを合理化するって言いますかね、安心づけるために、いつも迷っているというのは柔らかい心であるというふうに、思うようにするわけです。柔らかい心とは、どういうことかと言うと、自分の脳のなかに流入してきた情報、これは小さいときからずうっと流入してきて蓄積されている情報が、いつでもいまという瞬間に使えるように、出てくるようになっている状態が柔らかい心だと思います。そういうふうにいつも努めています。だからこの発表をつくるときにどんどん、どんどん、出てきてもうなんか収拾がつきませんので、ある程度、捨てたりなんかして、これをつくったんですが、だからいちばん最初の落語とかことば遊びへの嗜好というのはずっと学生時代からありますが、これなんかはいまもとても役立って使われているんです。

そういうふうにして、いろいろなものがいつもいま、使えるようにということ。で、いまということはどういうことかと言いますと、これをテープに取ったり、あげたもののなかに書かれているときは、もういまではないわけです。ですからみなさん、そこに書かれてるのも、いまではないけれども、みなさんがここでいま、僕とある種の関わりをもたれた、そのフォーカシングでとらえうるような記憶、心身のなかに刻み込まれた記憶が、なんとなく甦ってくるためのよすがとして、こういうものが役に立つと思いますので、お帰りにもって帰って、見てください。以上をもちまして、僕の話を終わります。ありがとうございました。

村山　先生、どうもありがとうございました。実は打ち合わせのときはこれでやめると言ってたんですが、一言だけお礼のことばを述べさせていただきます。今日は、先生のセラピストとして、というより人間として、先生の歩みを通しまして、私たちにたくさんのエールを送っていただいたように思っています。実は私、ここにいまして、だんだん自分がリラックスしてきて、楽になっているのを感じております。それからたくさんの神田橋語録が私のなかにもできそうで、みなさん方それぞれにそういう語録ができているんではないかと思います。今日はこの大会のメイン・イベントとして、先生のすばらしいお話を聞かしていただきまして、本当に心からお礼を申し上げます。もう一度みなさん、拍手をお願いいたします。それではこれをもちまして、神田橋條治先生の特別記念講演「迷いながら歩いてきた」を終了させていただきます。どうもありがとうございました。あ、それから神田橋先生のおみやげは玄関のほうで、B5のレジュメを一枚、みなさんにお配りしていますのでお受け取りください。

（日本心理臨床学会第十四回大会　特別記念講演）

〔追　想〕

薩摩の方言では、友のことを「ドシ」という。語源は志を同じくするもの、すなわち同志である。永年の同志である村山正治さんが日本心理臨床学会の第十四回大会の準備委員長を引き受けられ、特別講演を依頼された。即座に引き受けたが、ひとつ問題が生じた。日本心理臨床学会は会員でないと参加を許さないという規約があるらしく、わたくしは会員でなかった。

　この葛藤の解決法として、村山さんは特別講演ではなく、学会員以外の聴衆も入れる一般講演とすることで押し切った。そのようなことをする人を薩摩では「ボッケモン」と呼ぶ。豪傑というほどの尊称であり、愛称である。

　そうした経緯で、二千人収容の九大記念講堂は満員近くに膨れ上がった。わたくしは自分の精神療法家としての歩みを総括する意気込みでのぞんだ。迷わない人には本質としての進歩はないとの主張を、演題に込めた。これは心理療法の日々の本質についての主張でもある。

　ほどなく、わたくしは還暦を迎えた。

「迷いながら歩いてきた」レジュメ

	時代	学生時代 25〜30歳 （雛の時代）	迷いの世界へ 31〜33歳 （動乱の時代）	崩壊と再生 34〜36歳 （ロンドン体験）
テーマ①　転移・逆転移	心の科学者 神秘を論理化する	Analitic Psychotherapy の説明→mutual regression→中立は不可能→逆転移＝依存と独立をめぐる自己の葛藤＝防衛の逆転移反応→認識者としての部分だけが中立であるとの立場→認識至上主義図式に当てはめる考察・地図を見ている、feelingから注意が逸れる→葛藤・未練へ	①radical（急進・根源）「私にとって……」＝認識者が問われる→逆転移との連続→永久革命→図式の無力化 ③行動療法との出合い→より前提のなさ、逆転移も因子として自然に取り扱える	助言：壁の実在感→教育分析へ ①転移・逆転移を形→味わい・中身 ②抱えられる→すべての心理療法は支持療法
テーマ②　言語・非言語	言語一筋 話芸への耽溺	非言語的関わりの重要性＝acting outのコミュニケーションの面とカタルシスの面＝受け止められないとカタルシスにならない（まだ、雰囲気という視点はなかった）精神病水準の acting out へ action で応ずる→非言語交流 言語・概念が動きを止める	②radical＝退行→退行の意義と気分としての言語使用の出現→言語の非言語的使用の技法→言語への信頼の揺らぎ→迷いの世界	洞察の体験→言葉の不自由→日本語でも近似的表現だ→イメージを運ぶ車・イメージを加工する手だて→言語の非言語的部分
（テーマ①②共通）			状況：①認識者としても反応者としても停滞感（→助言：先達なし・内なる発現） ②自己制御感の希薄化→無意識界への確信 coping：診断技術への耽溺（歴史を現在のなかに見る・未来予測）＝確かなもの	崩壊→茫然・失意・無→前の煉瓦で新しい建物→崩壊のプロセスを経て新たな輝き→オセロ・ゲーム

被治療者の側から 37〜41歳（心を閉ざすことへの注目）	アイデンティティ 42〜47歳 （スタイルの完成）	実務と指導の日々 48歳〜 （老いへ向けて）	まとめ
①秘する・拒否＝主体の芽：Winnicott ②防衛や抵抗の評価→古い建築→再生 診断技術→患者の身になる技法→投影性同一視の活用＝理論図式への嫌悪（西園先生は福岡大学へ）	付き合いの広がり→誰とでも対話→他学派・生物学・哲学・患者・一般人→対話は共同作業 診断→予測→センサーとしての自己の心身 確かさへの希求→学問への不適応感 アイデンティティ：連続感	①「抱え」と「揺さぶり」→抱えの層構造・揺さぶられの内発性＝誤解の許容 ②生物としての資質と歴史（学習）の活用：治療者もクライエントも ③抱えとしての声・姿勢・雰囲気の錬磨 付記：「逆転移への注目はナルシズムへの奉仕」→「すべて、意識は滑らかな動きを妨げる」	①ふたつのテーマは「関わり」にまとまる、②部分に全体が含まれる→フラクタルで転移も診断も種々の治療も→一期一会 ②希望（未来）・現実直視（いま・ここ）・relaxation（体） ③常に迷う→柔らかい心→歴史のすべてがいまここに→**言葉**・**図**のなかにはいない
①「決心する」→「決心**を**する」主体が行動に飲み込まれない→実験としての action→認識のための action ②内側に心身の流れ・まわりの言葉は環境→focusing への親和感	①正しく伝える→伝わった結果→起こる変化 ②鋭い明確な言葉→曖昧な・ダブルバインド的な→M. Erickson 傍らに置く、メタファー、含意＝語られない言葉		

第八部　還暦

（一九九六―二〇〇一年　五九―六四歳）

還暦を迎え、九州では朝倉記念病院の林道彦先生が九大精神病理の仲間たちとともに祝宴を開いてくださり、また『ある集まりの記憶』という文集を出してくださった。東京では矢花芙美子先生が花クリニック・セミナーの大勢の人びととパーティーをしてくださった。

なんらの権力ももち合わせてないせいで、人びとの向けてくださる親愛の気持ちに対し、安心感のようなものをもてることが嬉しかった。

また『対話精神療法の初心者への手引き』を還暦記念出版とした。幾多の先輩の立派な還暦記念論文集と比べ、こんなチンマリした小冊子を出したことが何とも嬉しくて、時折、黄色い表紙を指でちょっと突ついてみたりする。

精神分析からスタートし、精神療法についての考えを深めてゆく旅が終わって、わたくしは他の心理療法分野の人びとと付き合うことが増えた。そうした分野の人びととの活動や考えとの共通部分が、わたくしには大切となった。面白いことに他のいろいろな分野や流派の人びとが、わたくしを自分の流派の考えの本質を理解している人間だと評価してくださった。

他方、わたくしの出生の地である精神分析については、さまざまな進歩に興味がなくなり、フロイトの理解だけに関心が向くようになってしまった。

治療についても漢方、気功、整体、Oリングテストなどを導入したので一見、拡散し雑然としたものとなった。

また両親を送ったり、孫を得たりなど、生活者としての実感が増えていった。足が地についた感覚が増した。

そうした生活の変化を反映して、これより書評や講演のテープ起こしなどの割合が多くなっている。

オウムと精神療法を対比する（一九九六）

オウムの報道も、下火になってきましたけど、オウムでやっていることは、精神療法に似たところが多いなぁと思いまして、ずっと考えていましたら、従来の精神療法の基本理念から言うと、オウムと似ているところは、よろしくないんです。似ているところはよくないのだから、考え直さなければいけないんだと気づきました。そこからまた、少し連想が進みましたので、その話をしようと思います。

たとえば、マインドコントロール。精神療法の中心的な役割を歴史上で、担ってきた精神分析は、催眠から発展してきました。催眠のもっているマインドコントロールと同じようなことが、精神療法の場面では起こります。起こった場合に、精神分析では、そういうふうに鵜呑みにしたり、かぶれてしまうということ、そのことの病理性を一緒に考えていこうと提案するという理念をもっております。治療者が行わないにもかかわらず、マインドコントロールと同じようなことが起こってくる。勝手にコントロールされちゃうという、患者側の特徴を抽出して、それを考えていくのが実は、精神療法の理念上の理想なのです。ところが、なかなかそうはいかないんです。というのは、マインドコントロールされないように、自主的にと伝えますと、それが教条となりまして、そういうマインドコントロールがなされて、自分勝手なことばっかりするようになって、俺はもう俺の自主的にやるんだと言って、扱いにくくなった思春期の患者さん。それは、自由になったんではなくて、自由に振舞えという教条に絡め取られて動いているだけなんです。その証拠には、自由にやっているのなら、協調する自由もあるはずですね。ところが、主体性とか自主性という教条に操られている人は協調しません。協調すると自主性を失っているような気がするからです。だから決してイエスと言わない。常にノーと言うふうになっていればそれは、つまり、自主性・主体性というコトバに隷属している状態です。人のもつ、従属していこうとする傾向、隷属し絡め取られていきたい傾向があるのです。治療者がしようとしなくても、洗脳は起こってくる。オウムは、洗脳されない人を薬を使って無理やり洗脳したりするんですが、何となくわれわれがやっていた「アミタール・インタヴュー」に似ている気もします。また、こちらの言うことを聞かないと地獄に落ちるぞーとかいうのは、一所懸命な治療者は、似たことを言います。「あなたは治る気はないの」とか、あれは、ほとんどオウムと同じですね。正しく精神療法を考えていけば「治る気はないの」という言い方にはならないんです。「ひょっとして、そちらのほうに何か明かりが見えているような気がしているの」というふうに聞くようになるのです。なぜかというと、治療者は外から推測しているだけですから、ひょっとしたらわれわれの知らない、本人なりに感じ取れる、そちらの方向がよさそうな何か、勘みたいなのがあるのかもと思うのが精神療法家としては正しい姿勢です。

それから、オウムの人たちは新聞を読ませないですね。ラジオを聞かせない。感覚遮断ですね。情報を遮断すると洗脳がやりやすい。これと同じことが、精神療法のなかで行われている部分は、良心的な精神療法家はやりません。たとえば私のところに来ていて、よその人にも相談するとは、けしからん。不倫だ、不倫とは言わなくても、自分のところに絶対につなぎ止めて、他の人の意見を聞かないように、他の人に相談しないようにするということ、これは、情報を遮断することですね。これはよくないことです。また、精神療法やっていると、患者さんがよく精神療法の本を読んだりします。これはけしからんやつだ、治療者へ対抗意識があるんだ、問題だと言う精神療法家は、間違っています。オウムに近いのです。患者が精神療法に関する本を読んだりするのは、予習、復習、自宅学習のようなもんだと位置づけるほうが正しいと思います。

精神療法というものは、いまの逼塞状態から脱出しようとする意欲に協力する作業ですから、意欲を叩きつぶさないのが、正しい姿勢であるとわたくしは思います。

情報遮断として巧みに使われているものに、精神療法家が使う特殊用語がありますね。特殊用語は、まあいろいろ、森田療法でも行動療法でもみんな特殊用語をもっていますが、特殊用語は他の考えとの間のつながりを切ってしまいますので、たとえば、「生の欲望」でも、あるいは「転移」「抵抗」という言葉でも、特殊用語とはすべてこれは閉鎖社会をつくるための道具ですね。テキ屋と呼ばれる集団の人たちがその効果をいちばんきちっと意識して用いているでしょうね。特殊用語がたくさん用いられるならば、それは情報を遮断して、閉鎖的な関係を強化しようとする動きです。永年精神療法をやってきて、一生やってきた、年齢七〇歳とかなった人たちとのインタビューの記事を見ますと、そういう永年やってきてもうベテランを過ぎたくらいになった人たちは、自分の精神療法、自分の学派の精神療法を紹介するなかで、特殊用語は絶対に使いません。全部、ごく普通の会話のなかで使われるような言葉を組み合わせて使います。おそらく、テキ屋の親分なんかはあんまり使わないんじゃないでしょうか。入りたての人がたくさん使うんじゃないかと思います。それをカブレと言います。身についていないときには、いろいろそういう特殊な風変わりな珍しい言葉を使うのです。特殊用語は精神療法のなかではマイナスの作用をもつと思います。

それからもうひとつ、ここにいらっしゃるみなさんはたいていトップの方ですから、みなさんのためにも役に立つと思いますが、人びとが、リーダーと言うか、偉い人を、頼りになる人を敬愛しますね。敬愛されるということ、あるいは追従されるということ、尊敬されるということがもつ腐食作用。これをどうしても人は避けられないものです。

歴史上の、日本の歴史でも西洋の歴史でも名君と呼ばれていた人たちがみな、だんだん、だんだん腐食されて、変なふうになっていくのも、あれは、尊敬される、敬愛される、誉められることの腐食作用だと思います。

みなさん、組織の長ですからお追従を言う部下が必ずいますよね。それは、一見して分かりますよね。これは、へつらっているやつだとちゃんと分かっていても、ヨイショしているなあと、分かっていても、誉められるということのもつ動かす力は、大変なものです。だから、子どもを育てるときは、誉めて育てる、あれはかなり高級なマインドコントロールと言うべきです。逆に、子どもは親を立派な親だと思いますよね。子どもが立派な親だと思うと、親のほうも何となくもっている力を全部発揮していい親らしく振舞わなければならない。そういう形で操作を受け、子どもから操作を受けて、親が少なくとも子どもが反抗期になるまでは、よい親として一所懸命がんばるということが、哺乳動物において、遺伝子レベルで、設定されているのかと思うくらい、敬愛され、すがられるということのもつマインドコントロール力は凄いものです。いくらか、麻原さんも百％悪いんじゃなくて、操られたところもあるのかなあと思います。皆が尊敬してくれると、その人の地が、露呈してしまうのではないかと思います。

ところで、個体がもっている特徴を乱さない。治療者の好む方向へ引っぱっていったりしないというのが、精神療法のいちばん基盤にある理念。それはなぜであるかについて、わたくしの考えをちょっと述べてみます。

二〇世紀の初頭に精神療法が育ってきた時代には、宗教や倫理が強固に人びとの行動を方向づけていた。そして、それを窮屈に感じ束縛と感じるのは、知性、知性の発揮である認識、認識の道具としての言語です。知性、認識、言語を用いる精神療法は、共同社会が人びとを「ぎゅう」と方向づけている、そこから離脱させる。窮屈に感じて、あるいは押しつぶされてしまっている人たちをそこから解き放っていくための方法として出てきた。ですから、束縛から離れ、自分らしく、個、集団のなかに埋没している個でなくて、個としての個を、発掘していく、それをめざす風潮のなかで精神療法という文化が生み出されてきた。そのことが先ほどから言いますように、こちらの押しつけをしない、その人らしく。従来の精神療法が最も理想としているあり方は、こういうことだと思います。レンガで建物ができてますわね。それがどうも時代遅れになったり、住みにくくなったりしたので、ガラガラと壊して新しい建物を造る。そのとき、もとの建物を造っていたレンガだけを使って、足しもせず、引きもせずに、別に積み替えて別な構造の建物をこさえる。構成している材料は何も変わってなくて、材料の組み合わせはずいぶん変わっている。したがって、機能はずいぶん変わってくる。というようなイメージが、従来の精神療法の理念であります。

そこで言葉がどういう役割をしているかと言いますと、言葉は、あれは、目次なんです。甘いという言葉を覚えても、甘い物をなめたことがないと、甘いの意味は分からない。言葉というラベルは、その下に、意識的な・無意識的なたくさんの経験をもって成り立っているわけです。そして精神療法は、そのラベルでくくられている、たとえば、貞操・不倫とか言って分けているやつを、真剣に生きる、人が自分の一回限りの人生を誠実に生きる、という言葉をもってくると、不倫と貞節というふうに分けていた行動が、全然組み変わってしまいます。視点の変更、思考の枠組みの変化、それが、精神療法。したがって精神療法とは、違う角度からの切り口を見て、見方を見て、壊すわけですね。だから、一人の人間について言うならば、人間革命である。社会に広げていけば煽動、煽動して平和を崩す働きです。これは精神療法がそうあるのではなくて、おそらく十九世紀から二〇世紀にかけて、知性と認識と言葉が、変えていく、革新するという役割をもっていたのだと思います。

ですから精神療法は、ソビエト体制がきちんとしていたときとか、中国なんかでは弾圧されて危険思想として扱われるわけです。疑ってかかる、他の見方はないのか、これでいいのか、と言って文句ばっかり言う。いつも違う角度から考えてみる、たとえば、ある人が、真面目にやっていたら、あれは、欲望を一所懸命押さえている姿にすぎないのではないかとか、おだやかな人を見て、本当は臆病な人かもとか。そういう斜めからの見方をするような感じが実は、精神療法家の姿勢でした。しかし、すでに二〇世紀の後半になると、わたくしが話している理想的な精神療法、言語を使って、認識で見方を変えて、という精神療法で治せる患者は、少なくなってきました。そして、体の動き、ダンスセラピーとか、絵を描いたり、感覚を大事にする。あるいは集団の触れ合いを大事にする。あるいはもっと最近では、どんどんコントロールする。家族を集めて、お母さんがこの役をして、お母さん怒って、お父さんはそれでヘイコラする役をやって、子どもさんは、こういうことやって、はい、やってみましょうとか言って、こちらで役割を設定して、治療者の考えでコントロールする。従来の精神療法がしないことをもって倫理としていたことをしなきゃ、何も動かない。するしかない。毎日の生活が前よりましになりゃいいじゃないかと、何でもしたほうがいいんじゃないか、自主的で、主体的で、毎日、フゥフゥ言っているだけじゃあしょうがないんだ。やはり仕事ができて、家のなかでも笑い声が増えるほうがいいんじゃないかというような、実に実利的な考え方、姿勢の精神療法がだんだん増えています。この傾向はもっと増えてくると思います。

そういうふうに事態が変化してきていることについて、わたくしは次のように考えています。オウムに入っていった人たちを見ていて、そしてわたくしが現在診ている患者さんたちを見ていますと、何かの束縛からの自由を求めているふうには見えない人たち、何か道を指し示してもらいたい、どうしたらいいんだろうかと、迷っている。昔の患者はいくつかの道を、どれにしようかと葛藤していた。こっちを選ぶか、これを選ぶか、一長一短だと葛藤していました。いまの患者たちは、そうした緊迫感がなくて、どうしたらいいでしょう、分かりません、どうしたらいいんじゃろうか、何でもできるけど、何しても虚しいとか、空虚というような症状の人たちが増えている。

空虚の症状がいちばんはっきり分かるのは拒食・過食の人たちです。あの人たちと話してみると、本当に空虚ですね。ただもう格好がよくなって、いいような感じになるということだけ、結局、空虚なんですね。空虚が明らかになってきたときには、手首を切ったりなんかしますね。それから、多くは、愛を求めますね。愛を、愛という言葉を。愛と言っても、なかなかないんで、そこら辺にいる異性と一緒に、愛をしにメイクラブ、メイクラブとはホテルに行くことです。それは長続きしないですね。ゆきずりです。だからまた、虚しくなりますね。充実を求めてメイクラブしますと、必ずその後は手首を切りますね。充実が得られないからですね。そういう人たちはすべて、わたくしが先ほどから言っている、従来の精神療法ではだめなんですね。何か、確かなもの、ずっとすがっていけるようなもの、そういうものが欲しいと思っている人たち、何かを信じたいと思っている人たち、おそらくそういう人たちが、オウムや幸福の科学に魅かれるんだと思います。信じたいと思っている人たちにとっては、従来の精神療法が言っていた、認識すること、知ること、批判力をもつことといったようなことが支えにならないんです。根底にあるのは、結局、実体験の乏しさだろうと思います。貧しいレンガでフワフワとできた建物を崩してみても、もとのレンガだけじゃまた、貧しい物しか建たない。材料が少ないのに、大きな建物を造っていますから壊すのも簡単で、造るのも簡単で、できたものは壊れやすいし、労力は少しですみます。この種の患者さんたちは、非常に言葉が上手なのです。だからこちらの話にもスーイスーイついてきて、なかなかいいことを言います。けど、全然よくはなりません。今日はいい対話ができたと思っていると、帰ってから、また家で暴れたりするんです。言葉は無力です。そこで、言葉が目次であるということをわたくしは思いついたんです。本を買って目次だけ見るとなかなかいい本で、なかを読むと、たいしたこと書いてない。目次だけりっぱで中身はない。言葉が空虚で重みをもっていない。重みとは何かと言うと、実体験なんです。うんとうんと素朴な実体験が乏しい人たちが増えているのです。

わたくしは、孫ができまして、まだ満一歳ぐらいですが、東京におります。毎月、上京したら会うんですが、この間、孫の生活を見ていましたら、孫の手に触れる物、手に触れる物で純粋に自然であるものは砂場の砂しかないですね。だから来月行くときは貝殻と、竹の輪っかと、椰子の実とか、もって行ってやろうと思うんです。触覚において、人工物は著しく情報量が少ないです。自然の物は、著しく情報が多いです。子ども時代を思い出してみられると分かると思いますが、家のなかで自然の物、加工されないで置いてある自然の物が、非常に迫力をもって子どもの心に迫ってたはずです。たとえば、お花でもいいし、石ころでもいいですし、この会場はだいたいほとんど人工の産物ですから、ここに、人工でない、生の自然からもってきた物を置きますと、非常な力をもちます。この力とは、いろんな深さの、雑多な情報群であると思います。神経細胞のレベルで言えばこれは情報と呼んでいい。そういう情報が足りない。したがって、ひとつひとつの言葉は、たとえば甘いということ、砂糖しかなめてない人と、アマチャズルから甘い滴の出る蔦、蔦でも甘いものがあります。サトウキビをかじったことがあるとか、そういう経験があって、母乳の甘さとかいうのがあってそれが全部甘いという言葉の底にあって話す人と、キャンディだけの甘いを体験している人の甘いという言葉とを、本人が言葉を発しているときに本人のなかで動いてくる、脳のなかで動いてくる情報の量が全然違うとわたくしは思います。

軽い言葉は、置き換えも簡単である。ところが、情報量がたくさんであると、その言葉はなかなか変わらない。変えることに抵抗するし、変わったときに事態が大きく変わる。そこに言語を使っての精神療法は生きてきた。莫大な無意識にインプットされた、脳のなかにインプットされた情報量に依存して、その上部構造として動いていたにすぎなかったのです。

　そこで、これからの精神療法の課題が出てくるわけです。従来の精神療法は、十九世紀末に始まった。集団が個を縛ってしまっていた。そういう人たちを自由にするために行われていた。ところが、いまは、個がバラバラで共有している理念をもたない。そういう人たちが増えてきている。だからそういう人たちには、幸福の科学とか、オウムとかいうような共有の理念が与えられることはひとつの救いなんだと思います。が、そこでも、あまり実体験がないんで、何が必要かと言うと、やはり、行動が必要みたいです。理念に沿った行動。みなさんご存知のように、精神分析のなかでは、アクティングアウトと言いまして、行動はよくないことなのです。考えて、言葉で考えてイメージでやる。行動は治療からの逸脱だとなっていたんですけど、いまは、行動が必要ですね。理念と行動が必要。今後、精神療法には行動が必要になってくると思います。しかし、行動もまた、人工的にしつらえられた行動は、情報量が少ないように思います。だから、治療上、処方するにはいいです。怒りというテーマが、出てきたときは、枕をもってきまして、ボクシングのトレーナーと同じですよ。あなたのいまの怒りにちょうど合うくらいの感じで枕を叩いて、ボクを叩いたらいちばん分かるけど、こっちもたまらんから、枕を、さあ、叩いて。するとイェーとか言って叩きます。するとそれで自分のなかの感じが、はっきり摑めます。怒りとか、腹立つとか言っている言葉が、行動によって確かになります。いまはそういうことをしなければならない患者さんが増えています。だけどそれは、きわめて人工的な行動です。わたくしがしつらえてつくった行動ですから、情報量が乏しいのです。もっと豊かな情報量が欲しいからいじめやなんかやっているんじゃないかなと思うんですね。いじめのほうは、自発的で自然ですから情報量が多いのです。いじめで自殺なんかあると、いじめたほうはびっくりするみたいですね。自発的精神療法としてやっていたのに、向こうが死んでしまったんで、そんなつもりじゃなかったんだと思っているんじゃないかな。脳に情報を蓄積するために必要だったんじゃないかと思うんですね。されるほうは、たまらんけど。

そう考えると、海外青年協力隊とか、神戸の震災のときのボランティアとか、鹿児島では、カラモジア交流とかいって東南アジアなんか行ったり、高校生が行ったりすると、みな、本人たちが感激するんですね。ボランティアに行った人たちも、本当に感激するんです。それは、より自然な体験群、行動によってインプットされてくる体験群があるからだと思うんです。人間の脳は、そういう自然な体験群によって賦活され、あるいは、その体験を吸収するように、遺伝子レベルでの準備はあるんだけど、そういう体験に出会わないから、飢えていて出会った瞬間に脳が美味しかったんですね。満足感があるんだろうと思います。ですから、何か、そういう雑多な、自然な体験群で、普通の生活のなかでは得られていない体験を得るようにするのが、言葉でやる精神療法にかえて、そういう精神療法が必要になってきている時代であろうと思います。

ところが、先ほど言いました、集団が個を圧迫して、個が不自由になっているというのはすべての人ではないんです。昔の人はみな、個がなくてかわいそうだったんじゃないんですよ。集団の凝集は非常に強くって、そこで個が、個々の個が育成されてもいる。そうでなかったら、明治維新なんか、あんなになりませんな。みな烏合の衆みたいになるでしょう。そうじゃないですよね。集団の凝集が強いということでありながら、かつそのことが、個を圧迫するどころか、個を育てているという集団と個の関係もあると思うんです。で、そのことが今後、精神療法のなかで非常に大きなテーマにならなければならないと思います。かつては、集団によって、個が圧制されて、かわいそうな個が、こっちに治療に来て、そして自由を獲得していった。現代は、集団がモアーとしている状態。

全体と個との関係の問題を考えていましたら、こういうことを思いついたんです。かつて精神療法でも、身体論は盛んでした。しかし、それは、言葉での精神療法の補強であったのですが、いまでは、もう少し身体、身体の感覚、自分の身体の感覚に、ずうっと入っていく人たちがいます。そして、入っていった人たちがどうなるかというと、自分の生命体としての身体を大切に感じていくことを通して、あそこにも、あそこにも、生命体があるということで連帯感ができています。そしてその人たちは、生命体としての自分の身体というところまで行くと、連帯感も、哺乳動物のレベルまで行きますね。それがいま、外国で動物実験をしている会社の製品は買わない運動として出てきていますね。みな、同じ生き物じゃないかという運動として出てきています。そこに、個は、全体を考え、全体のなかの個という関係の未来のあり方が示唆されているのかもしれないと思います。

そこで、われわれが精神療法としていま来ている患者さんにやるべきことは何かと言うと、実体験を増やしていくように、木の葉を一枚取って、触ってごらん、どういう感じがするかね、というようなことを言ってやることがひとつあります。本人たちのもっている莫大な体験群の組み替えをしてあげる精神療法の時代は終わろうとしているんです。そうじゃなくて、本人たちの貧しい体験群を少しでも増やしてあげる精神療法が必要になってきている。これは、ほとんど教育と変わらないですね。精神療法と教育との差はもうなくなってきている。実体験教育的精神療法。

その場合に本人たちが欲していることが、問題なんです。というのは、欲しているからパソコン買ってやる。それじゃだめなんです。現代のわれわれは言語によってつくられた価値観によって欲求のところまで侵食されていますんで、欲しいと言ったときに本当に、あなたの心身はそれを欲しているんだろうか、と、問わなきゃならん。問うてもなかなか分かりません。ですからわたくしは、最近の治療のなかではどうやっているかと言うと、あなたが、本当に欲している物は何であるかを、自分で気づく訓練、それは、どうやってするかと言うと結局、ちょっと言葉で言いにくいんですけれど、ボランティア活動をしたり、カラモジア交流をしたときに高校生たちが、あー良かったと、あーこれ良かったと言って涙を流して、あー、良かったという感じ、脳や心身の美味しかった感じ、それが起これば本物。言葉や観念に絡め取られていると、ニセモノを本物だよと思ってしまいます。本当に分かってもらうためのいろいろな工夫をわたくしはいま、精神療法のなかで、試みています。つまり内側に向けての感覚の育成です。われわれの精神療法は教育として行わなければならない。それを幾人かの教師たちもすでにやっていると思います。ジーと見ていて、タイミングを計って、いまだ、と何かを与えるんですね。いま、この人の心身が欲していることを与えていく。これを見抜く。その診断はどういうふうにしてできるのか、おそらく診断学の本には書けないと思いますね。書けばそれは言葉の世界ですから、何か言葉を超えて見抜くような診断術が必要で、そして、その言葉を超えて見抜く診断術とは、非常に高度のものであると言ってもいいし、非常にプリミティブなものであると言ってもいい。実際は、プリミティブなものではないです。人生経験や何かを入れた上で、もう一度、プリミティブになっているような感覚です。それは禅とか、宗教の始祖たちが赤子のようにあれとか、生まれたての嬰児の知恵とか、言っているけれど、そういう表現でいちばん近似的に表されているようなプリミティブな部分が解放されているあり方、だからおそらく、宗教体験によって、開発されてくる、甦ってくる、われわれが生物として付与されている何かプリミティブな察知力みたいなものを開発することが、診断術になるという時期が来ていると思います。だからわたくしはいま自分なりにいろいろ、気功をやったり、ヨガをしてみたり、そういうようなことをやって、自分のなかに何か、プリミティブな感覚を呼び覚まそうとやっています。その他、いろんな物を触れてみるとか、触って目をつぶって、それから匂いを嗅いでみる。ワインを飲まれる方は、ワインの香りを嗅いで少し温まってくるにつれ香りが変わってくる、口の含み方で味わいの場所が変わってくる、ああいうことも、患者への接し方の感覚トレーニングと思いながらする、そういう感覚の錬磨がいまいちばん必要になっていると思っています。

まだクリアーな結論にならないんですけど、これはクリアーにならないのかもしれない。というのは、こういう講演は結局、言語の世界ですから、それで、綺麗にまとまったんでは、もう、これからはあまり役に立たないというような方向へ、人びとの現状、心の現状が動いているのだと思っております。懇親会に出ますので、酒が入ると連想がさらにくちゃくちゃになって、なかなか、いいので、これをもって終わりといたします。

（全国自治体病院協議会雑誌　一九九六年三月号）

〔追　想〕

『精神科診断面接のコツ』を出し、大学を離れて以後、わたくしは全国あちこちから声をかけられるようになった。称賛されることで、わたくしのなかに傲慢の心が徐々に、しかし確実に膨れ上がっていった。決して「知らず識らずに」ではなかった。

わたくしは以前から、地位が上がったり、スターとなってゆくにつれて、つつしみを失っていく人びとの姿を眺めていた。歴史上にも、自分の周辺にも、たくさんの人びとを見ることができ、そこにはほとんど例外がないと言いうるほどであった。だから自分に称賛が向けられたとき、充分に用心していた。芽ばえて成長してくる思い上りの姿勢を意識できていたし、制御しようとさえ努めていた。制御は不可能であった。

わたくしの場合、「自分の判断に自信をもちすぎる」という形であった。臨床の場でのさまざまな失敗が生じた。いまも誤診の結末の修復に多くの時間と労力とを費やし、そこから遅まきながら学んでいる。そのようにして学ぶことには、崩壊と気づきの過程がある。ロンドン体験再現の感触である。

わたくしの場合、「確かな判断力を身につけたい」という意欲が人生の原動力としてあり、それは生育史上の不足感の部分を埋めたいとの願いに由来している。思い上りの本態は、成育史に由来する願いが達成されたと錯覚することであるようだ。

この個人的な体験を敷衍して眺めると、これまで眺めてきた人びとの生育史上の不足感と、人生での願いとが推測できる気がする。称賛の魔力に逆らえる人はいない。麻原彰晃もその一例である。人の生きる姿はすべからく哀しい、自他ともに。

書評『フォーカシング事始め　こころとからだにきく方法』（一九九六）

（村瀬孝雄・日笠摩子・近田輝行・阿世賀浩一郎著　日本精神・技術研究所）

ヒトは「体験」の延長上にコトバをつくり、コトバ文化を展開し、万物の霊長となった。ところが、時を経るにつれ、心身の息子であったはずのコトバ文化が自らの勢いで跳梁・跋扈し、出生の地である心身の体験と離別し、ついには母体である心身をないがしろにするほどになった。いまやヒトの心身は、コトバ文化が編み上げた疑似体験に隷属し、身を屈して過ごすようになっている。

他方コトバ文化も、母体である心身体験と離別したせいで、華麗にして空疎な質のものとなった。

「フォーカシング」とは、体験の延長上にコトバが生じるという原初の自然なありようを復活させようとする原理主義の運動である。この運動は、心身に根ざした「体験」を蘇生させるとともに、母体との密着へ復帰させることでコトバ文化の昔日の鼓動をも甦らせようと意図している。

だがこれは、コトバ文化の支配下では反体制の運動である。「フォーカシング」の優れた紹介がすでに何冊か出たものの、出版という典型的なコトバ文化体制に取り込まれ、壁を突破し得ず、「体験」を蘇生させ得なかった。読者という立場には、目で活字を追いイメージを膨らます体験しか生じないからである。

ゲリラ的にフォーカシング運動を進めてきた著者らは、その「体験」の生の記録を展示することで、フォーカシング体験の運動へ踏み出そうよと読者を誘惑する。

その誘惑に乗る読者が一人でも多いことを評者は願う者である。なぜなら、今日の心理療法の対話の現場でこそ、心身の体験とコトバ文化との密着が復活することが急務であると考えるからである。今日、善意と熱意と訓練と勉学に基づいて行われている心理療法が生み出している悲惨は目を覆うばかりである。責めは、おおむね治療者のコトバ文化が治療者自身の心身の体験と乖離し、治療者の心身がコトバ文化の編み上げた疑似体験に身を屈していることに帰せられる。依って立つ理論基盤を問わずすべての心理治療者がフォーカシングを体験することで、心理療法の失敗のほぼ七割は消滅すると評者は推定する。

それゆえ、第九章の「カウンセラーがフォーカシングを学ぶことの意味」をまず読まれるようお勧めする。そこには、筆者である近田輝行氏の体験が展示されている。その記述は、心ある読者の内部に自身の体験の記憶を呼び寄せ、充分な誘惑となり、他の章へそしてフォーカシング体験へと進ませるであろう。

ちなみに、評者は心理療法の対話の場で、聞くときはリスナーになり、語るときはフォーカッサーになるという心組みで「わたしのフォーカシング」を体験している。そのようなつまみ食いでも利益は絶大である。

（精神療法　第二二巻第三号）

〔追　想〕

村瀬孝雄先生の無比の魅力は、どこまでも本質を追い求める姿勢であった。フォーカシングについても、内観療法についても、大勢の合意点で止まるのは非知性的な行為だと感じておられるように見えた。孤立を恐れずのおもむきが古風で美しかった。現在、入手可能なフォーカシングに関する書籍のうちで最も優れていると思う本書を推挙するにあたり、わたくしも根源的な視点から書評を試みた。

コトバ・イメージ・実体験（一九九七）

不勉強なので、ロジャーズの訳本など、一冊も読んでいない。なのに、『カール・ロジャーズとともに』（創元社、一九八六年）を読んで、ひどく感激した。八三歳のロジャーズに触れて、「クライエント・センタード」という彼の心理療法の世界の核心を把握し得たと感じた。ある人の考えを理解するには、その人の生身に触れるのが近道である。

フォーカシングの世界は、僕自身の中心テーマに関わるので、訳本や紹介文のほとんどに目を通した。いつだったか、ジェンドリンが来日し、対話する機会があった。僕にとってフォーカシングの技法は「逆転移」の感知に最も役立っている、と話したところ、ジェンドリンがとても喜んだ。彼にとって新鮮な視点であったらしい。

逆転移の感知や洞察は、クライエントが指摘してくれたから生じたわけではない。治療者である僕自身の一人での内省によって生じたのである。しかし、その内省を刺激したのは、クライエントとの関係である。言いかえると、クライエントとの対話、つまり主としてコトバをやり取りする関わりに触発されて、僕の内部で内省の過程が進んだのである。

同じ事情が、クライエントの側にも起こっているのではないか。すなわち、心理療法の実際は、クライエント自身の一人での内省によって生じる感知や洞察（と同時に進行している意識下の心身プロセス）にあるのであり、治療者との対話は、内省（や心身プロセス）を触発し庇護する役割を果たすにすぎない。「クライエント・センタード」の核心はここにあるのではないか。

対話の場の主役はコトバであるが、内省の場の主役はイメージである。そして、コトバやイメージは、一見したところ、ヒトのこころに対して強い支配力をもっているように見えるが、実は、その力の源泉は、個体のなかに蓄積・記録されている実体験の情報の確かさである。実体験によって裏打ちされていないコトバは空疎である。実体験が薄いときはイメージも淡い。人の生を支える力をもち得ない。言いかえると、コトバは、実体験や実体験に由来するイメージの「目次」であるにすぎない。そして、フォーカシングという技法は、コトバと実体験とをつなぐ工夫である。

『カール・ロジャーズとともに』は本である。コトバの集合であるにすぎない。コトバの集合に触れても、ロジャーズその人に触れることにはならない。ロジャーズに触れたというのは錯覚である。起こっている事実を正確に記述すると、コトバの集合が、僕のなかに、過去に体験した触れ合いの実体験の感触イメージ、を発掘したのである。

さいわい僕には、幼児期以来、老人たちとの関わり体験の膨大な蓄積がある。それゆえ、コトバが伝えてくる八三歳老人のイメージを再構築するにさいしても、手持ちの資源が豊富である。

それが「本でロジャーズに触れて……」の内実である。

実体験が質・量ともに貧しくなっているかに見える最近のクライエントに対し、コトバでの心理療法は何ができるのだろうか。おそらく、「コトバの基盤となる実体験が、貧困で虚しい」という「実体験」が豊富である、というあたりが目のつけどころだという気がする。

（こころの科学　第七四号）

〔追　想〕

対話が人の心に変化を引き起こしてくる過程をどのように説明可能かというのは、わたくしにとって永年の自問であった。このころ、おおよそ納得できる答えがまとまったので、エッセイを依頼された機会に、文章にしてみた。簡にして要を得ていると感じ、自分では気に入っているエッセイなのだが、みなさまが論理が整っていると感じてくださるかどうか、心もとない。

精神科医が処方することば（神経症）（一九九八）

1 前提

実務において基本とする前提は、可能な限り単純であるほうが応用自在となり有用です。あらゆる心身の病について、生活や習慣や生きる姿勢を改変することでよくなることが期待できるもの、あるいは部分に対するとき、わたくしは、次の単純な前提で処してゆくことにしています。「主として遺伝子によって定められている資質と生後の学習との、相性が悪すぎたのが原因である」。そして、精神科疾患については、資質の代表を「脳」と呼び、学習の代表を「こころ」と呼ぶことにしています。したがって、脳とこころとは、同じとみなされるよりは、むしろしばしば、敵対する図式となります。たとえば、わたくしのこころは学会が大好きですが、この学会にひさしぶりに参加して、学問上の豊かな成果を聞いているうちに、気分が悪くなり、ひさしぶりに胃が痛くなり困っています。この事情を、主として遺伝子によって定められているわたくしの脳の資質とわたくしの学会好きという学習・習慣とは、相性が悪すぎるのであり、学会への嗜好を断つことで脳を守ることができる、と解釈するわけです。

資質と学習のテーマはすべての動物にあるわけですが、他の動物と比較すると、ヒトの学習では、ことばが生み出した文化、ことば文化の学習が占める割合が絶大です。そして、ヒトの脳はことば文化の学習可能性を巨大な資質としています。その結果、ヒトの心身にとっては、その個体の脳の資質と学習されていることば文化との相性がテーマとなります。他の身体と同様に、脳も、生活習慣との相性の悪さにかなりの程度まで耐える許容力を備えています。しかし不幸なことに、ことば文化は急速に日々増大していますが脳は万年の単位でしか進化しないので、いまやことば文化が脳の許容力を凌駕し、脳に過剰な負荷をかけるようになっています。そのさまは、同じことばの生み出した文化が地球という自然に過剰な負荷をかけて破壊しつつある現状と相似です。これはメタファーではなくフラクタルの構造です。ヒトが八〇歳で死ぬまでに取り出して使うことの決してない情報で、脳の記憶容量を浪費し、同時に、日々取り出して活用する有用な情報が流入する機会や時間や、あるいは、遺伝子レベルで準備されている脳の潜在機能を開発するための機会や時間を奪っている、今日の学校教育は、ことば文化汚染の典型です。

ヒトが地球上に出現して以来生み出してきた文化のほとんどは、ことばなしでは生じ得なかった文化、すなわちことば文化です。したがって、精神科医が処方することばも、推奨する生活のあり方も、おおむねことば文化です。かつて、精神科医が処方することばは、新たな・有益なことば文化を送り込む作業でした。しかし、脳が過剰な負荷に苦しんでいる今日、精神科医の作業も変わる時期に来ています。いま精神科医は、個々の個体の脳を支え、個々の脳が自己の資質と相性の悪いことば文化の学習成果を排除できるように援助することがメインになり、個々の脳に相性のよいことば文化を提示することは補助の作業となりました。

その結果、①治療関係の場の雰囲気を、ことば文化による汚染の少ないものであるように工夫する。②「過去」や「未来」ということば文化の生み出した概念を軽視し、「いま・ここ」における脳の機能の反映である、フィーリング・味わいを重視する。③相性の悪いことば文化を排除しやすくする前処置として、個体とことば文化との間に切れ目をつくる。つまり異物化を行う。④補助として、脳にとって相性のよいであろうと思われる情報や学習を送り込むこと。そのヒントとして、五万年ほど前のヒトの脳にも出入りしていたであろう環境や情報や学習に触れさせること。なぜなら、そうした古代の環境や情報や学習に相性のよいように、脳は進化してしつらえられたのであり、いまもそのままだろうからです。たとえば、五万年前のヒトの網膜に「直線」の映像が映ることは稀であったはずです。ですから、ヒトの脳は、直線を強烈な刺激と感じるようにセットされていて、その後の文化の変化に順応するために、そうした生来の感受性を抑制するという無理をしながら過ごしているかもしれません。もしそうなら、直線の要素の少ない映像が脳にとって相性のよい、癒しの力をもつ映像なのかもしれません。

2　対 話 の 場

まず、対話の場が対等の関係の雰囲気をもっていることが有用です。ことば文化を異物化・客観化することをしやすくするには、対等の対話の雰囲気がよいのです。上下や強者弱者の関係は、ことば文化を押し込むのに有用な関係の場だからです。そして、対等の関係をつくる要点は情報の公開です。ことば文化が氾濫しヒトを支配している今日では、情報を専有する者が強者だからです。インフォームド・コンセントの議論も、そうした視点で眺めると、窮屈でない明るい雰囲気になります。

次に、対話の場の構造が三角形をつくるようにしつらえることが有用です。対話している医師と患者と話題との三つで構成される三角形です。たとえば、自殺したいと患者が語るならば、そう語っている患者と医師と話題になっている自殺したい患者自身とで三角形をつくるように工夫するのです。そうすると、語っている患者と医師とは対等の関係の雰囲気に近くなるのです。

対話しているとき、関係の場を自分勝手に使っている側が、関係の場を自分の場であると感じます。具体的には、より多く語る側が、あるいはより感情を多く表出している側が、関係の場を自分の場であると感じます。ですから、患者に広い関係の場を提供することが好ましい病状のときは、医師はことば少なく、静かに聴く姿勢をとるのがよいのです。ロジャーズ派のカウンセリングはその典型です。逆に、患者に狭い関係の場を提供しておくほうが混乱をふせぐと判断される病状のときは、医師はことばを多くして、指示的姿勢をとるのがよいのです。

3　ノン・バーバルな要素に留意する

医師がことばを送り出すとき、ことばだけではなく、ノン・バーバルな要素がくっついています。ノン・バーバルな要素は、ことば文化による汚染が少ないので、治療的な雰囲気をつくるのに適しています。なかでも音声は、ことばに最も近いところにあるノン・バーバルな要素ですから、心地よい雰囲気を送り込める音声を訓練するのは有用です。ちなみに、音声の訓練をしていると、患者が語るのを聴くときに、患者の音声に注意が向くようになります。音声に限らず、ことばや振舞いについても、こちらから送り出す作業を修練することが、受け取るさいの感受性を訓練する近道ですから、一石二鳥です。語りの間や沈黙なども、ノン・バーバルな要素です。

4　ことばの使い方

ことば文化で過剰な負荷の状態になっている脳に、いま以上の負荷を増やさないように心がけることが原則です。それには、すでに患者の脳に入っているのと同類のことばを送るのがよいわけです。そうすると親しみ・馴染み・くつろぎの雰囲気が生まれます。方言や患者の語りに登場することばをこちらが覚えて使うなどがそれです。その逆は、医師が専門の用語を送り込み患者に覚えさせることです。フィリッピンの人びとが英語を公用語として使っているのを聞くと、植民地として支配された歴史の哀れを感じ、特定の流派の精神療法を経験して似たようになっている患者のことが連想されます。

ことば文化は、いのちの基盤である肉体から遠い性質を帯びるほど、その分だけ脳に有害です。治療の場で使われることばは、からだや感情や動作に近い性質のものが望ましいのです。五感でのイメージがクッキリしているものがよいのです。ですから、「喜び」よりも「うれしい」がよく、「怒り」よりも「腹立ち」がよく、「愛情」より「好き」がよく、「暴力」より「蹴ったくる」が治療に有用なことばです。最も不毛なのは、外来語、翻訳のことば、四文字熟語です。そうしたものは、クッキリとしたイメージが描けないことを隠蔽するために用いられている場合がとても多いからです。

わたくしたちが何気なく使っていることばのなかに、「〜なくてはならない」「〜なきゃだめだ」「〜なしではすまない」などの、否定語をふたつ連ねる語法があります。これは、もともと脅迫の文型なのです。否定語をふたつ連ねることで強要を強める語法です。「金を出さなきゃ命はないぞ」がその典型です。「いま勉強しなきゃ、将来は泣くことになるよ」は脅迫です。実のところ、使っている人は脅迫の意図はなく、習慣で使っています。精神科医も同じです。しかし、もし「言霊」というものがあるとしたら、そうした文型は、受け手である患者の無意識のなかで、脅迫の作用をもつかもしれません。特に、統合失調症の患者に、その危惧があります。「いま勉強しておくと、将来、何かに役立つこともあるよ」と希望を含んだ誘惑の文型を使うことをおすすめします。

5　会話の進め方

治療室の会話の進み方も、もちろん、患者が滑らかに参加できるものがいいのです。リラックスした親しみの場になるからです。その目的のために、ふたつの方針があります。ひとつは、「近くから遠くへ」進めることです。ふたつめは、「切れ目なく流れをたどる」です。近くから遠くへの方針としては、空間として「ここ」から治療室外へと話題を広げる、時間として「いま」から過去や未来に広げてゆく、があります。五感や気分などのからだに近いところから始めて、考えや意見や概念へと進めるのも、また、患者の話しやすい話題から始めて、医師の側の注目点へと広げるのも、「近くから遠くへ」なのです。

一例を挙げてみましょう。わたくしは外来の統合失調症患者によくこう言います。「薬を飲むと、なんだか脳が働きにくくなる感じがあるでしょう？　それはそのとおりなんです。いま精神科医が使っている薬はどれも、脳の働きの病的なところだけでなくて正常な働きも抑えてしまうからね。病的な働きだけを抑えるような薬が発明されるといいんだけれどね」。これは、患者の体験から出発して話す、いわば取り入りの発言です。しかもわたくし自身の本音でもありますから、二人は合意して親しい雰囲気が生まれます。これによって、薬物のコンプライアンスは格段によくなります。さらに、薬物に対する非現実的な理想化が排除され、アンビバレントな姿勢が正当化されると、患者は薬物の副作用や薬物療法についての自身の要求やアイディアを発言しやすくなります。ここから、その患者との、よりよい薬物療法に向けての、一緒の模索作業が始まるのです。

ふたつめの、切れ目なく流れをたどることも大切です。しばしば見られる有害な面接の特徴は、医師の頭のなかにある流れを切れ目なくたどる面接です。そのとき、患者はあちらこちらに振り回され、こころの流れがメチャメチャになっていることがあります。

流れが時間の流れであるときには、時間の流れに沿って話を進めるのを優先します。問題点や症状から始めて、それへの対処の経験、その効果、あらたな対処のアイディアへと進めるのが流れに沿った進め方です。この順序は、患者の体験の順序を追うので、滑らかな流れですし、希望や計画などを発掘し、また、現在行っている治療とフラクタルの構造となります。

時間の流れをさかのぼる話の進め方は、過去を問い、原因を探す作業として盛んに行われています。この作業は現行よりうんと減らすほうが望ましいと思います。「過去を忘れた気になることで棚上げをする」という対処法を剝奪して、苦痛の思い出にはやばやと直面させて、気分をさらに落ち込ませたり混乱させたりする危険があるからです。そうでなくても、「なぜ」「どうして」といった慣用語を頻発して原因の探索をする面接は、詰問の雰囲気となり患者に有害ですが、それよりも、医師の推察力・想像力を育てず、情報をもっぱら患者の発言の内容に依存する無能で有害な面接者を育てるかもしれないのが恐ろしい気がします。

「なぜ」「どうして」という問いは、何か良い変化が生じたとき、その原因を探すときに使うといいのです。わたくしはマジで、「人生には悪い原因はいくつも起こるから、探して見つかっても、それが正解かどうかハッキリしない。他方、良い原因はめったに起こるものじゃないから、見つかったら、それは正解だよ」と言います。また、良い変化が生じた直後には、患者も元気なので、作業の意欲や能力が高まっているのです。

6　変化を促す方策

その個体の脳にとって相性のよくないことば文化の学習、その圧政から脳を解放するのが、ことばを使っての治療の核心です。これまでのお話は、脳の活力を復興することが主眼でした。いま一方、学習されていることば文化に揺さぶりをかけて、その圧力をやわらげ緩める方策があります。言いかえると、今日のわたくしたちは、ことば文化に洗脳されているのです。この洗脳を緩めるべく、既存のことば文化に新たなことば文化で攻撃をしかけるわけです。狭義の精神療法の本質をそう定義してもよいでしょう。したがって、この方策は、いわゆる神経症の治療の場が主な活躍の場です。とはいえ、新たな教義を押し込んで新たな洗脳をするのでは芸のないことで、新興宗教での治療はこの要素が多いのでしょう。

わたくしは後輩たちに、ふたつの方法を勧めています。ひとつは、見えるものと内省だけでとらえうるものとを出会わせる方策です。いまひとつは、患者の既存のことば文化の視点の傍らに新たな視点を置き、両者の間に動きが生じることを期待する方策です。

初めのやり方は具体的には、患者の話を聴いていて、行為や事件といった見えるものが語られているとき、「そのとき、どう感じた？　どう考えた？」と内省を問うてみるのです。逆に、思いや感情が語られたときには「で、どんなにしたの？」と行為を問うてみるのです。これを続けていると、患者は「一途」から「思慮」へと導かれます。

いまひとつは、新たな視点を提示する方法です。リフレイミングと呼ばれるのはこれです。模式化して例を挙げますと、「正直の頭に神宿る」ということばの傍らに「貧乏神のことも」と置くと、こころは柔軟になります。「親がなくても子は育つ」の傍らに「親があっても子は育つ」を置くと、連想は飛躍的に広がります。「学校に行けない子」「学校に行かない子」「学校に行かないことができない子」「学校がなくなった」などの視点を並べて、連想を豊かで柔らかなものにすることもできます。ここでも大切なのは、既存の視点を抹殺せずに保存しておくことです。精神科医が患者に論争をしかけたりするのも、患者を新たに洗脳するのが目的ではなく、既存のことば文化を揺さぶって、患者の脳に新たな選択の機会をゆだねることが眼目なのです。選択が行われ、それが語られると、精神科医にとって貴重な学びとなります。ちなみに、意識して・ことばで、精神科医を教えているとき、同時に患者は癒されてゆくのです。教える行為が自らを癒すのです。精神科医自身の日常活動を振り返ってみてください。無意識に・態度で、相手を教えているときには、そうした自助の治療効果は生じにくいのです。

おわりに

ヒトの脳は、おそらく、ことば文化の学習可能性を資質の最大の特性としています。ヒトが学習することがらのほとんどは、ことばなしでは地球上に登場しなかったのですから、ことごとく、ことば文化です。そして、なろうことなら、個体の脳の資質に相性のよいことば文化の学習をさせたいものです。何より、個々の精神科医が、自身の脳の資質に相性のよいことば文化を学習してゆくことが健康です。必ずしも相性がよいとは思えない種類のことば文化の習得に専念している後輩を、稀に見うけることがあります。

（精神神経雑誌　第百巻二号）

〔追　想〕

もうずいぶん永い間、精神神経学会には出席していなかった。日々の臨床に役立つ情報が乏しくつまらないと感じたからである。その学会からランチョンセミナーで話すようにとお招きがあった。「精神科医が処方することば」という題で、中井久夫先生が統合失調症について、笠原嘉先生がうつ病について、そしてわたくしが神経症について話すという企画だったので、大喜びで引き受けた。ところが学会のプログラムが来たのをみると、中井先生は何らかの事情で断られ、他の人が代わりに統合失調症を担当することになっていた。わたくしはがっかりして、よほどお断りしようと思ったけど、もうプログラムもできていたので、やむなくお引き受けした。

その代わり神経症に限定せず、精神科医が処方するコトバについて総論から各論までを網羅し、しかも思いきり濃縮したエッセンスのような論にしようと想を練った。いま読みかえしてみると、この文章自体が処方するコトバの見本となるようにと、コトバを節約し、無駄な文字を一字も使わないようにしようと意地を張っている気分だったことが想い出される。聴衆の心を動かすことば・文章・レトリックを駆使することで、見本にしようとしたのだった。

書評『心理療法の常識』(一九九八)

(下坂幸三著　金剛出版)

本を買うなら書き下ろしに限ります。あちこちに発表した論文をかき集めて、章立てして一冊の体裁を整えたものは、章ごとに著者の呼吸や感情状態が一定せず読みづらいのです。まれに、知的産出者としての早すぎる老衰を嗅ぎ取るときさえあります。

本書は、それに似て非なる文言集です。本書は「職人」にして「学理」を睨み続けてきた心理療法家・下坂幸三先生が、後輩へあるいは世間へ向けて投げかけた、助言・教訓・口訣(くけつ)・苦言・主張・皮肉の山です。こうした、いわば折々の思いの数々は、書き下ろしの形では語れません。このような、落ち穂ひろいふうの形で集めるしかありません。しかも、ここには、臨床への熱き思いが一貫して流れており、読む者を圧倒します。

ここにあるのは宝の山です。ページを繰るごとに、「目からうろこ」を体験させられる文言が飛び込んできます。たとえば、「父親の参加せぬ家族面接は、いわば相当に効率が落ちることを覚悟せねばならない」という指摘は、評者の腹にズシンと響きました。そこには、父親とは何者なのか、それを考えたことがあるかね、との問いまでも含まれているみたいなのです。

根元のしっかりした実務家になろうと思っている若い人は、本書を読み進みながら、つぎつぎに現れる先生の言葉のうち、こころに響いたものをワープロで抜き書きし、さらにそれらを分類して、自分用の心理療法口訣集をこしらえるといいでしょう。それは少なくとも一〇年ぐらいは、繰り返し参照する「良質の受験参考書」になるでしょう。ただ、ちょっと心配なことがあります。実物の下坂先生を知らない人びとに、先生の言葉の真意が誤解されるかもしれない点です。なぜなら、先生は、われわれにとっては未知の理由で、自身のまっすぐな魂を曲げて表出する癖があるのです。ですから、先生に接したことのない人は、まず、「面接記録のとり方」と「心理療法という道——私の場合」をまっさきに読んで、先生その人に触れてから、他の章を読むのがよいでしょう。

そうすると、「気取らず」を心がけている「きわめて非常識な人間」で「私のようにあまり本も読まない者」で、「東大体験は負けるものかっていう、負けじ魂の養成にはよかったかもしれないけど」と言い「私は頭が悪いですから、努力で叩き上げてきた人間です」と自称している人が、われわれに向けて語ってくれているのだという雰囲気を、手で触れている感じになるでしょう。

本書を職人の口訣集と見なすのは早合点かもしれません。ブランケンブルグを批判した「精神療法の側から『精神病理学』を見る」や「症例ドーラについて」や、精神分析の本質を論じた「今日の日常臨床とフロイトの精神」や、ラカンを批判した「ジャック・ラカン『フロイトの技法論』（上・下）に対する部分的批判」などは、辟易するほどに学理的です。ひょっとしたら職人としての下坂先生は、学理家・下坂幸三の、世を忍ぶ仮の姿ではないかと連想させられるほどです。

本書を職人の口訣集と見なすのは早合点かもしれません。少なくとも、家族療法についての先生の論述は体系として整っています。しかも、そこには、治療者と患者にとって家族とは何であるか、との問いと実務家としての答えがあります。

本書を職人の口訣集と見なすのは正しいのかもしれません。なぜなら、職種のいかんにかかわらず、職人は、内側からの促しで哲学の世界に近づくからです。本書のあちこちに現れる哲学との対話には、切実な味があります。

先生は、自身の考え方に「少しく立ちどまっていただきたくて漢語をふやしている」そうです。自身の文章を、流し読みできるものにしたいと願う評者とは、ずいぶんな違いです。これは気質の違いです。気質の違いで、先生は「土台のしっかりした」堅実・精密な心理療法をめざし、評者は軽妙・洒脱な精神療法をめざしているのだというのも、新しい気づきでした。

（こころの科学　第八二巻）

〔追　想〕

下坂先生とは、わたくしが初心者のころからのお付き合いである。先生との出会いは運命的であった。ある日、西園先生に下坂先生から一人の患者が紹介されてきた。診断名が偽神経症性分裂病／Hoch & Polatin と記されていた。患者は入院となり、新入局だったわたくしが主治医となった。この患者との付き合いはその後二五年ほど続いた。

患者の示す不思議な精神病理にわたくしが魅了されるのを見た西園先生が、「境界例の治療」をわたくしの学位論文のテーマとされた。そうした親近感から、学会のときなどに先生とお付き合いすることができた。

下坂先生は複雑な謎のような方である。わたくしは先生の生育史をまったく存じ上げないが、お会いしていると、こちらが向ける甘えが、先生の自己韜晦のスタイルに阻まれる思いがある。それは照れとか人みしりとかに由来するようではない。細かな傷をいっぱい負っているまっすぐな魂を守る必要からのスタイルのような気がする。

その傷群がなかったら、先生は精神科医などにならずに、もっと日の当たる自然科学の大通りを歩かれたのではないかと想像したりする。そのような思いを書評に込めた。

コツ三部作完結（一九九九）

最も出したかった本『精神科養生のコツ』（岩崎学術出版社）の原稿を書き終えた。これでコツ・シリーズは終了した。第一作の『精神科診断面接のコツ』の初版が一九八四年四月だから、ちょうど十五年が経っている。

こころが臨界点に到っているときに、的中する刺激に出会うと、刺激自体は些細なものなのに、こころは新たな方向へ流れ始める。その流れは、当人が止めることも逆らうこともできぬ力で、人生を変えてゆく。そのさまは、偶然に出会った契機が人生を大きく変えたとも見えるし、臨界点を準備したさまざまの要因に目を向けると、自然な成り行きとも思える。

一九七一年、英国に留学したときのわたくしは、どの方向へも行き詰まり、出口を探していた。もうお名前も忘れてしまったが、あるコンサルタントの担当病棟の症例検討会で、先生が、おおよそ次のような話をされた。「検査を指示するとき、その検査のデータが当の患者の治療に還元されるか否かをいつも考えるようにしなさい。当の患者の利益として還元できる確信もなしに採血したり脳波をとったり心理テストをしたりするのは、こちらの知的興味を満たす研究の一種であり、その検査料を患者に支払わせるのは間違いである」。おそらく先生の意図は、医療者たるものは常に自己の行為の意味についてあらかじめ考える習慣をもつべきであり、その姿勢を保つことで臨床のセンスが育つのだとの教えだったのだろう。しかし、専門家としての人生に行き詰まり、出口を探していたわたくしのこころは、先生のレトリックの表面の意味にとらえられた。医療者の行為や言葉は、受け手、つまり受益者である患者の視点からその価値がはかられるべきなのだ、との思いがわたくしをとらえた。以来わたくしは、この思いから逃れることも逆らうこともできずに、専門家としての生活を送ってきた。種々の事情でその思いに沿えなかったときには、なんともいえない自己嫌悪が生じた。

「僕らの先祖は暗黒大陸に住んでいてリビングストンによって発見されたんだ、なんて歴史を、子どもたちに教えるわけにはゆかないんだよ」。アフリカのある国からの留学生であった精神科医が、冗談めかして語った言葉も痛かった。精神科医療や精神療法の現場でわたくしがしてきた行いが反省させられた。いまふり返ると不思議でならないのだが、患者の側から見たもうひとつの歴史や視界があることを、当時のわたくしはまったく考えたことがなかった。

帰国してからのわたくしは、論文や本を読むときに、この著者の論述は資料となった患者本人が読んだときに何か得るものがあるだろうか、と強迫的に考えることを止められなくなってしまっていた。そして、患者が理解できないだろうと思える論文や、データ源となった患者に利益が還元されないと思える著書を読み進む意欲がもてなくなってしまっていた。そのせいで、病跡学の論文や精神病理学の論述の大半や精神療法についての論述のかなりのものを読まなくなった。それらの多くは、データが著者から読者へと流れてゆくだけで、資料の源泉へ還流する性質をもっていなかったからである。ときには、探検記と同質の視点や博物館と同質の収集品や動物園様の展示に満ちたものさえあった。結局、読書傾向は、偏狭なものとなった。初めは困った事態だと感じたが、しだいに、そのような選択はずっと昔から馴染んでいた自然な生き方であると思うようになっていった。読むことについては、それでもまあよかった。深刻なのは書くことについてであった。資料となった患者が読んで得るものがある論述しか書けない、という強迫はわたくしを縛って、医学分野での論文を書けなくしてしまった。大学人としては失格となった。しかし、しばらくすると、それもまた、幼い日の記憶に照らして、自分にとって自然なありようだと思うようになった。そして、わたくしは、いつの日か患者が自身の療養に役立てうる手引きを書きたいと夢見るようになった。しかし、わたくしの力量でそのようなものが書けるはずはない、との諦めの気分もあった。おおよそ二〇年前である。

科学論文を書けなくなってしまったわたくしにとって、唯一書けるのは how to ものである。コツ・シリーズは苦しまぎれの産物である。ただし、第一作のときは、あれ一冊の予定であったし、夢としての療養の手引きがこころに浮かぶことはなかった。

三冊を書き終えてふと気づいた。それぞれ、わたくしのなかでひとつの時代が終わったことのけじめの役割をしているとの気づきである。

大学人として失格であることを自覚して、投了の機を探していたわたくしは、両親が病み父が引退したのを機に帰郷することにした。両親の死を看とりたいという長年の夢への一歩であった。だから、本来の人生への復帰の気分があった。大学での年月の記録として『精神科診断面接のコツ』を書いた。

留学体験で引き起こされた内なる流れは、わたくしが専門分野としてきた精神療法にも及んだ。精神分析学に依拠してきたわたくしの精神療法観はしだいに変化した。そして、わたくしのこころが精神分析学と距離をとるようになり、ついに、自分の臨床の実際と合致する精神療法論が見えてきたので、それを『精神療法面接のコツ』にまとめた。

いわば、精神分析の世界からの引退記念である。

日常臨床の現場は野戦病院である。論理的一貫性など望むべくもない、行き当たりばったりの毎日である。他方、精神医療や精神医学の先端の進歩は目ざましい。もう、ついてゆく知力や気力がない。雑誌なども目次を眺めるだけになってしまった。いまは、ただの・ふつうの「治療者」となるしかない。亡父が外科医としての技術の進歩についてゆけなくなり、ホーム・ドクターとして生きることに踏み切ったころの心境はこのようなものだったのだろう。いま、わたくしもそのころの父と同じ年齢になった。『精神科養生のコツ』は、精神科の専門医を辞め、自分の力量の及ぶ範囲内の病だけを引き受ける、ただの治療者として生きることにした、わたくしの引退の記念である。そこにもまた、自然な味わいがあり、気に入っている。長年の思いでは『精神科療養のコツ』とするつもりだったが、わたくしのこころが専門家の世界から離れるにつれて、「養生」という世間的な言葉のほうが好ましく思えてきた。内容的にも、養生法の類書と共通する部分が増えてしまった。わたくしのなかで、精神科と非精神科との区分けだけでなく、医学に根ざす医療と民間療法や代替医療との区分けも薄れてしまったのだから、仕方のないことである。これからは、現場での小さな発見や工夫が溜まったたびに、この三冊目を改訂し続けながら、片隅での余生を楽しむことにしたい。

（学術通信　六六）

〔追　想〕

わたくしは全力投球で何かを書き終えると、自分の脳が絞り滓になったような気がして、これからのち何かの発想が湧くことはもうあるまいと心底から思ってしまう。「境界例の治療」（『発想の航跡』四三頁）、「転移解釈の技法」（『発想の航跡』三四九頁)、『精神科診断面接のコツ』、「精神療法　神経症」(本書九頁)、『精神科養生のコツ』なども書いた直後はそのような状態であった。虚脱の一種である。そのたびに「もう何かまとまったことを書く日は来ないだろう」と本気で思った。

ただし『精神科養生のコツ』のあとがきに「今後、精神医学関係の著書は出すまい、と決心しています」と書いたときの心境はいままでと少し違っていた。確かに精神科関係の書き下ろしはあれ以後出していないし、出せないという気分はいまでも続いている。しかし、いまひとつの気持ちがあった。それは今後、気功・整体・太極拳などの著書を書きたいと思っていた。その思いはいまも続いている。

現場での診療の実際も、診断面接と精神療法面接と養生の指導や気功、整体、漢方、民間療法などがごちゃまぜのものとなり、陪席している人びとを面くらわせている。自分自身の味としては、原始のころのシャーマン・ドクターの方向へ近づいている気分で嬉しい。いまめざしているのは、少々呆けてもできる診療である。無心無策の医療者である。そうなれたら楽しいだろうと思う。

書評『この世とあの世の風通し　精神科医加藤清は語る』（一九九九）

（加藤清・上野圭一（聞き手）著　春秋社）

膨大な労力を費やして新しい抗菌剤をつくっても、細菌の側は遺伝子組み替えで即座に耐性をつくる。そのさまは、生命のたくましさを示し、安堵感をもたらす。つぎつぎとたれ流される科学物質群によって、ある程度進化した生物は日々死滅しているが、単細胞生物は必ず生き残り、早晩おとずれる人類の死滅により地球環境が安定すると、ほどなく、単細胞生物から進化のドラマが再開される。緑の地球のルネッサンスである。命は、DNAは不死身である。ヒトを含めた高等生物というDNAの住みかが失われるにすぎない。

ヒト種は、地球に生じたガン腫である。ガンが自己制御を失った発展・成長のあげく、宿主たる生体を破滅させ、その結末として、おのれ自身をも消滅させてしまう様相は、ヒト種に酷似する。ヒト種が、地球の生命体すべてを破壊する前に自ら死滅することを願わずにはいられない。

ヒト種をしてガン腫たらしめたのは、その特性たる精神活動がコトバを得たせいである。コトバを得たせいで、精神活動の成果は共有され継承されて自己制御不能なまでの発展・成長を開始した。ガン性の獲得である。本質として精神活動はリアリティであるが、コトバで描き出された像はバーチャル・リアリティである。しかし、それが生み出したヒトの行動は外界現実を変える。化学物質の産出はその一例である。ヒトはガン性を獲得して、破滅への道を進む。それは、ヒト種の逃れられない宿命である。種としての破滅は決定的である。もはや「選択の自由」などない。しかし、その宿命に「甘んじた」とき、そこに「選択の自由からの自由」の雰囲気が生まれる。

精神活動というリアリティの核心部分は、コトバというバーチャル・リアリティには移され得ない。核心部分を駆使して、歴史上のさまざまの希有なる賢人の精神活動が、DNAの来し方行く末、個や種を超えたDNAの交歓、さらには、命を生み出した大いなる存在のはからいまでをも読む。その活動は、コトバを超えている。当然、「この世・あの世」というコトバが生み出したバーチャル・リアリティの区分けを突き破る。

賢人に属する加藤清なる精神活動のリアリティがコトバに移されるとき、その核心はバーチャル・リアリティたるコトバのなかでは雰囲気として漂うだけである。それを書評などというこれもまたバーチャル・リアリティたるコトバを用いて云々するのは空しい。よって、前述の童話を提示することで、本書の読者がコトバの向こう側に、加藤清という精神活動の核心を嗅ぎ取るための案内の役をしようとした。しょせんこれとて、コトバを用いた賢しらなはからいではあるが。

（精神療法　第二五巻第四号）

〔追　想〕

加藤清先生は教外別伝の人である。いや存在である。現象である。先生はコトバを吐くが、先生が伝えようとする何かはコトバに密着していない。コトバのまわりに漂っているだけである。傍らにいることでしか伝わらない何かである。いや傍らにいるだけでもだめである。加藤清という現象の傍らに、わたしという現象を置くことでしか伝わらない何かである。ましてや印刷したコトバを介して、何ほどのことが伝達可能であろうか。

わたくしは永年あたためてきた、コトバへ向けての呪詛を語ることで案内役をしようとしたのだが…。

パデル先生（二〇〇〇）

日曜ごとに通っていたハイゲートのお宅は、新しい持ち主によってすっかり建て替えられてしまっている。ヒルダ夫人丹精のお庭も、いまは追憶のなかだけにある。

一九七二年五月のある日曜日、夫人がお茶の用意に立たれたあと、わたくしはぼんやりと、お庭を眺めていた。日本に残してきた妻からの電話で、娘の死を知らされ、それをご夫妻に報告した直後である。出産障害による脳性麻痺のせいで、入退院を繰り返していた子であった。そのことをご夫妻は知っておられた。

ふと、先生が椅子から立ち上がり、わたくしの傍らに立たれた。そのとき、先生がわたくしの肩に手を置かれたと記憶するのだが、先生はそのようなことをされる方ではないので、これは明らかに錯記憶である。先生は、迷ったようなおずおずとした姿勢と表情で、話しかけられた。「ジョージ、いまこんなことを言うのは、適当でないのかもしれないけど、Hilda の sister に障害者がいて、その sister への ambivalence が、Hilda の人格形成に非常な影響を与えています。二人の息子さんたちにとって、妹さんはこれまで、angel だったでしょう。幼いまま亡くなったので、いまのままの対象として留まり続けるでしょう。そのことは、息子さんたちにとってだけでなく娘さんにとっても、幸せなことだとも言えると思います」。そのとき、わたくしの心は、確かに先生に抱えられた。そして初めて、わたくしは自分の悲しみと一体になることができた。

自他の感情にひらかれて在ることと、冷静に事態を観察できていること。ふたつの機能が互いに妨げ合うことなく協力しているありよう。これがパデル先生の際立った特徴であった。このありようは、わたくしたち生徒に接するときだけでなく、ご家族や同僚との関わりの場でも一貫していた。おそらく、患者との場でもこうなのだろう。先生の温かさも鋭さもユーモアもここから発していた。わたくしは先生と同じありようを目標に、今日まで努めてきたが、到達するどころか近づくことさえもできていない。しかし、永年の努力を通して見えてきたことがある。先生のありようの基盤には、諦観と決意があるらしい。そう仮定すると、先生の言動の意味がことごとく腑に落ちる思いがする。そして、資質と気質が違うのだから決して到達できるはずのない目標、をめざしてきたことが納得できた。

ふと気がつくと、わたくしは、あのときの先生の年齢をはるかに越えてしまっている。残されている時間はもう多くはない。だから、到達できるはずのない目標、近づくことさえもできない目標と分かっていても、わたくしはこれからも、この目標をめざして歩き続けることにする。これでいいと思う。こうしていると、先生と一緒にいる気分になれるのだから。だから、これでいいと思う。いいですよね。ネ先生。

（精神分析研究　第四四巻二号）

〔追　想〕

パデル先生が亡くなられた。脊椎の腫瘍であった。最後に来日されたとき、足元のおぼつかない歩行だったので、八味地黄丸を一箱差し上げたが、いまのわたくしなら腫瘍の存在を推定できたのになあと思う。もっとも、できたとしても大勢に影響なかっただろうが…。

追悼文の依頼が来たとき、他の人びとが書かれるであろう追悼文の内容はおおよそ推定できた。そのような内容はみなさんにお任せしておいてよかった。わたくしは先生から学んだ、対象関係論の実相を書きしるすことで、先生への感謝と追悼の吐露にしようと思った。思いの丈を盛り込むには、短い文章でなくてはならなかった。

心因反応と境界例（二〇〇〇）

診断について

毎年同じようなことを話してもしょうがないので、少しは違うことを話そうと思ってます。今日はこういうことを話そう。ひと月ぐらい前に、統合失調症ということで、幻聴があって、妄想もあって、幻視もある若い女性が紹介状をもってきました。それには統合失調症のいろんな症状が、これこれと山ほど書いてある。で、なぜうちに来たかというと、その娘さんのお父さんが「ずうっと娘の経過を見てきて、薬が増えると病気が悪くなるようだ。どうも何か薬が関係しているんじゃないか」と。ところが「娘さんは統合失調症だから、薬を抜いたりするともう一生廃人だよ」と言われた。まあ本なんか読んでも、薬は長期に飲まないといけないと書いてある。「しかし自分としてはどうしても、薬が増えていくと娘の病気が悪くなるような気がする」とお父さんが言われる。

で、僕はこの娘さんに会ってみて「あ、これは統合失調症ではないな」とすぐに思った。それは僕はもう精神科医になってまもなく四〇年になるから、たくさん統合失調症を診てるから、匂いが違うわけ。「あ、これは統合失調症じゃないな」と。症状は揃ってる。揃ってるけれども、これは統合失調症ではない。それは僕らが精神科医になったころに習った Praecoxgefühl 早発性痴呆の匂い、それを非常に大事にしていますから、見て一秒もかからないですよね。あ、これは何か違うと。

で、いちばん最初に考えたのは、こういう Praecoxgefühl がなくて、幻視があって、幻聴があれば、まず考えるのは中毒性の精神病で、若い女性の場合は甲状腺機能亢進症による中毒性の精神病をまず考えなくてはいけない。すぐ甲状腺の機能検査をしたんです。脈もすごく速く、眼がきらきらしてるから、こりゃあ間違いなかろうと、家族にもその可能性があると告げまして、当然、向精神薬は減らしていきます。もし異常があれば、甲状腺を抑制する薬を出すことによって、だんだんによくなっていくだろうと考えました。で、一週間して来られたときには、甲状腺機能の結果は正常、他の臨床結果も異常なし、そして幻聴は著明に減少していました。

さあそうすると、これは抗精神病薬による中毒性精神病。みなさん聞いたことないでしょうが、抗精神病薬によって起こってくる中毒性精神病。だから薬を増やすとどんどん悪くなる。その疑いがあると思って、週に二回外来に来てもらって、用心しながら少しずつ少しずつ薬を減らしていって、結局、薬を全部抜いてしまって、漢方薬だけにしたら、幻視も幻聴も全部消えて、なんにもない。しかしなんにもない普通の人かと言うとそうじゃなくて、離人症とか、過食、嘔吐、つまり食行動異常を主体とした症状がある。食行動異常の人、ちかごろ多いでしょう。ここにいる女性でそういう人いないかなあ。だいたい、食行動異常は知能が平均程度の人には起こらんの。知能が普通程度の人で太っているのは、ただの大食らい。食行動異常は医学部の学生さんや看護師さんに多いの。ま、そういう状態になって、結局、お父さんが感じた中毒性の精神病という診断は正しかったわけです。素人の診断が正しかった。

精神科医はちゃんと本を読んでいるから、抗精神病薬によって中毒性の精神病状態が起こって、どういう状態になるということはみんな知っています。みんな知ってますけれども、非常に例数が少ない。だから自分が目の前にしているその患者に、そういうのが起こっていることは、なかなか気がつかない。

それからこれは数年前に来た大学生で、統合失調症と診断されて、ずっと精神病薬を飲んでて、そして数年にわたって単位が取れない。結局二年ぐらい留年をして、勉学よりしっかり療養しなさいということで、私のところに来られた。そのときにこれもお父さんが、非常に知的に高いお父さんでしたが、「この子は統合失調症の症状が出るときは、いつも躁のような感じになったときに出る。うつのような感じのときもあるが、そのときには幻覚もなんにもありません」とおっしゃるんです。これも本人に会ってみたら、あ、これは統合失調症じゃないなと、匂いで分かるんです。気持ちの触れ合い、通じ合いで分かるんです。だけど統合失調症の症状が揃ってる。これは譫妄を呈する躁病。これも少ない。だけどその目で見ると、けっこうある。それでこの人は躁うつ病の治療に切り替えて、とってもよくなられました。

私のところに誤診例が集まるはずはない。いっぱいあるはずです。みなさんは「自分は精神科医なんかにならんもんね。精神科にははっきりした検査データもないことだし、誤診も起こるんじゃろう」と思うかもしれませんが、全然そうじゃないの。もうあらゆる科で、すごい誤診が起こってる。どんどん誤診が増えてます。最近、誤診例が増えてるのはなぜかと言うと、いちばん大きな理由は、診断が形式化されていることです。診断マニュアルというのがつくられ、これとこれとこれの症状があれば、この病気と、これとこれだとこの病気が疑わしいけれども、もうひとつ加わると確定診断というような診断マニュアルというものが全科で用いられています。

でこれに基づいて診断をしますと、何となく感じる匂いとかは、とても主観的なもので、その医療者の主観的なものだから、そういうものはマニュアルには盛り込めない。万人が等しく見ることができるような症状を、取り上げてマニュアルをつくります。そうすると猿でも合意できる指標と言ったら悪いけど、医者になるくらいの知能の人だったら、センスは悪くても、ほんとは阿呆チンでも、みんな合意できるような指標だけが取り出されますから、その個人のセンシティビティを活かしてするような診断に全然ならない。そのことがひとつ、誤診の多くなっている理由。

しかも診断するこの時点で症状があるとかないとか、これだけいくつあるとかいうことで診断しますから、診断がついたときは、もし正しい診断がなされたとしてもほとんど手遅れだ。たったひとつぐらいしか指標がない時点でも、はっきりした診断にはならないけれども、あれ、こうじゃないかしらという診断は浮かんできて、そしてそこから治療が開始されることによって、医療というものは成り立つの。誰が診ても分かるようになってから、治療が出発すると全然手遅れなの、治療の出発点が。しかも、さっきのように間違った診断でやられると、もうむちゃくちゃなの。

で、症状がちょっとしかなくて、診断がつかないときに何が行われているかと言うと、症状に対する治療が行われます。症状を消す治療。ところが症状というものは、病因と、それに抗っている生体の自然治癒能力との合成によってできていますから、ともかく診断がつくまでは症状に対して薬を出したり、処置をしたりしようとする治療は、ますます診断を誤らせる結果にしかならない。初期の時点で、可能な診断をいくつか考えておくという習慣がなくなる。こうかもしれん、ああかもしれん、ひょっとしたらこうかもしれんと思いをめぐらす習慣が、医者の日常からなくなってしまってるから。何かよう分からんけど、まあ診断が決まるまでは症状に対して治療しておく。

この医者の態度がいかに間違いであるかということを中学生が告発したのが、一年か二年前に起きた和歌山ヒ素中毒。一人の女子中学生が論文を文芸春秋に投稿して、賞をもらいました。犯人はヒ素を飲ましたやつだけじゃないという論文、犯人はもう一人いる。もう一人というのは誰か、医者だ、医者。ヒ素中毒の何人もの人が死んだ、その犯人は、ヒ素を入れたやつはもちろん犯人だけれども、もう一人医療者が犯人だという告発の論文を書いている。探して読んでみなさい、あれは本になるんじゃないか。

ヒ素を飲んでみんな吐くわな。そして吐いた人がたくさん、あっちの病院、こっちの病院に担ぎ込まれて、吐いて苦しそうだというんで、吐き気を止めるように薬を出してくれた病院に行った患者さんは死んだ。そして何か吐きよるから、こりゃあ胃洗浄でもしておけば、何か変なものが入っているなら、一応わけは分からんけど胃洗浄でもしとこうと、その処置を選んだ病院に行った患者さんは死ななかった。吐き気だけでも止めてやらんと見たところ苦しそうだからと、止めてもらった人は死んだの。その医者も犯人だとその中学生は言ってるの。

医者の想像力の欠如。想像力の欠如はどこからくるかと言うと、全部症状が揃ってから診断が考えられるという習慣。それにまた、マニュアルがありますと、精神科の場合は、こういう症状がありゃせんかなと思って見ると、それがあるような気がする。こういう症状がありゃせんかなと思って見ると、そう見えるの。そう思って見るとそんなふうに見えるという、これは人間のセンス。うん？　と思ったところにセンシティビティが高まる。おそらく認知心理学で人間の脳のもつそういう傾向は実証されてるんだと思います。

つまり脳というものは外界から認知するときに、すべての情報を全部一緒に入れて、それをプロセッシングしてある認知を生み出すというのではなくて、こちら側の姿勢で選択的に情報を拾っていくという、脳の優れた特質がここでは裏目に出て、そう思って見ればやっぱりそうだ、あった、あったと言って、診断を間違わせてしまう。つまり診断マニュアルが頭に入っていて、それを応用して探すとそんなふうになる。そういうようなことでみなさんが、お医者さんになられてどんどん誤診が増えるだろうと、マニュアルに頼って診たらね。これはね、単純なミスですよ。

で、じゃあどうすればいいかと。病というものは、これは流れなのね。ずうっとこう来て、流れ。そしてこの流れのある時点、いま、ここに患者が現れて来てるわけ。で、このいままでのずうっと流れてきたこの流れを、いまの時点で、どういう流れなのかなあっと思って見ることによって、流れを見るセンシティビティが高まる。こういう症状があるかな、ないかなといって見るのとは違うの。病気全体がどういう流れで、流れているかなぁというふうに見ることによって、全体の病の流れが、見えてくるの。

みなさんのほとんどは精神科医にならない。普通の身体医学の場合に、この流れは何か。これは実は症候学ではなくて、病態生理学とか病理学なんです、ね。それが頭に入ってないと、病気の流れの匂いを嗅ぎ取るということはできんの。たとえば冠動脈が狭くなってて、そしてストレスが加わると、そこに攣縮が起こって、そのために胸痛が起こっているというような心不全の問題なのか、モーニングサージ morning surge によって、自律神経の変化が起こることによって、血流が悪くなっているというような病態なのか、そうかなと思ってこの病歴を見、患者の訴えを見るとそこに、流れが浮き出て見えてくる、味わいが。

炎症であればある局所に、何か炎症を起こす物質が集まって、それは細菌であることもあるし、自己免疫によってつくられる組織の炎症かもしれない。そしてそこに炎症が起こって、そこに白血球が集まったり、何かかんかして動いている炎症性の病態なのかなぁと。そうであればそれがどんどん広がったり、あるいは一時的に鎮静したりして、こうこうしながら炎症が広がっていく、そしてそれと闘っている生体の姿がある、というような病態生理を頭に入れながら、経過や現状をじいっと眺めて、じいっと味わってみると、そこから炎症という、炎症性疾患の味わいというのが浮き出てくる。

こちら側の感性を、いちばん高まりやすい方向に導くために、基礎医学の知識が役に立つの。解剖学の骨格の図が頭のなかに入っているかいないかで、ひっくり返って腰が痛いとかいう人を見たときに、こうあってこうあってここに大転子があって、外から見たときにはここ、それで動きをこう見たときに、いちばん折れやすい頸部のところの筋肉がデファンスを起こして、そこだけ動きが悪いということが分かれば、骨折がいま、起こっていて、それを一所懸命まわりの筋肉がかばっているということが分かって、何でもかんでも全部レントゲン室にまわしたりせんでもいいし、あるいはまわすにしても、「いま、非常に骨格の異変が起こっているようだから、ここを動かさないように固定した状態で、レントゲン室まで運んで」と言うことができれば、それだけで後、患者の受ける利益がすごく違うの。

だから基礎のいろいろなことが頭に入っているかいないか。それを使うことで、その疾患についての基礎知識を使うことで、ここにある匂いを感じ取ることができるようになる。これを覚えときなさい。基礎の勉強のときは「もういい、疲れる」といつも言っていただろうけど、臨床になってもう一度、その勉強をざあっとでいい、復習すると臨床の力が伸びるんだ。知識はいろいろ後で御託を並べるためではなくて、そういうものが頭に入ってこう見ると、わずかしか見えていない患者の現在の兆候のなかに、匂いを感じられるの。

ところが精神科にはそうした病態生理や解剖学がないのよ、ね。統合失調症で死んでしまって、脳を切ってもどうなっとるか、何も分からん。神経症も分からん。残念ながら、病態生理に当たる、そういう基礎知識というものが精神科にはないの。ないから議論するばかり。精神医学は病理学的なプロセス、ずうっと変化していく流れが分からない、見つからない。だから仕方がないから、表に現れているものの流れだけで、何とか代用しようとする。

そのために精神医学は何をするかというと、それぞれの病気の自然史というものを使う。もちろん言っときますが、それぞれの病気の自然史というのは、一般身体医学でも治療せんでもほっとったらどげんなるかということが見つかっていれば、確立していれば、それを使うのよ。それに病理学的なものも全部加味されて、この自然史というものが成り立ってる。だけど精神医学はその病理や病態水準がなかなか分からない部分が多いから、ただもう自然史というその症状や状態の流れを見て、それだけで診ていくわけだ。で、統合失調症というものは治療せんでほっとくと、だいたいこうなる人やら、あるいは治療してもこうなる人やら、ああなる人やら、こうなる人やらいると。そういう病気の流れの自然史というものを大事にしているの。

たとえばこういうことがあるでしょう。みなさんがラーメン食いにいったとするわな。そうして、これはダシがうまいなとか思ったときに、何でもいいや、かつ節を削って使ってるかな、丸ごと放り込んでいるかなと思って、まずそういう疑問をもって、そしてスープを味わうとね、何となく分かるのよ。あ、これは削ったかつ節じゃろう、これは丸ごと放り込んでるんだろう。それからピーマンや玉ネギを使ったかなと、スープを取るときに使ったかなあと。ニンニクやなんかは誰でも分かるんだけれども、サバを入れたかなとか、ダシじゃこを使っているかなと、そういう疑問をもって味わうと、勘、こちらの感受性がすうっと高まるのね。それがさっき言った病理学の知識。

で病理学の知識があれば診断がより正確になる。まさにそれはこちら側の感受性が鋭くなった分だけ、いいデータが自分の脳に流入してくるからなの。ところが精神医学の場合は脳の病理学が乏しいから、どうして統合失調症になるのか分からんから。まあ、病前性格なんかを聞いたりなんかすると、いくらか分かることもあるけど、分からないことが多いので、精神医学では自然史を使う。この人はほっときゃどうなるやろか、これからこうなって、こうなっていく道筋の途中におるようだとかいうふうに考えれば、また感受性がちょっと上がる。そうすると、ここでこういう治療操作を加えれば、こういうふうになりそうな感じの人だなあ。それはつまりラーメンで言えば、ここでもう少し火を強くしてわーっと沸騰させたら、このラーメンは臭みが取れて、味がよくなるなあというようになる。そうなると今度はもうラーメンの味を味わってるお客さんの立場じゃなくて、ラーメンをつくってる職人の立場。これをこうしたら、こう変わっていくというふうに。

で、これはぜひみなさん、この姿勢をもってほしいんだ。どうしてかと言うと、われわれは植物分類学をやっているわけじゃないの。みなさんが関わろうとしているのは、過去に関わるわけじゃないの。「あのときにそうしなきゃよかったのに、「反省しなさい」とか、そんなことをやってるわけじゃなくて、大事なのはいまから。自分がその患者に関わって、これから先がちょっとでもいいようにするためにいま、関わっとるわけだから、やっぱラーメン屋の職人さんと同じ。いまからこの個体の未来が、ちっとでもいいように関わるためのひとつの方法として、診断はあるわけ、道筋を決めるために。

そうすると診断が決まってから方法が決まるということもあるけれども、そんなことばかり考えてたら頭がコンピュータ程度の頭になる。そうではなくて、こんなふうになりそうだから、診断はこうだろうという、あべこべの治療を介しての診断。まだ治療してなくても、治療のイメージと、そのイメージに合致するような、辻褄が合う未来像から、現在の診断を決めるというやり方も感受性を高める。で誤診をなくす。なぜかと言うと、未来がいまのなかにちょびーっとあるのよ。未来がこうなりそうかなと思うと、いまのなかにちょっとそれが見つかる。そうするとこの診断は未来をめざして、治療も加わる。これは一般医学の場合も、精神医学の場合も変わりません。いままでのは全部総論だ。

心因反応について

で、今日の講義は心因反応と境界例。心因反応というのは何かというと、ある体験があった。それによって個体の特質とその体験とが合わさって、ある状態が生じたということだ。その人の子どもが死んだ。で、もう悲しくて錯乱しとる。経過から類推して、心因反応という診断がつくわけだ、ね。何しろ精神科はそれ以外に血液とってみても、ＣＴとっても分からんから、たとえば子どもさんが高熱を出して、それでこんなふうになって、お母さんは錯乱しとると。で心因反応だと、そういうふうに思う。これで間違うの。

たとえば、こないだもあった。子どもがウイルス性脳炎で死んだ。で、お母さんが錯乱している、これは心因反応だろうと。そしたら何のこっちゃない、同じウイルスにお母さんも感染していて、少し子どもよりも遅く脳炎の症状が出てき始めて、錯乱している。それはもうちょっと経過を見れば、だんだん心因反応とは思えないような、いろんな神経学的な症状が出てきて、腰椎穿刺をしたら細胞が増えてる。これがケースレポートとして、精神科の雑誌に載るの。「心因反応様に発症した脳炎の一例」とかで論文ができる。本当は論文なんかできちゃいかんのよ。初めから誤診しといて、それで正しい診断をつけて、それで論文になる。初めから正しい診断つけときゃ、論文にはならない。そんなのいっぱいある。

で、じゃあ誤診が起こらないためには、どうしたらいいかと言うと、心因反応というものの自然史はどういうものかと言うと、ここで子どもが死んだ。で、お母さんは一時的に錯乱になった。しかしそれは「時が薬」でおさまる、ほっといても。で、おさまったときにどうなるかと言うと、お母さんは自分がその子どもを失ったという体験を、自分なりに了解していく。神に召されたんだとか、向こうに行って私を待ってるとか、自分なりに了解することによってお母さんの人生のなかの体験となり、その人を膨らますんだ。どんなふうに膨らますかと言うと、人の死、肉親の死というものへの人びとの悲しみというものが、よく共感できるようになっていく。それから、あるいは生命とは何か、生まれるとは何か、死ぬとは何か、親とは何か、子とは何かというような考え方が豊かになる。

そういう形で膨らんでいって、そしてひとつの体験による心の成長がある形になったときに、こういう形になるのが心因反応というものの流れだ。それを頭に入れていまの時点で見ると、すでに自分なりの了解して、そこを納得していこうとするのは、これはその人の人柄とか、まあ人格とかとの関係で、それを初期の時点でこの人は、この人格から見て、この体験はこういうふうに変わっていくんだろうな、こうなるだろうなと思って見ると、ここにすでにその兆候が少うしばかり、話の端々にちらっとあるのが見える。見えるとこれは心因反応という診断が、より的中率が高い診断として浮き出てくる。

そういうものが全然見られないと、これは心因反応としてはおかしいぞ、変だなあ、なんにも納得の芽が出てこない、ということは、このお母さんのいまのこころ、心身の侵されている度合いは、健康な、将来、心因反応から立ち直っていくための核になる部分までも侵されているということで、これは変だぞって、にわかに心因反応という診断をつけられないなあと思うと、他に、なんで心因反応でこの人はこんなふうに、明け方に寝汗が出るんだろうか、というような何か小さなちょっとした指標、心因反応でどうしてこの人は脈がこんなに多いんだろうか、というようなことに、ふっと疑問が向くようになる。でこちらの感受性が高まって、ここで診断が早めにつく。

あるいは納得の芽のようなものが見つかれば、自分のこの子どもを失ったという体験を、本人が納得する、自分なりの結論のほうに振れていくように導くことが、治療のいちばん正しい道なんだなあということが分かって、これで治療法まで出てくるわけ。そしてその線に沿って、あと薬物と環境とかいう援助が加えられて、心因反応の治療が行われる。これが心因反応という診断とその治療法なの。

そしてこういう考え方というものが臨床の考え方なんだけれども、これは一種の芸だ。芸であり術だ。そして、そういう芸や術は非常に個人差がある。俳優さんの芸が全部違うように、非常に個人差があって、柔道でも何でもいい、術というものは非常に個人差があって、そういうものは、いまの標準化していく流れのなかでは、邪魔ものなの。規格化された医者はなかなかできないだろうけど、規格化された診断法なり、診断手順のなかに医者自身がはめ込まれていくようなことになっているの。

僕の高脂血症の主治医、丸山征郎先生は鹿児島大学の教授ですが、嘆いていたな。この人は医者になってほしい、こんな人はいいお医者さんになるだろうなあと思う学生が、どんどん留年するんだって。それはこういう規格化されたものに耐えられなくてね、もう勉強する気がしないらしい、何かいらいらしてるらしいのね。逆にこんな人が医者になったら、ほとんど患者を機械的にさばくだけで困ったもんじゃと思うような学生さんは、成績がよくてどんどん卒業して早うに医者になって、これじゃ将来どうなるだろうかと思って、嘆かわしくて、しかし国家試験があるから、規格化する授業をせにゃならん。卒業生がたくさん国家試験を落ちても困るし、心ある教育者はジレンマに陥る。まあ、みなさんは仕方がないから、優秀な人たちだから、浮世の身過ぎ世過ぎとしての勉強の世界と、ほんとの医療者としての自分との二重人格で生きていくしかないよな。

規格化の潮流はどんどん進むけど、そう心配しなくていいの。こういう規格化して、人を枠にはめ込む流れというものは、歴史のなかで何回もあって、そして必ずある極点までいくと崩壊している。みなさんが生きてる間に必ず崩壊するから、崩壊するときの混乱の日を楽しみに、腕を磨いていくといいと思います。僕が崩壊の日を楽しみに腕を磨いておいたほうがいいというのは、次の境界例の話につながるんだ。

境界例について

境界例というものは、規格化された診断名で何かいろいろ書いてある。捨てられるのがいやだとか、人を信頼したと思ったら、すぐ裏切ったりしてとか、何かといっぱい書いてあるわ。まあ、それは見ときなさい。見て、でこんなのがあって、こんなのがあって、こういう人が境界例なんだなあというふうに思ったら間違うよ。そんなのは間違いなの。そうではなくて、こういう特徴があって、こういう特徴がある人たちがいるから、これをまとめて、境界例と名をつけたのであり、境界例というものがあって、その特徴はどういう特徴かなあと思って調べて、こういう特徴があると分かったんではないの。

じゃあどうして、こういう人たちを境界例というふうにくくって、カテゴライズするか。その意図はこの人たちは手に負えないからです、厄介、ともかく厄介な人たちがいると。この厄介はなぜ厄介なのかなと思って見ると、こういうことで厄介なんだと。じゃこの厄介な人たちをまとめて、境界例と名前をつけてこっちに出して、何とか厄介じゃないようにするには、どうしたらいいかということを考えましょう、という順序で、境界例という概念ができてきた。だから、あんまり定義を考えなくていいの。

簡単に言えば厄介な人、ということです。特にその人の近くにいる人にとって厄介なの。遠くにいる人にとっては必ずしも厄介ではない。境界例というのは、生き甲斐のある人生だったろうなとか、波乱万丈だなとかいうような人なの。したがって、歴史上の有名人はあれは実は境界例と言ってもいいような人が多い。破滅型の人、境界例。竹久夢二は境界例じゃないかとか、ね。野口英世も借金して何かやって、まあいい業績も残したけど、あれも少し境界例的じゃないかなと、そんなふうに、まわりの人はずいぶん迷惑したらしいのね、厄介な人。不安定で、厄介な、安定に乏しい。

で、どうして厄介なのか。たとえば悪い人がいるとしますでしょ。悪い人がいると、こりゃあ悪いやつだと遠ざけて、早く警察に任せてということになる。そうすると厄介のなかでの程度は軽いわけ。どうしてかと言うと、「知ーらないっ」というふうに、心をこちら側が閉ざしてしまう。もう別の世界の人びとだとしてしまう、そしてすっきりするわけ。ところが境界例が厄介だというのは、なかなかいじらしかったり、かわいらしかったり。何となく気持ちも分からんでもないと思えたり、ちゃんとしてやりたいなと思ったり、さまざまな接近する気持ち、その人に入れ揚げていくような気持ちをこちらにかきたてるの。気の毒だと。そうしてやっていくと、もういい加減うんざりじゃという気持ちもかきたてられる。

だからその患者さんが厄介な存在というよりも、もう少し正確に言うと、近くにいて、その人の面倒を見ようとする人、まあ医者なんかもそうですよ、家族もそうですよね、その人の面倒を見ようとする人のなかに、この人に対する好意と悪意と言うかなあ、もう手を切りたいというかなあ、気持ちとが引き起こされてきて、やってる人の心のなかが、自分で自分の心が厄介になって疲れる、消耗する。これが境界例という概念が出てきた、理由だ。

そして、「そういうような人なんだ」とくくっちゃうと何となくいいでしょ。「近づけばそんなふうになるんだなあ」と思って、「やめとこうかな」と近づかない人もいるし、あるいは希望と野心をもって「よし、そういう難しいんだったら私がやってみよう」と言って、こちらの目標として定まるから。そうすると何が何だか分からんで厄介になってくるのが、厄介な人たちという一群があると思ったときは、こっちの心はまだ厄介じゃないわけだ。「もう、せん、誰か物好きな人に任す」と思っとけば厄介じゃない。逆に「よし、厄介なら、ひとつその厄介な関係を引き受けてやってみよう」と思うと、その決意は厄介じゃない。近づいていくと、ごちゃごちゃ心のなかに厄介な気持ちが起こるけれども、これは覚悟してやってんだ。自分のなかに引き起こされるものとして、覚悟してやったんだから。

アフリカ青年海外協力隊なんかで行く人たちはずいぶん苦労しているけれども、「ああもう来なきゃよかった」とは思わないもんね。その苦労を覚悟して行ってるわけだから、どこかすっきりしている。がちゃがちゃ悩みはあるけれども、中村哲先生でも苦労しておられるけれども、どこかそこに自分の生き甲斐があるんだとすっきりするところもある。そういうふうに概念化というのは役には立つのね。

で、もう一度診断のところに戻りますと、ここでいま、境界例はこの過去の流れのなかで、この人が手を切ったとか、借金して返さんかったとか、誰かとひっついて夜逃げして、そのうちまた別れて、こっちに来たとかいうようなことがいろいろあるけれども、しかしそのときに、その人と接近して、場所と時間を共有した人たちは、「厄介だ、ああ厄介だ」という気持ちになっただろうかなあ、そういう気持ちになったかなあというふうに思ってみる。それとも相手のほうがいい加減ひどいやつで、突然蹴ったくったりしたんで、この人がかわいそうだったという面もあるかなあと思ってみる。そしてそれだけでなくて、ここでいま、私が、この人の世話をするようになったら、自分はだんだん「あーあ」とか言って、「これはもうせにゃよかった」と思ったり、ちょっとそういうふうな気持ちになるかなあと思ってみる。そうするとこの人を境界例というふうに診断したほうがよいかなあというような特徴は、ここにわずか一時間なら一時間の、三〇分なら三〇分の初診のときに、ところどころに話のやり取りのなかに「ん？」とかいうようなものが出たりして、未来で広がっていくものがいま、ちょっと出てくる。これは、この患者さんの特徴のなかに出てくるのではなくて、厄介というものは、こっち側の世話してる側の心に起こるわけだから、ここで「なんか今日はもうこの人と面接しとったら、えろう疲れた」とかいうような形で、自分のなかにちらっと付き合っていけば将来うんと膨らんでくるようなものの芽が、ここでふうっと生じるの。このことによって、境界例という診断がついてきます。全部が揃うまで待っとってもしょうがない。

治療について

あるいはしばしば境界例という診断が間違ってつけられるのはね、いままでの治療者や親やそういう人たちが分からんちんであるために、患者が混乱している場合があるのよ。そうすると、それは境界例状態ではあるけれども、接し方が正しければ全然境界例にならん。それはどういう人かと言うと、とても才能のある人、才能が。特に芸術的センスと広く言われるようなセンスがすごくいい人。非常にセンスのいい人が、何かのことで誰かに助けを求めると、この人の感受性のレベルと、相手の感受性のレベルが違うもんだから、絶えざるちぐはぐがずうっと起こってきて、それでこの人が混乱して、手を切ったり、何かしたり、あっち行ってみたりする。その人はセンスが良すぎるために、自分とセンスが合う人というのがなかなか世のなかにおらんから、あっち行ったりこっち行ったり、うろついてるということがある。だからそこんとこが難しいのよね。

過去の偉い歴史に残るような立派な人と言われている有名人が、実は境界例だったという論文は、必ずしも正しくない。その人はむしろひどく才能が豊かだったために、センスがよかったために、その人が理解してほしいと思って出すコミュニケーションが、全然相手の側から誤解されてしまうために、何かわけ分からんようになってしまう。対人関係も多数決だから、ほとんど自分は誰からも理解されないというようになると、この才能の豊かな人は朽ち果てるな。

デマだったかもしれないけど、坂本龍一さんは一時耳が聞こえなくなって、心理的聾か、難聴になって、その理由は世のなかに音楽というものがいっぱい流れているけれども、あの人の耳で聞くとそんなものは全然音楽ではなくて、雑音で、音程は全部狂ってて、もう苦しくてしょうがないんで、だんだん耳が聞こえなくなったという話を聞いたことがある。そういうことはありそうだね。絶対音感で、やたら音程が正しく分かっていると、それからメロディというもんについてのあるセンスをもっていると、あのミュージック・サイレンなんてひどいもんでしょ。あれだと僕ぐらいでも変だなあと思う。ま、そんなような感じになって、一時期聞こえなくなったという噂があります。

で、いまの坂本龍一について言ったことも、境界例の治療に、僕はいつも、「あなたはまわりとセンスが合わんのよ。もう諦めんね。まわりの世界とは嘘のつながりにして、自分のほんとの世界というのを内側につくっていくようにせんね。もうあちこち行っても、なかなか分かってくれる人はおらんがね」というようなことを言うようにしてます。それは境界例の人たちの不安定、厄介というもののなかに、なぜ厄介になるかと言うと、ぴたっと自分と、ぴたっと信頼できる相手を求めている。求めているというのは、さっきのヒ素中毒の場合と同じように、自然治癒の一種でもあるわけ。人との絆、絆の確かさというものを得たい、欲しい、という、絆がないという状況を乗り越えていこうとする、本人の治療的な意欲、それによって、厄介な状態になる。

そして僕はどうするかと言ったら、「この治療意欲はもうやめんね」と。「やめんね」と言うと、まるで吐き気を止めとるようなもんでしょ。そうじゃなくて、「悲しいだろうけど、つらいだろうけども、そりゃあなかなか見つからないよ」と。「だけどいつかそういう人に運よく出会うこともあるかもしれん」、あるいは「神さまだけはあなたの思いを受け止めてくださるかもしれん」、あるいは「庭にある楠はあなたを裏切らないから、そういう楠と自分との関係で、毎日、楠に語りかけたりしていけば、裏切ることがないからいいよ」というような形で、少し絆の方向を転換する。

そしてそれがいくらかでも本人のなかになごみをつくってくれれば、そういう助言を返す助言者としての僕との間の絆、これは温かい満足するような絆ではないけれど、まあ諦めていく、「人間はみんな諦めて悲しいのじゃよ」とかいうような、なんて言うかな、悲しみを共有するような絆、悲しみを共有する同志としての絆というようなものに置き換えていく形で、境界例の人たちが安定していく。その意味では境界例というものはまあ、現代のわれわれのもつ絆のはかなさというものが、よく見えすぎてる人であるかもしれない。

みなさんのなかにもそういう気持ちがいくらかあるだろう。あるだろうし、また、あってほしいよ。そういうのがあると、人の気持ちも、「あこの人も私と同じものを、ただ私よりも一〇倍ぐらいもってるだけだなあ」と思える。臨床家というのは、自分と相手との違うところが見えるよりも、似たとこが見えるほうが治療にもいい。そのほうがアイディアが湧きやすい。下痢している人の場合でも、よく下痢するようなお医者さんだと、「下痢する前に腹痛いよね」と自分の経験から、質問する。吉田兼好が『徒然草』のなかで、病気をしたことのない人を友達にするなと、書いてます。元気な人は無慈悲で、人の不幸がよう分からん、心のなかの痛みが分からんという意味でしょう。終わりましょうか、ちょっと早いけど。何か質問あったらどうぞ。

（九州大学医学部講義　二〇〇〇年）

〔追　想〕

年に一コマだけ、医学部五年生の講義をしている。わたくしは学生への講義が何より苦手である。決まりきった教科書的な内容を話さなくてはならないので、教師は退屈である。その退屈の気分が学生に伝染して、学生は居眠りし、ついには出席しなくなる。それに対し、教師は出欠をとるという工夫をする。脅迫されて出席した授業が面白いわけはない。居眠りは増えるばかりである。わたくしは学生が居眠りしない授業をしたい。そのためには自分自身が情熱を込めて話せる講義にしたいと努めている。

「心因反応と境界例」の講義はもう数年にわたって同じ題を割り当てられていて、わたくし自身もうんざりしていた。退屈を振り払おうと、このような講義にした。学生たちの意識下に、わたくしの講義の情熱が跡を残していればいいがなあと祈るような気持ちがある。

命とともに（二〇〇〇）

みなさんはカウンセリングと聞けば、いろいろ悩みを聞いて「こうしたらどうね」と助言をしてあげると思うでしょう。まあ、するよ（会場笑）。するけども、だけど、あまりもの言わなくてもようなるの。そっちのほうが大事なの。ただ話を聞いておるだけでよくなるんですわ、それが不思議なの。みなさんもいろいろせんでいいから、助言はできなくても、人の話を聞いてあげれば、いいですよ。

で、みなさんにちょっと関係があるのは、いつもお母さんたちが、ここにはお母さんのような人も、おばあさんのような人もおるが（会場笑）、お母さんたちが何がいけないかと言うと、子どもが「頭が痛か」というとき、「熱があるんじゃないね」と、「どらっ」と触ってみるのをしないよな。「体温、計んなさい」と、体温計をやる。「腹が痛い」と言うたら、「どこが痛いの」と触ってやるのをしないの。「胃薬を探さんと」とか「先生のとこの電話番号は何番じゃったろうか」と言うでしょ、触らないで。それが、ものすごういかんの。たとえば子どもが気分が悪うて倒れると、昔だとお母さんが子どもを抱いて、「誰か先生を呼んで、先生んとこに電話かけて」て言うよな。すると誰かがかけるわ。いまは「わあっ、どげんしよう、そばへ寄るのも恐ろしか」て言うて「救急車呼ぼう」でしょ。そしたらほら離れるわね、距離ができるわね。「息しよるかな」てそばに寄ってみるという気持ちが大切。そういう気持ちで人の話を聞いてあげれば、それでよかのよ。「あらまあ、気の毒なこっちゃ」と感じながら聞いてあげれば、それだけでよくなるの。

フランク永井の歌に、そばにいてくれるだけでいい（会場笑）、あったでしょ、黙っていてもいいんだよって。黙っていてもいいわけだよ。フランク永井さん、自殺未遂で植物状態のようになってるんでしょう？　黙って聞いてくれる人がおらんかったのかなあ。

ここから先は僕が考えたんだけど、生命体というものはひとつの細胞体から始まってるんでしょ。進化説のなかでね。アメーバみたいな細胞。そのひとつずつの細胞がくっついちゃって、こういうわれわれの体ができとるわけです。ところができてくる途中に、面白い生物がおるの。群体という生物がいてね。原始生物だけど、それはかねては、ばらばらでいる。で何のときか忘れたけど、集まってある形になって、こちらから栄養物を摂って、こっちから排泄するというような形に集まって、何千匹も集まるんやろな。で、何かあるとまたファラファラっと別れて、ばらばらになる。何か必要なときにだけパッと集まって、一緒になるの。そうすると一緒になっとる群体のそれぞれの細胞同士は、どういうふうにして、「お前そこへ行け」、「わしゃ内側じゃ」とかて、どげんして決めるのかねえ。話合いか何か知らんけど、そういうふうにみんなで分担してつくっとるのかねえ。それが分からないの、いまのところ。どんなにしてお互いの間で、協力関係をつくってるのかというのが分からないらしい。

それから見るとわれわれのからだのひとつひとつの細胞も、それぞれお互いに何か協力関係をして、ちゃんと統一して動いとる。大きな個体ではホルモン系とか神経系で調節してる。人間ぐらい大きな個体になると、脳で全部指令をしてるけど、それがない生物もちゃんと何か細胞間で話し合いか何かで通じ合って、協同生活ができとるの。だとするとわれわれのからだのなかでも、それぞれの細胞が話し合ってると考えていいのかもしれない。どこか傷をしたときに、いろいろな細胞が出てきて、修復したり治っていったりしていくのも、脳からの指令だけじゃなくて、その場所の細胞同士が連絡し合ってるのかも、それは分からないけど、していると考えてみると面白い。

だとすると、黙っているだけでいいというのも、黙ってそばにいてくれるだけでいい、距離が近いとこにいてくれるだけでいいというのを、こんなに考えられるでしょ。ここに細胞の塊があるよな、Aさんという人間の。それからここにもう一人のBさんという人間がおるわな。こうして近づいてくると、別々だけどひとつのようなもんじゃ、な。そんなのを一心同体とか言うでしょ。年をとって、夫婦はセックスはせんでもいいけど、皮膚の触れ合いはしたほうがいいとか言うのもあるでしょ。あるいはもの言わんでもいいから、いつも相手のことを、気にしてるということだけでいいと。

ちかごろ、ばかなこと言うとるよね。子どもと対話が必要だと言うでしょ。いかんよ対話は、だめよ対話は。どうしてかと言うとね、対話をすると、少し距離が近づくけど、そこからもう近づかないのよ。人間の関係は言わず語らずで通じるのがいちばん大事。子どもとの関係では、子どもと対話をするなんて、ばかじゃないかと思う。子どもと対話をせんで、一緒に何かすればいいの。もの言わずに、みそ汁ついでやったり、ご飯ついでやったり、「ほら」と言うただけで「これね」と取ってやれば、それが当たってれば、言葉はなしで通じてるがな。

言葉よりももっと近い、通じ合う世界がないせいで、いろいろなことが起こってると思うの。通じ合いとは何かと言うと、群体の細胞同士が通じ合ってるのと同じで、ちょっと説明がつかない。何かある、何かあるらしいというような形でしか説明できないの。そういう話をここにちょっと置いとく。また別な話をして、それが後でまたつながるから（会場笑）。

命の世界

そこでもうひとつ、私たちが心というものを治療しているでしょ、なあ、それとからだというものがあるがな。心で起こるからだの病気という言葉もあるし、からだで起こる心の病気というのもある。ところがよう考えてみると、からだか心か分からんのがいっぱいあるの。「疲れた」というのは、からだか心か分からんでしょ。からだでもあり心でもあり、なあ。「好かん」というのだって、「心入れ替えて好きになれや」と言うても、なかなか、からだが反応してなあ。いろんな「気持ち」「気分」というのは、からだのようでもあり、心のようでもあるの。他にも探せばいっぱいあるわ。

それを僕はどう考えたらいいかと思ってね、こんなに考えてみたの。ま、命というのを考えてな、命が物質と結びついて、物質として命が表れている部分をからだ、物質と結びつかないで、何か言葉とかそういうものと結びついて出てきてる部分は心。物質というのはいろんな炭素とか水素とかな、そういうものと結びつかない形であるものは心、結びついていればどうしても形ができて、そういうものは、からだと考える。

そうすると命とはどういうものかと言うと、この人の命、あの人の命、やっぱり一応ばらばらだ。今日は、ご飯食わしてもらった。僕が食べたものは全部料理してあるから、もう物質だけで命はないわな。ないけれどもさっきまで、命があったときに、それと結びついていた物質であって、それが自然食の場合は、ずうっと昔からつながっている命の歴史と調和してと言うかな、しっくりと馴染んでずうっとつながっている物質だ。だからわれわれの命と、結びつきがしっかりいくような物質によって構成されてるはずなんだ。それが自然食というものの大切さだと思う。われわれの命はいろんな物質と結びついて、からだというのができている。そこへ自然食の物品が来るでしょ、馴染むようなものが来るでしょ。そう考えれば、われわれのからだをつくっている物質と、いま、食べてるナスビとは同じ性質の物質なの。われわれの命を表現するものとして、こっちに入ってもらっているわけ。

そんなことを考えてものを食うのと、「自然食はよいらしい、長生きするよ」と言うて食うのとはやっぱ違わせんかな、心のもちようがなあ。この食べ物はわたくしのいまのからだと馴染む。自分の命の歴史というもの、親代々何かがつながってきてるその流れのなかと馴染むものを、自分の命の世界に来てもろうとると思って、ものを食うたらよかろうと思うの。その心持ちでいると、今度は馴染まへんものはあんまり食わんようにならせんかなあ。よそもんじゃって感じて（会場笑）。

ところが命というものは、個々に分かれているでしょ。ここから先はな、あんまり根拠ないんだけどな、われわれがナスビを食べるとき、料理をすれば、ナスビの命はどっかに消える。どっかに行っちゃって、そのナスビの命と結びついていた物質の部分だけを摂るわけだ。行ってしまったものは、Aのナスビの命やらBのナスビの命やら人間の命やら、全部何か命というありよう、何か分からんのやけど、われわれが物質と結びついている状態のときはばららになってるけど、死んでしまって、物質とのつながりが切れてしまえば、全部一緒になって、全部まぜこぜで、人間たちというようなものに、「たち」と言うとまだばらばらやけどな、「たち」と言うより何かプールみたいなものになるような気がするのね。そしてそれを別な言葉で言えば、霊の世界とかいうようなもの。だから霊の世界とかいうところになると、全部ひとつなんじゃないかと思う。命たちが集まったものは全部ひとつで、ちゃんとうまいことひとつにならんで、こっちにちょっと切り出されてるのは、悪霊とか何とか言うんじゃろう、な。まだみんなと溶け合ってない。

そしてそういう霊の世界というものを感覚的にとらえることができるような、素質もあるじゃろうし、修業もあるだろうし、あるいはそういうふうに運命づけられてもいるような人たちが、いろんな宗教を起こすような、ま、選ばれた人。選ばれた人だけども、考えてみれば、教祖さんになるのは損じゃと思うよなぁ（会場笑）。そればっかりするように、運か何かで選ばれとるわけだから、ね。

だからどんな宗教でも、プールされた命のひとつの世界というものを、その人たちは何かを分かっておるから、ともかくみんな兄弟だとか、みんな同じなのよとか、平等だとか、地位が上じゃろが下じゃろが、それはもうそれでいいと。それでもやっぱ結局、同じなんじゃというようなことを言われるよね。それは岡田茂吉先生だけでなく、どんな人でも「みな兄弟」だとか、何かそのような言葉で言われるよね。一応見かけ上、ばらばらになっとるだけで、霊の世界の全部一緒になっている世界というのが感覚的にはっきりあると、理屈や考えではなくて感じておられるんでしょうね、そういう人たちはね。

そして結局のところ、それが何なのか説明が難しいんだけど、さっき悪霊というのは切り離されてるって言いましたでしょう、あれ。さっきのものを食うときにさ、これはどこどこで取れたナスビで上等とかいうのでなくて、わたくしのからだを構成している物質と同じつながりのなかにあるものが、ちょっとうまいとここに来てくださったから、わたくしのなかに入ってもらおうと思ったら、こりゃ同朋ですわね、一連の物質。そういうような気持ちになってもの食うのがいい。一緒にいるということがさ、そこから悪霊が悪霊じゃないものになってしまう。みんなみんな悪霊があるよね。そげん立派な人はおらんの。だけどそう立派でない人たちも、集まるとよくなるの。

僕の本（『精神科養生のコツ』）に、みんなで頭を抱えて、こうしてみんなで輪をつくって、抱え合ってというのを書いているんだわ。そうすると僕は僕の悩みを宿しとるでしょ。それをこうしてすればさ、僕の悩みはなくなって軽くなる。それは他の人にひとつずつ分配して、みんながちっとずつ調子が悪くなって、僕のほうはよくなったんかというとそうじゃないのよ、これが面白いの。悩んどる人たちがみんな集まって輪をつくると、誰ももらう人はおらんから、あっちの悩み、こっちの悩みの洪水になりそうだけど（笑）、そんなことはない。だんだんね、よくなるの。

それから考えて、こりゃ切り離されていれば悪霊で、通じ合ってぐるぐるうまくつながっていれば、それは流れる水は腐らんというようなものだと、ね。だから、その流れているものは何かと言うと、さっきの群体の細胞のひとつひとつの間に何か、細胞がこうワッと集まって、ひっついて、協同作業をしているときに、何か連絡がなければ絶対にそんなことはないはずなのに、どういう連絡があるか、全然分からないの、いまのところ科学では。その何か流れているものと、この連帯のなかで流れているものが、同じものだって考えると辻褄が合うんだ、な。

そんでそれは霊気とか何とか言うけれども、もうひとつ考えられるのねえ、僕は気功をやってるでしょう。気功もいろいろあるからねえ。「俺は気功は上手だぞ」と言うような人は全部だめなの。「俺は」と言うたから、もういかんわけ。切り離されてるでしょ、な。「みんな誰でもできるのよ」と言うと、いい「気」になるんじゃ。で、そういう気功をやっていて、「気」がいいところと、「気」が悪いところがあるもんね。たとえば「気」がいいところを探すと、桜島の方角なんかがよかったりする。そうすると、それはさっきの命の集まりとしての霊の世界でもないでしょ、もうただの自然界だもんな。

自然の気

それから僕の本（『精神科養生のコツ』）に書いていた、お月さまが出てるときにお月さまのほうに前を向けたら「気」がいい。お日さまには背中を向けたほうがいいです。あべこべしたら悪いよ。でそれはね、漢方ではどう言ってるかと言うと、背中は陽、前は陰、陰をお月さまの陰で補充してというふうに言うわけだ。言うわけだけれども、しかしそれにしてもさっきの考え方から言うたらさ、それも何かこう通じてる世界があるんだろうな。しかし命じゃないだろうからなぁ、お月さまが命とはちょっと言われんから。そうすると命というものがこの地球に出てくるときに、やっぱり自然界の一部として出てきてる。そして命のもっている、その何かよう分からん通じ合う気というようなものが、実は自然界にあるものをそこに取り込んで、あるいはひょっとしたら、自然界にある「気」というものをやや濃縮した形で取り込んでいるのが、命というものかもしれないと、僕はちかごろ、そう思っとるんだ。

そうするとわれわれが滝のところに行くとか、波打ち際に行って波が打ち寄せてくるのとか、それもまた自分のなかの命と、自然のなかの大きな命との関係があるでしょうね。そうすると自然保護運動。自然がどんどん悪くなっていくのと、人の心がどんどん悪くなっていくのと一緒。偶然じゃないんじゃないかなと思うの。内なる自然と外の自然。外の自然をよくするということと、内の自然をよくするということとは別々の活動ではなくて、同じことだと思ってやっていくと、みなさんがやってるお花の会の活動も実によく分かるよね。

結局どうなんかと言うと、ありゃあっち、こりゃこっちとか言って、分けるような考えに出会ったときに、「あんた、そんなことはないよ。そげんいまはなっとるかもしれんけど、やっぱ通じ合っとるのよ」というふうに、自分にちょっと言うてみると、よりよい気持ちに、心とからだが生きていくと。まあ僕もいい加減年だから（笑）、いまからの人生の目的は安らかな死を迎えることですがね。安らかな死をして、またあっちの命プールのほうに行かしてもらって、輪廻転生というものがあるかどうか分からんけれども、いずれにしても「死んでしまえば、みんな、自分が活けた花やら、摂ったナスビやらと溶け合ったところに行くのよ」って思うたらあなた、幸せじゃない（笑）、ということでお話終わります（拍手）。

司会　ありがとうございました。

神田橋　で質問は、あったら。僕は宗教はせん考えでずっと来たけど、いまのように考えてきたら宗教じゃぞと思うて（会場笑）。よし今度はもう宗教にしようと思ってね。宗教でいかんのは、「あっちは邪教じゃ」とよう言う。あれがいかんなあ。「みんな同じだ」というふうにしたら、いいんじゃないかなと思うてなあ。いまはもう世界中でそういう動きになってますね。世界宗教会議みたいなのが動いていく力になったのは、ダライ＝ラマかもしれないなとも思うけどなあ。あの人はあんまり、何がいい、悪い、て言いなさらんもんね。そういう力でカソリックやら仏教やらみんなね。マホメットの人たちがもうちょっと参加してくれると、いいのになあと思っていますが。何か質問ありますか？

司会　尾辻先生、ないですか？

神田橋　選挙運動のときなんかも、投票で闘ってるのも、何となく巨人と阪神が闘ってる感じがするなあ。やっぱり野球が好きなように、選挙をやってる人たちも、「結局俺たちゃ選挙が好きなんよね」と言うてすれば、仲良しでええんじゃないかなと（会場笑）。男と女も一応分かれているんだけども、「でもまあ同じだ。似たようなもんだ」っていうような精神がいいと、それがわたくしのいまの宗教。

司会　先生、いま、精神的な病気の人が増えてますよね。

神田橋　増えとるなあ。

司会　それはストレスからですか？

神田橋　何じゃろなあ、分からんなあ。ひとつはね、これは言えると思う。やっぱその人その人で弱いとこ強いとこがあるでしょ、そいで弱い人はまあ弱いなりに、強い人は強いなりに生きていくということが難しくなっている。それで病気がたくさん出ているのかもしれないというとこはあるな。みんなが「まあ、ええがね」と言うようにしていけばいいけど、なかなかそうせんようになったからね。

今年の東大の医学部を卒業した人たちが何科を選ぶか。一年で百人足らずが卒業する。いちばん行くのは内科、もちろん内科医になる人がいちばん多い。その次が精神科だって。外科とか整形外科とか他にいっぱい科がありますよね。なのに今年は東大を出た生徒さんの一〇人が精神科医になったんだって。九十何人ぐらい卒業するんじゃないかな。だからもう一割以上よ。むちゃくちゃだなあ、精神科医ばっかり増えて（笑）。学生さんたちは勘で分かるんだよな、仕事が多かろうと思うから行くわけ。

産婦人科なんかは全然行く学生がおらん。みんなが子を生まんようになったから、食っちゃいけない。それで産婦人科の先生たちはいま、産は抜けてな、婦人科。男の老人と女の老人は違いますよと。女の老人はやっぱ婦人科の人が診たほうが、そらそうよな、お産をした人とかいろいろありますから。まあ生理の早くあがった人とか、ホルモンの関係があるから、それがいいですよと言っておられる。それは産婦人科の仕事増やすため。だって老人はあんたもうほとんどおなごですわね（会場笑）。そうなれば産婦人科は息を吹き返すでしょ。いま、産婦人科学会はその運動をしている。精神科はなんにもそんな運動しなくてもどんどん増えてる、ありがたいことと言うか、困ったことと言うか。

司会　いま、子どものいろいろありますよね、事件が。あれなんかそういう要素が。

神田橋　あれは何だろうかな。さっきの切り離されているということがあるのかな。アメリカで毎日、「あなたは、今日は子どもさんを抱っこしましたか。毎日一回は抱っこしましょう」とかいう政府のコマーシャルが流れると聞いたけど、それじゃだめなのよ。抱っこしてもらいたくないときには、「うざい」（会場笑）とか言われるだけでしょう。そんなのだめなの。そうでなくてさっき言ったように、熱があるというときに触られた子は「触るな」とか言わない。そういうときには両方が機が熟して、触れ合いちゅうものがある。そうでなかったら痴漢ですわな（会場笑）。電車のなかですりゃ痴漢でしょ。だけど痴漢も増えているし、痴漢をされたい女の人も増えてるんです、ひょっとしたら。みんなさみしいわけ。みんなが何か切り離されて、さみしい悪霊みたいになっている。

僕はいま、あれはいいなと思ってるの、社交ダンスが。流行ってるよな、年とった人に。あんなのいいよなあ。学校でもそんなのしたらいいと思うんだけれど、いっときは学校でフォークダンスの運動してたけどなあ、いまはせんようになった。

司会　いまの倫理観がないのも、そういうことがありますかねえ。さみしいんでしょう。

神田橋　何かあるんやないかなあ、それで何をしているかと言うたら、携帯電話で交流しているな、これは確かに交流だよ。交流だけど、それはこうして手を当てたりして、交流するのとは違う。絵に描いた餅だ、交流という絵に描いた餅。やっぱりほんとの交流ちゅうのはさ、犬とわれわれとの間に起こり、犬同士の間でも起こるようなものでないと。それじゃないと群体の細胞と細胞との間で行き交うようなものが行き交わない。なかなか電波に乗ってはいかない。ちっとぐらいいくかもしれんけどなあ、やっぱり生身の同士の触れ合いというのが大切なんじゃないかなあ、それがないよなあ。

それからね、みなさんの日本医術では手で触れないでしょう。それはなぜかと考えてたの。なぜだと思いますか。おそらくいちばん最初は、触れると医師法に触れて、弾圧が来るということがあったんですよ。最初はそうだったかもしれないけれど、いま、わざわざ「触れない」と書いてあるでしょ。触れないのがなぜいいかという理由があるのよ。それはね、触れたいという思いと、それを触れないでいるということとがあるとね、ここに注意の集中が実際触れたときよりも濃くなると思う。こうして思いを込めるのが、触れたほうが思いがこもらないようになる。

試しに触れていい同士でしてごらん（会場笑）。触れると体温が伝わったり、それから皮膚の感触が伝わったりするでしょう。そういうもので伝わることが多くなってくるから。こうして思いを込めて、その思いを込めるというのは何かと言うたら、思いがそこに集中することで、ちょうど細胞と細胞の間に行き交ってる何かを、何か分からん、気功の人は「気」って言うし、何か霊的なものと呼んでもいいけれども、エネルギー的なものかもしれん、いまのところ分からない、何かがそのとき、いちばん伝わりやすい。

それでもうひとつコツはね、僕はこれはコツだと思う。みなさんが日本医術をするときに、向こうを治療してやっとるという考えはようないよ。相手からもこっちに来て、こっちからも向こうに行って、コミュニケーションよ。だからお互いこうしてやることによって、こっちも癒されて、で、向こうも癒される。なぜ癒されるかと言うたら、滞っていたものが流れるから。流れれば悪さが減るという考えでしたらいいと思いますよ。

その点ではあなた方の研究はね、少し間違ってると思う。暗示じゃないかと、あるいはされるほうが自分でコントロールをして、それでよくなっとるのじゃないかとか、外の人がいろいろ言うので、そうじゃないということを証明しようとしとるでしょ。あれはねえ、ばかげてるよ。そんなことも必要なの。だって本人の自己コントロールが働くのなら、それでいいじゃないか。必ずね、本人の自己コントロールをする能力も高まると思うの。暗示というものも、暗示をかけられる人のかかっていこうとする意欲があるんだから。手をかざしていくことで、コミュニケートすることによって、暗示にかかる能力が高まると思うの。それを排除して、データを出そうと思ってするのは、あれはすでに「暗示じゃないっ、治療だっ」という（会場笑）、分ける世界の罠に引っかかっているよ。今度言うときなさい、「いいじゃないの」って。証明されなくてもいいんだから。あんまり細かに細かに「これじゃない、こっちだ」と、「こっちと言うな」とせんで、「そうか、そうか」と言っとけば、悪霊が生まれないの。終わりましょ。

司会　ありがとうございました。

（講演　於ＭＯＡの集まり　二〇〇〇年）

〔追　想〕

わたくしが精神薬の使用を最少限にして、漢方や整体などを取り入れて治療を行うようになって、ＭＯＡの人びととお近づきになった。ＭＯＡでは自然食運動や、花を愛し花と交流することで心身の癒しを得る活動や、日本医術と名づけた手かざしの技法などで心身の癒しを行っており、薬物は本質として毒物であると考える点で、わたくしと同意見である。

わたくしは週一回、昼休みにＭＯＡの会員の方に病院に来てもらって、日本医術（手かざし）を三〇分ほどしてもらっている。体験してみると、凝ったところが溶けて、疲れが全身に拡散してゆく。温泉の効果に似ている。全身に広がった疲れは眠気とリラクゼーションを引き起こし、疲れが癒える。

お礼にときどきＭＯＡの集まりに行き、自然食のお昼をごちそうになり、話をしてあげる。年配の人びとに鹿児島弁で講話をするのは、溶け合う雰囲気になる。ただしテープ起こしそのままでは読者に分かりにくいと思い、少し方言を修正してある。わたくしの宗教観を語っているところが面白いかと思い、収載してみた。

土居健郎先生の方法（二〇〇〇）

あれは、もうずいぶん昔、おそらく昭和三九年だったろう。日本精神分析学会で、わたくしが症例報告をしたとき、座長は土居先生だった。発表のテーマはもう忘れてしまったが、家族の都合で患者がどこかへ引っ越してしまって治療が中断した症例だった。座長の土居先生が「それは acting out ではないの」と質問された。わたくしは「いえ、家族の都合で引っ越しして中断になったのです。外部的な事情です」と答えた。発表のあと、ロビーで先生に声をかけられた。「キミ、神田橋君、雨が降っても acting out だよ」と。さあ大変だ。頭のなかが真っ白。わたくしはこの「公案」を長い年月ズーッと抱え続けた。自分なりの答えに到達し得たのは、間もなく起こった学会紛争での「わたくしにとって、精神分析とは何であるか」の自問と、その後のロンドン留学体験での模索とを介してであった。

紛争中の学会場で、各人が「あなたにとって、精神分析とは何であるか」を問われる場面があり、そのとき土居先生は「精神分析とは Selbstkritik である」と自分の立脚点を語られた。聞いたとき、頭のなかが真っ白になるのとは逆で、「カッコいいー」と魅了され、自分なりに理解でき・同感できている気分になった。ところが、以後の年月、おりおりに、この Selbstkritik について考える機会があり、そのたびに目が開けたり、さらなる疑問が生まれたりして、いまも格闘している。つまり、わたくしにとって、土居先生にいただいた第二の「公案」となった。

混乱した学会場で Selbstkritik というコトバを聞いたちょうどそのころ、わたくしは臨床現場で懐疑主義のようなものに捕らえられてしまっていた。自分が見ていると思っていること、理解していると思っている内容は、はたして事実をとらえているのだろうか、自分が患者へしていると思っていることと、実際に患者にしていることとはズレているのではないか、誤解や思い込みや気のせいや勘繰りの結果を認識だと思い違いしているのではないか、精神療法という、他の物差しや測定器具を援用することの困難な分野にいたので、事態はわたくしにとって深刻であった。解決にはまず、認識者・行為者としての自分自身の歪みを正しくしておくしかないのだと、追い詰められていた。土居先生の Selbstkritik というコトバをそのような意味で理解し共感した。歪みない治療者という理想像を描いていた。そうした心境で、ほどなくロンドンに留学した。

留学してパデル先生の指導を受けた。混乱体験の連続であった。先生は常に患者の内側（in）の世界を大切にされた。そしてそれを正そうとするのではなく、内側の歪みの視点から見えてくる外界像を受け入れ・ともに遊び、in の世界と患者の行為や外部認識との一致や整合性を見出そうとされた。同じ姿勢でわたくしの語る世界にも接し続けられたとき、わたくしに生じた体験は混乱であった。内部矛盾や不整合が自分自身の目に明らかになるからであった。先生との体験は、正される体験ではなく、崩壊と再建の連続であった。そして、崩壊と再建の体験には必ず、いままで in の世界で排除したり棚上げしたりしていた事柄が自分に受け入れられるという現象が伴っていた。自分が歪みなくなるのではなく、豊かで、いつも揺れている混沌の in をもつようになった感触である。

わたくしは acting out の公案に自分なりの答えを出すことができた。鍵は out にある。そして、acting out とは実は in の活動なのである。もっぱら out に注意を向けることで in の世界で何かを排除したり棚上げしたりする act なのである。引っ越しによる治療の中断が、患者の in の世界において、ある感情や葛藤を棚上げするのに役立ったのではないか、というのが土居先生の指摘だったわけである。そして外的な事情による中断だと out だけを認知しているわたくしの姿勢にも、acting out の可能性があったのである。

症例指導の場で土居先生はしばしば、「そのときキミはどう感じたの」「何をしようとしたの」「どういう予測をたてていたの」と問われる。自らの in を棚上げした out の認識はそれ自体が acting out となりうるからである。面白いのは、発表者自身の in への問いかけを、土居先生が常にされるわけではないことである。そのような発表を観察してみると、あからさまに語られていないものの、その発表者の認識が自らの in への問いかけを経て生み出されている臭いのあるときである。土居先生はこの臭いの有無にことに敏感であるようだ。紙上での討論でも、この臭いの有無を手がかりに相手の論旨を突いてゆかれるように見える。先生がこの臭いの有無に敏感であるのは、in と out を行き来しながら事態を観察してこられたからなのだろう。常に主体と客体とを視野に置き、その関係から認識を生み出そうとするのが土居先生の方法である。つまり、Selbstkritik が方法の幹なのである。

すぐに分かるように、この方法は Selbstkritik を行う主体をも観察の対象にすることになるので、終わりのない作業となる。到達があらかじめ失われた作業である。

しかしそのことが、土居先生の作業を日々新たなものとする。先生の講演や著作の最大の魅力は、必ず新たな気づきが述べられている点である。先生の内側に在るしぶとくてかつ pregnant な懐疑主義は科学精神の別名である。その具体化が Selbstkritik という方法である。

以上が、土居先生の方法についての、現時点でのわたくしの理解である。ふと振り返ると、外的現実としては、わたくしは土居先生の弟子ではなく、ファンの一人にすぎない。そう気づくとさみしい思いもあるが、身近にいて、格闘に年月を要ししかもいつ解けるとも知れないテーマ、をつぎつぎに頂戴したら、わたくし程度の資質ではとっくにつぶれていただろうから、運命がほどよい距離を与えてくれたのだろう、これはこれでよかったのだ。わたくしと同様のファンたちにとって、この選集は待ちこがれていたものである。in を経ての先生の論述は、それを in を経て受け止める読者それぞれに、必ず新たな気づきを生じさせる。今度の選集を読むことで、土居先生の方法についてのわたくしの理解が、新たな崩壊と再建の過程に導かれそうなそんな予感がある。うれしい期待である。

（土居健郎選集7　月報4　岩波書店）

〔追　想〕

すでにあちこちで触れているが（『発想の航跡』一一〇頁）、土居先生からいただいた「公案」への自分なりの解答は内に伏せたままであった。先生の選集が出され、月報を依頼された機会に、先生からいただいた永年のご指導への感謝をこめて、わたくしの解を公表した。これで師匠の承認を得られるかどうか、こころもとないが…。

ついでながら、この論述にはわざと舌足らずにしたところがある。「発表者の認識が自らの in への問いかけを経て生み出されている」のところは、「…いるはずなのに、そこのところが言語化されずに伏せられており、そのままでは認識作業における悪い癖が育つ危険の臭いのあるときである」という文章があったのだが、無粋な文章では土居先生の舌に合わないと思い、削除したのであった。

書評『「芸」に学ぶ心理面接法　初心者のための心覚え』（二〇〇〇）

（前田重治著　誠信書房）

心理療法に上達しようとして、わたくしたちは何冊もの本を読みます。しかし何か物足りません。何かが欠けている、確かな何かが得られない、と感じます。そして、身近に接する師匠を欲しくなります。師匠を得てからの体験と比較すると、読書による勉強で欠けていたものが分かります。心理療法の技術書では、クライエントの病理が論述され、それに対応するありようとしての治療者の言動が指示されます。そのせいで、治療者のあるべき姿は、クライエントの病理の陰画として語られる観があります。ところが、師匠の傍らで学ぶとき、わたくしたちは、それと意図してなくても、師匠のことば遣いや態度をつぎつぎに取り入れて真似ています。そのとき、クライエントの病理はしばしば陰の扱いとなり、病理の差異を超えた普遍的な治療者のありようが、陽画として示されてモデルとなるのです。

前田重治先生は、師匠の身辺にいる体験と同じ効果を「芸論」という形で、生み出そうとされているようです。似たようなものに「芸談」があります。その道を究めた人、精進に生涯を賭けた人が、老境に至って語ったり書いたりしたものです。前田先生もきっとそうしたいという内なる誘惑から発想されたのでしょう。しかし、照れ屋である先生は、他の人びとの「芸論」のなかから拾い上げた「いい言葉」を後輩に役立つように編纂することにされたようです。

渉猟の域は広く、多岐にわたっています。まず評者の大好きな世阿弥が取り上げられ、次いで、スタニスラフスキーの「俳優修行」に引用が移ります。それらは単に引用されているのではなく、心理治療者として精神分析家としての見地から解説や連想が加えられ、わたくしたちの世界につなげられています。絵画の芸論がそれに続きます。前田先生は絵を趣味としておられるので、この部分の連想はことに芳醇です。第三部は文学者の言葉を中心に、受け取ると伝えるの芸の心得が語られます。そして第四部として心理臨床の世界にいる人びとの「語録抄」があります。おやまあ大変なご馳走です。

わたくしのように身近な者はよく知っているのですが、前田先生は写真家としても優れた腕の持ち主です。写真は現実を切り取り、濃淡をつけます。どの部分をどの角度から切り取るか、それにどのような濃淡をつけるかが写真家の表現であり主張です。照れ屋の前田先生のご自身の芸談もそのようにして語られているのです。本書を読むとき、初めは、引用されている「いい言葉」に魅了されますが、二度目に読むとき、引用部分をとばして、前田先生の解説だけを読んでごらんなさい。ご馳走を二度楽しめますよ。

（精神療法　第二六巻第二号）

〔追　想〕

福岡に「博多新劇座」という大衆演劇の常打ち小屋がある。大衆演芸では舞台と客席の一体感が生み出す熱気が凄い。殺陣の最中でも客席から声がかかると、その役者がチラッと声のほうに流し目をする。踊りの最中に一万円札でつくったレイが客席から差し出されると、役者はその客のほうへ寄っていき、首を差し出してレイをかけてもらったり、手を伸ばして受け取ったりする。そのときも踊りをやめない。しかも一人の客だけを相手にしたことを、他の観客に謝るようなしぐさと表情を一瞬見せる。

客席はそれに拍手で応じ、役者はニッコリして熱気が盛り上がる。芸だなあ。

公開スーパーヴィジョンの多くは、個人スーパーヴィジョンがそのまま公開されたものである。対象とされている症例がよりよく理解され、よりよい治療が、接し方がされることを目的とする。勢い現実としては、ケース提供者の未熟さがつぎつぎと暴かれるという結末になる。学問だなあと思う。

わたくしのケースセミナーも一見公開スーパーヴィジョンの形であるから、理念上の目的は同じである。しかし現実はずいぶん違う。まずケース提供者を保護し、支え、理解することを第一の重点とする。次に聴衆が自分自身と自分のケースとをよりよく理解でき、よい接し方ができるように示唆を与えることを第二の重点とする。そのふたつの目的を達成するように心を配ることが結局、話題となっている症例の今後の治療に資するという理念上の目的、に最もかなうからである。

要点は、いま現実に目の前にいる生身の人を大切にするという姿勢である。その姿勢・治療者のありようを、聴衆に伝えたいと思っている。この姿勢は個人スーパーヴィジョンのときも同じである。治療と教育とをないまぜにした付き合いである。学問ではなく芸であると思う。学問は屹立する。芸は関わりだ。

書評『癒しの連句会』(二〇〇〇)

(浅野欣也著　日本評論社)

昨年の秋、七〇歳代の男性が、隣県の精神科医からの紹介状を携えて来院した。主訴は病的嫉妬であり、結婚当初から現在まで一貫して続いており、暴力や妻を尾行したり電話を盗聴するなどの行動を伴っていた。男性の定年退職をきっかけに病的嫉妬は増悪し、たまりかねた妻は、子ども夫婦のところに避難し、本人は単身で生活していた。紹介した精神科医によると、幼い日の実母への思いが病因として働いていると推定されていた。入院治療・薬物治療・カウンセリング・家族療法などが行われたが、効果はなかった。

わたくしは考えた。数十年続いている病的嫉妬を消し去ることは不可能であろう。しかし、定年退職をきっかけに悪化したのは、失職と老化とでもたらされた頼りない気分が妻への執着をかきたてたからであろう。そこには、幼い日の母への思いの再燃があるのだろう。わたくしは嫉妬に言及することを避け、老いの哀しさや老後の生きがいなどを話題にした。その会話のなかで、この老人が久しく俳句を趣味としていることが語られた。わたくしは手帳に書き留められているいくつかの句のなかからひとつを選び、それに付句をした。本人が興味をもち会話が和んだので、わたくしは、しばらく通院してこのような俳句・付句という遊びをしてみようと誘った。

他県からの通院なので、二週間に一回の頻度で来院し、毎回、数句をもってき、わたくしが付句をした。付句をするさいに、母を恋う幼子の心情や、孤独のなかで連帯を求める気持ちや、人生の回顧や、老いの受容などの雰囲気を頭に浮かべながら、しかし直接に言葉にすることのないように心がけた。来院のたびごとに、老人の雰囲気は和らいでいった。

来院はだんだん間遠くなり、数カ月間隔となった。この六月には、鹿児島に温泉旅行に来た帰りだと夫婦で来院し、仲睦まじい様子を見せてくれた。むろん、病的嫉妬が消滅したのではなく、それに基づく言動が激減したにすぎない。

浅野欣也先生は、連句を精神科治療の手段として初めて使った方である。パイオニアの手になる本書を、こころの臨床家はもとより、ことばを大切に使おうとするすべての人に推奨する。わたくしは昔、連句の個人指導を浅野先生に受けた。ことばを論理伝達の手段としてきたわたくしにとっては、苦しい体験であったが、この体験を経て、わたくしはことばに、気持ちや雰囲気を運ばせたり、患者のことばの背後に漂う思いを受け取ることがいくらか上達した。連句の世界に触れ、その匂いをかぐと、日本語のもうひとつの地層が開かれる。

本書は、精神科医療を縦糸に、連句の世界を横糸にして語られているが、さながら連句のごとく、あちらこちらへと飛び回り移り変わる。まるで統一がない。しかし、雰囲気を味わってみると、癒しを願う先生の思いと連句への厳しい取り組みとが素直に織りなされている。さらにまた、なに気ない感想や感慨のようなことばで、人のこころについての知恵が語られる。評者にとって「目からうろこ」だったのは、第五章「競争社会を癒す連句」である。競争社会での葛藤は、しばしば、並んで走っている者や状況との「側方やりとりの歪み」であると指摘し、続けて、先生はこう語る。

「『歪み』の細部を明瞭にし……この問題を側面の位置から正面に置き換えて選択的に是正する……分析的解明を

好む西欧の精神はこれを望むだろう。しかし『強いて言挙げする』ことを好まない日本の精神的風土にこれがなじむだろうか……ばくぜんとしたものを徹底的に明瞭にして意志の道具化とすることは、ばくぜんイメージ一般への畏敬する心の喪失につながる」。

わたくしたち西欧輸入の精神療法を行っている者にとって、無視することのできない問題提起である。さらにここから、逆に先生は、連句が人のこころに及ぼす作用についての精緻な論考へ進んでゆく。

だが、繰り返し言うが、何より本書の魅力は、まったく体系化されていない点である。だから、日本語に関心をもつすべての人にとって宝の山である。

（こころの科学　第九三巻）

〔追　想〕

コトバは正確さを求める。そのときコトバは「切りわけ」「整理する」。コトバ本来の機能である。

他方、コトバの組み合せの工夫で「言外の意」を伝え、「雰囲気」をつくることができる。コトバの変態的な使い方である。雰囲気を生み出すコトバの組み合せとは、いわば構造・構築である。つまり構造は雰囲気作成の手段であり、雰囲気はコミュニケーションの大切な手段である。連句によるコミュニケーションは雰囲気の関わりである。心身の関わりである。

書評『病いと人　医学的人間学入門』（二〇〇〇）

（ヴァイツゼッカー著　木村敏訳　新曜社）

少しばかり暴言を吐こう。こころと身体とを切り離すことで発展してきた医学が、医療の場で限界をあらわにするようになり、医の黎明期からすでに医療現場では周知であったこころの関与に目を向けることで、心身医学が誕生した。そうした誕生のいきさつから、心身医学は次のふたつのいずれかを自己のアイデンティティとすべきであった。①身体医学を補完したりすきまを埋める役割（いわゆるリエゾン精神医学の役割）、②こころを取り戻すことで医学や医療の、哲学から技術までの全体を再編成して、新たな医学・医療を提唱する役割。残念ながら、現在の心身医学はそのいずれの役割も果たさず、ただ単に、医学の分野がひとつ増えただけに終わっている。ヴァイツゼッカーは言う、「身体科学を心理学でもって補完すれば、それだけでいわゆる唯物論／物質主義が克服できるわけではない。我々がむき出しの客観性のもつ危険を排除できると思っているのは、対象の中へ主体／主観を導入するという歩みによってでしかない」。現在の心身医学は自然科学にすり寄りひたすら客観性を追及した結末として、従来の医学の一ジャンルに堕してしまった。

ヴァイツゼッカーは言う、「医学の目標は……あくまでも医者としての使命にあるのだ、……認識それ自体ではなくて治療が、その目標なのである」。さらに「我々は思索や一般化や統一を充分尊重はするけれど、我々が出発点として選ぶのはあくまで知覚、観察、実験などの経験なのだ」と。ヴァイツゼッカーは常に現場で、ということは患者と自分自身とが置かれているその場で、自らに問いを発し、それに答えようと模索し続ける。その中間報告が本書である。中間報告たらざるを得ないのは、ヴァイツゼッカーの問いがすべて、あまりに根源的な内容だからである。具体的な患者を前にして、彼は自らに問う、「なぜほかならぬここなのか（局在）」「なぜほかならぬこの症状なのか」「いつからか（始まり）」「なに（本質）」「なぜ（意味）」「効くとは」「治るとは」。いずれの問いも決して決着のつかないであろう性質の問いである。それに取り組むべくヴァイツゼッカーは知的に彷徨する。自然科学・医学史・哲学・論理学・精神分析などなどの膨大な知識が動員される。そのせいで、知識の乏しい評者はしばしば読み進むのに難渋した。しかし、ヴァイツゼッカーはそれらの知識にもたれかかって論を進めるわけではない。知識は参照されるものにすぎず、知の作業とは緻密に問い続け答えを模索する営為である、と彼が示しているのだと考えて取り組むと、再読・三読と重ねるにつれ知識の部分もなにやらぼんやりと感じ取られてくる。それは、緻密な討論と推敲を経た訳文のせいもあろう。

とりあえずの姿勢としてヴァイツゼッカーは、「どんな病気もそれぞれにひとつの歴史なのであって、身体的現象の心因も心的現象の身体因も、両方ともこの歴史の流れのなかで現れて、病気を形づくるのである」との見地を採用する。言いかえると「病的な生命事象を、生命それ自身の表徴として理解しようとしている」その見地から「因果的に考えることより、意味を認識することこそ大切なのだ」という主張が導き出され、「医療行為というものはすべてそれ自体としてある種の安楽死なのである。そこで問題は、安楽死が是か非かではなく、どんな種類の安楽死か、ということになる」との主張も生まれる。

「心と身体は生命／人生のドラマで互いに他方を代理しうる」という主張、それを支える経験上の事実とは、なにやらぼんやりと感じ取られる、経験を共有しない他者を説得し得ない、それでいて重みのある確かな認識である。その確かさを支えるのは絶えず緻密に問い続ける知の作業である。その点は、他者を容易に説得する力をもつ認識が、多くの場合、緻密な問いの作業を経ていないのと対照的である。正しい目標へ向けて問い続ける知の作業は未完のままでも、これほどに豊かな世界を読者に／聞き手にもたらすのかと感嘆する。

（こころの科学　第九五巻）

〔追　想〕

心身医学に限らず、発想は正しいのに、運動に移ったとき、参加者のもつさまざまな夾雑物（欲求）の影響で、とんでもない方向へ変質する。共産主義も民主主義も、精神分析も、すべての宗教もそうである。

いま、変質のさなかにあるのは、ＥＢＭ（根拠に基いた医療）の運動である。「どのような権威者が、どのような整合性のある理屈で推賞していようとも、実際に病人に試してみないと、いいかどうか分からないじゃないか」との発想は正しい。

しかしいま、ＥＢＭが運動となって、ＥＢＭでのデータが新たな権威となろうとしている。タリバン政権に似た存在になろうとしている。一歩譲って、「首を刎ねられたら死ぬ」というような百％の確かさをもつＥＢＭなら権威となり得よう。といっても、それもある程度、高等な動物に限定されたＥＢＭであり、遠い未来、首と胴をつなぐ医療技術の出現を禁止する確かさを与えられてはいないだろう。ましてや八〇％とかの確かさを示すデータが、残りの二〇％を無視するというような民主主義ふう独裁になっては、発想のときの精神とはかけはなれた化物になってしまうだろう。「ＥＢＭのデータとて、目の前のその患者にとって役立つかどうかは試してみるまで分からない、とするのがＥＢＭの精神だ」という原理主義、あくまでも「その患者」を考える姿勢を主張するヴァイツゼッカーの語りかけに、耳を傾けたい。医療者というわれわれ大衆が、新たなタリバンを育てないために。

書評『聴覚障害者の心理臨床』（二〇〇〇）

（村瀬嘉代子編　日本評論社）

心配だ。この表題を目にして、伸ばしかけた手を引っ込める人が多いのではないか。評者もそうだった。そのとき思った。これまで三五年ほど精神科医をしてきて、聴覚障害者の治療をしたのは十指にも満たない。わずかに残されている専門家としての人生で、こうした人びとと関わることはまずあるまい。毎日の仕事に追われているし、それに関連して読まなきゃならない本が山積みだ。

そうした評者の連想は、まっとうな考えのようで、実はバリアをこさえたのだ。コトバを有効な道具として駆使している自分がそれを封じられたときに体験する無力感を予知して、身を引いたのだ。

末期ガン患者の最大のつらさは、主治医や看護師の訪室がしだいに間遠くなってゆくことだという。専門家たちが、患者と対面しているときの自身の無力感から身を引いたのである。そして専門家のバリアに起因する患者のつらさまでもガン自体に帰せられる。

この本の出版の契機となったのは、日本心理臨床学会での、この表題そのままの自主シンポである。一九九五年の

第一回シンポでの出席者は二十余名であったという。心理の専門家たちが、自分自身に向けてバリアをこさえたのだ。難聴というひとつのバリアがもうひとつのバリアによって強化され、難聴にもともと備わっている特徴と見なされてしまう。

評者はこの本を多くの人びとに読んでほしいと思う。未来永劫難聴者とは関わらないと決意している心理治療者にも、また非専門家にも読んでほしい。それは、ひとつのバリアに対して、それに関わる人びとの営為がさらにバリアを加え、そしてその悪影響が起源のバリアの特徴に帰せられてしまい、しかもそのさい、まっとうな考えふうの理屈がつけられるという、この世にあふれている成り行きが、難聴という明確なバリアを起源にするせいで、ありありと浮き出て見えるからである。

たとえば、難聴者を健聴者に近づけることを唱える口話教育が難聴者を貶めてゆく様子。難聴のわが子に生活力をつけてゆこうとする親の懸命な努力が、丸ごとの自分では親に受け入れられないのだ、との意識を植えつけて、家庭内暴力に発展したケース。自然発生的な手話の観察から、手話は決してコトバの代替え物ではないという発見。ひいては、コミュニケーションとは何かとの本質的問い。難聴者の親をもつ難聴者はアイデンティティの形成に困難が少ないとの事実。その他、われわれがヒトの成長やコミュニケーションや援助活動やコトバと身振りの関係について考えるのに役立つ山ほどのデータ（事実）が盛られている。

まず、一二一ページの河﨑佳子氏の論文をお勧めする。優れた、しかし難聴者との経験のなかった心理療法家が、この世界に接することでどのように学んできたかの経緯は、他の論文の、さらに生々しい事実を読むための導入となろう。

読み進みながら思った。バリアは消滅しない、バリアフリーなどという流行りコトバに惑わされてはならないとの気づきである。そしてバリアが消滅しないことを知りつつ、あるいはこさえた人にとっての有用性を受け入れつつ、なおかつバリアの有害性を少なくして、人と人とのそして外界全体との交流を増してゆこうと工夫し続けるのが、広く援助と呼ばれる作業なのであろう。その作業を引き受けている人は、むしろ、バリアをこさえるヒトという生き物の本質について、哀しみといとおしさとをこめて知ってゆくのだろう。こじんまりとした読みやすい本であるが、伝えてくる事実や意見の数々が読者に与える衝撃と示唆は貴くかつ重い。

多くの人に読んでもらいたい。そしてそのなかから百人に一人でも、内なる促しに導かれてこの世界に踏み入る人が出ることを願う。

（こころの科学　第八九巻）

〔追　想〕

わたくしは依頼された書評は原則として書かない。こちらから頼んで書かせてもらうのを、書評の方針としている。本書はその筆頭に挙げうるものである。つぎつぎに連想がかきたてられて、脳が忙しくなり苦しかったことを思い出す。この重いテーマに、村瀬嘉代子先生以外の編者を思い描けない。「覚悟」の人。

そのとき、どうするの？（二〇〇一）

ことばの実際は、話題の状況で微妙に移り変わる。「で、どうしました？」「何かやってみた？」「いつもは、どうしてるの？」「たいてい、そんなふうにするの？」「どうしたら、よかったのかなぁ？」。これらは要するに「対処行動 coping behavior」を問うているのである。ここでの対処行動とは、薬を飲んだり誰かに相談したりなどの通常の対処だけでなく、食べ吐きとか家族への暴力などの症状行為も含む。また、「忘れるように努める」などの純粋な精神活動も含む。要するに、苦痛や不快を軽減したり、事態を好ましい方向に変化させようとする意識的・無意識的な行為の総称である。したがってしばしば、その coping の結果・効果を問うことばが続く。「で、どうだった？」「うまくいった？」「楽になった？」「効果あった？」などである。

一見して分かるように、この問いは「なぜ？」「どうして？」「何があったの？」など、原因探求の問いの対極にある。わたくしは原因探求の問いを好まない。そのわけを思いつくままに挙げると、①原因探求は反省・後悔・怨念の気分を引き出し、その不快な気分で現在が充たされ、心身の活力が減衰する。②ひとつの不幸には複数の原因があるのが普通であり、探求作業は煩雑となり治療作業よりも学術研究に傾く。③不幸の原因探しは歴史を遡行しがちになり、ときには「生まれてきたのが不幸の源」などという不毛な正論（？）に到達したりする。④せっかく原因を把握しても、その多くは変更不可能であり、原因を除いて結果を改善するという試みはときとして、「恨みを晴らす」などの、本来の治療目標とはずれた別種の行動へと導く。

ただし、好ましい・喜ばしい結果が生じたときには、「なぜ・どうして」と問うようにしている。その理由として、わたくしはなかば冗談で「世のなかでは、良いことはめったに起こらない。良いことの原因もめったに起こらない。だから、良いことの原因がひとつ見つかったら、それはきっと唯一の原因なんだよ」と患者に言う。良い結果の原因を探求する問いは、予想もしなかった収穫をもたらすことがある。それは、不幸せの原因となっていた・なるはずの事情（たとえば五体不満足）を、患者自身や周囲の人びとの努力・工夫で乗り越えたことが良い結果の原因となっている場合である。つまり、成功した対処行動が発見されたわけである。そこには、これからの治療方針にとってのヒントがある。

対処行動を問うことばには、複数の効用・作用が期待される。治療者がどの部分を際立たせたいかの意図しだいで、実際の言い回しやタイミングには無限の工夫の余地があり、それを日々工夫していると、楽しい自己トレーニングとなる。

では、期待される効用について、より普遍性のある効用から順に以下に列挙する。

①治療とは対処行動の探索、言いかえるとより良い近未来を希求する営みであることを暗に伝える。そこには、「希望」の雰囲気が流れる。「希望」の治療効果はとても大きいものである。その効果は患者にも治療者にも及ぶ。対処行動を探索する治療をしている治療者は、日常でも表情が明るいので、もっぱら原因探求作業を営みにしている治療者とは、顔つきで区別することができる。だが、対処行動の探求という方針に合意しない患者がいる。真実を探求

する志をもつ患者である。真にそうであるなら、患者とは呼ばれず修行者と呼ばれるのがふさわしい雰囲気を備えている。そのような少数の人に対しては、修行に似た方針を採用するのが好ましい。その雰囲気がない人の多くは、過去の治療体験のなかで洗脳されて、「なぜ」と問う習慣、言いかえると無効な対処行動を身につけている人である。その場合は、原因探しという対処行動が、当人にとってどのように有益であったかを話し合うのがよい。②ある不幸な出来事を話題にして、次にそれへの対処行動を話題にするという順序は、事態の時間経過の流れに沿っているので、その患者も記憶の想起が鮮明となる。他方、聞いている治療者も、患者の体験をイメージを添えて追体験しやすい。その結果、共感・理解が細やかになる。③対処行動には、その患者の状況処理能力（自我機能）や資質や生育史や文化背景や治療史が反映されているので、治療者が患者の全体像を診立てるのに役立つ。④「で、どうしました？」という問いは、意識されている対処行動だけでなく、無意識的な対処習慣にも注意を向けさせる。したがって、自己認知野を広げる作用がある。自己認知が拡大したことによって、無効な対処行動に気がつくこともあるが、それよりむしろ、自己の生来の資質に目覚め、そこから資質に相性のよい対処行動を工夫する方向に進むことができる。⑤過去の（現在も維持されている）対処行動を、想起している現時点の患者自身から切り離し、対象として観察できる構造となるので、「ああすればよかったなぁ」などの、対処行動についての新たな工夫が自発的に生まれることもある。症状行為と見なされてきた行為に、対処行動という新たな意味が賦与されることが患者に余裕感を生じ、工夫の力が増すこともある。そして、自発的な工夫を生み出せたという体験は、自信と希望を増やす効果がある。⑥原因を探求する治療方針では、患者と過去に関わった人びとのなかに、反省・罪悪感・反発を生み出しがちである。それとは異なり、対処行動を探求する作業は、患者を取り巻く好意的な人びとが参加・協力するのを容易にする。

対処行動を問うことばが、対処を強要する作用をもち患者がつらくなることがある。そうなるのは治療者の側に誤解があるためであり、なんにもしないこともまた対処行動である、との視点を欠いているときである。「様子をみる」「気にしない」「放っておく」「無視する」「何とかなるさ、と自分に言い聞かせる」などは、充分に対処行動である。そうした機微を理解し、「意図的に、なんにもしない」をすることがときとして最良の対処行動であるとの視点から問いを発するときには、治療者の姿勢がことばの雰囲気として伝わり患者を包む。やはり、ことばよりも雰囲気が最重要である。

（精神科治療学　第十六巻九号）

〔追　想〕

中安信夫先生が発案されて、臨床場面で愛用しているコトバとそれへの解説を集めるという企画に招かれて、わたくしも寄稿した。他にも数人の方がたの論述が集められたが、中安先生の意図に忠実に添った論文は、中安先生ご自身とわたくしのものの二篇だけであったので、やや盛り上がりを欠いたのは惜しかった。

言語から非言語へ、非言語から言語へ（二〇〇一）

僕は描画もやらないし、学習障害（learning disabilities：LD）なんて診てるんだろうけど、どれがどれか分からない。だけど石川元先生にはめられたの。毎年、高松に来てるんですよ。医局の人たちに何かちょっと話して、おうどん食べて、お酒飲むと決まってる。昨年「また来年も来てくれますね」って。「来年も」と「ね」に、まんまと引っかかっちゃってね、「ああ、いいよ」と。僕の認識のひとつの癖が、「も」ということばに非常に重要な意味づけをしているの。だから「来年も」と言ったら、今年とほぼ同じ会合が次の年も繰り返されると聞いちゃうわけ、「も」ということばひとつに。「来年も来てくれますね」「ああ、いいよ」と。そしたらちゃぁんと特別講演にはめ込まれちゃった。こういうのが「はめられた」というんだ、ね。

で、「題名も決めときました」と。さすがに石川先生は、僕の流れをよく知ってくれてるから。だから「言語から非言語へ」、このときの「から」は、行動がここからこっちに移るという意味なの。ところが「非言語から言語へ」というときは行動が移るのではなく、非言語から言語がヒントを得るということ、そういう「から」なの。このようにことばというものは、全体の文脈のなかで伝える意味が決まるわけです。

まず「言語から非言語へ」の話をしましょうね。先ほど山形先生がお話しになったように、言語が視覚系を引っぱる、これが人の精神活動のなかですっごく大きいの、すごく大きい。われわれはみんな、言語系が視覚系を引っぱっていって、それが精神構造のなかでとても大きな位置を占める。そのことが非常にしばしば、われわれが取り扱っている患者さんたちの病因になってると、僕は思うようになったの。なぜかというと、われわれのところに来ている患者さんのほとんどの人たちは、動物として、生物としての生き方の部分が、力がなくなってる、あるいはスムーズに働かなくなってる。そしてその原因は多くの場合、言語によって引っぱられてきた視覚系の優位性過剰にあると、僕は思うようになっています。そう思っていて、講演なんかに来ると、この学会ではさすがにそういうの少ないけど、言語が視覚系と結びついて、過剰に優位になっている講演というのがあるのよ。

そのつもりで聞いててごらんなさい。言語が視覚系を引っぱってつくり上げた最大のものは概念言語です。だから概念言語がたくさん語られる、そういう人たちの話はね、ことばが音としての機能を果たしてないの。コンピュータが合成したような言語、あの発音で、たいてい僕は寝ちゃうわけだけど、あれは脳がしゃべってると僕は思うな、脳だけがしゃべってる、首から下はなくったっていいの。脳のてっぺんから声が出てるような調子で、一本調子でタッタッタッと、文字を思い浮かべなければ理解できないことばがどんどん出てくる。そして目の機能以外の、耳、味わい、触覚、嗅覚、五感のなかのあとの四つ、そのメタファーとしてのことばが非常に少ない、話のなかに。

そういう語りをしている人は、対話によって治療をするセラピストとしてはだめだ。これじゃいかんなぁと思って、昔、落語を好きだったころのことなんかを思い出して、そちらの方向にことばを変えていく。それからシンボルとしての身ぶりと、言語のなかで、はたしてこれは言語に属するかどうか分からないけど、音声というものを大事に大事に、自分のなかで育てるようにしてきたんです。それが「言語から非言語へ」です。

で、もうひとつ、僕は十数年前からフラクタル構造というのにやたら魅了されてまして、フラクタル信仰みたいになっちゃってる。自然なものは部分のなかに全体の形がある。自然界のものが全部そうかどうか分からないけれども、部分のなかに全体があるような構造であると、とても自然ふうに、ナチュラルなもののようにわれわれの脳が感じるということに凝ってます。たとえば、箱庭のなかにその人の人生が映し出される。箱に砂が入って、人生はわーっと大きいでしょ、これが映し出されている。しかもそこをいじることによって、人生全体に影響があるというのはフラクタルの構造だろう。われわれが面接をして、週に一回ずつ百回くらい会ったって、その人の人生全体から見たらちょびっとだ。だけどその人の人生全体に大きな変化が起こってくる。これもまたフラクタルです。つまりわれわれは部分を扱っているけれども、「その部分のなかに含まれている全体」を扱うことによって、もとの全体に動きが出てくる。そう考えなければ辻褄が合わないじゃないかと思うようになったの。そうすると極端にいうと、一期一会療法なんてのもできるだろう。僕は極端なんで「ん?」「えっ」とか言うたら、もうそれで、そこに人生が全部入るというような治療があったらすごいだろうと思う。ないかな、あるかもしれん。それは、その二人が非常に切実に集中していたときに、たとえば電気ショック療法で意識がなくなった人、あるいはてんかん発作を起こして意識がなくなった人が、気がついたときに第一声を発する。その第一声に対してどうこちらが声を重ねるかによって、人生全体に変化が起こるんじゃなかろうかと、まあロマンだね、そういうことを考えるようになった。

そういうふうに考えている流れと「言語から非言語へ」という流れとが合わさって、僕は整体とかツボとか経絡といったことに興味をもってやるようになったの。そしたらね、面白いよ。みなさん、どこかで聞いたことあるでしょ、足の裏の反射帯に体全体がある。ここが頭で、ここに首、ここは胃ってある。足の裏ローラーの広告に載っとるわ。ところが手にもあるんだよね。手にも体が全部ある。それから耳。耳療法ではやせたい人に、耳に針刺したりする。

耳にも体が全部ある。そのくらいならまだ驚かないけど、野口整体の野口晴哉先生ってもう亡くなられた方ですが、その方に直接治療を受けた人が来られて教えてくださった。野口先生が、肛門に体中すべてのツボがあるので、肛門で体中どこでも歪みを修正できるとおっしゃってる。人のお尻にそうむやみに指を突っこむのは大変だけど、おへそにも全部あるから、おへそだけで背骨を治したり足を治したりできるんだよ、とおっしゃったそうです。すごいもんだと思って、部分のなかに全体があるというのはなかなかいいぞと思うようになった。

もうひとつ、ツボ療法してるときにOリング・テストというものに出会って。Oリング・テストはみなさん、もうご存知の方もあるかもしれない。僕の本（『精神科養生のコツ』）にも書いてるけど、人が発明したのをただ使ってるだけじゃ面白くないから、自分で指タッピングというのをやって、それもできるようになったら今度は、次の本に書きますけど、舌ベロベロっていうのを考案した。舌ベロベロだと手を動かさなくていいからこっそりできる。それでやってたら、そのうちただ見るだけで分かるようになりまして、見るだけでこれはだめだとか、これはいいとかが分かるようになった。で、待てよと思ってね。そうであるならば電話で声を聞いたら、声だけしか伝わってこないけど、この声のなかにその人の全体が封じ込められているものだろうか。いるならば、それで薬を選んだりできるんじゃないかと思って、それを何人かの患者さんに試してみた。この間金沢の一度も会ったことのない患者さんに電話だけで薬を選んであげて、「これを何錠」とか言ってやったら、それから何カ月かして金沢に行ってその人に会って聞いたら、だいたい当たってました。八割くらいの的中率で当たってましたんで、これはいいやと思った。

経絡って知ってますか。あれも昔の何千年も前の人がいろいろ苦心して発見したんだと思うけど、ツボが人体には三六五あって、それに針刺してとやるでしょ。そんなのくそ面白くない、覚えてするというのはね。中国の何千年か前の人がめっけたんだから、自分でもめっけりゃいいんだと思って、で、じぃっと体を見ていましたら、だんだん分かるようになった。ただね、十二の経絡があるんだけれど、全部は見えないんですよ。悪くなって治療を必要としている経絡だけが見えるの。そしてその流れをたどっていくと、僕が「ウッ、邪気だっ」と感じる、それが濃い場所があるの。それを本で調べてみると、それがツボなのよ。そうするとツボ療法で、ここに打ったらいいというのを覚える必要はないわけ。だって本に書いてあるとおりにやったって、少しずれるもの、個人差があるから。自分で、その個人で探せばぴったしだもの。けど針を刺すと怖いからね、いろいろ考えてね、胡椒をツボに貼りつければそれでも充分、ピップエレキバンでもいい、それで効果があるんだ。

いままで見えてた邪気の線がすぅっと消えて、そして二、三日したら、本人が気分がいいというからまあ効果があるんだろう。そのときに面白いことに気がついたね。たとえば胃が悪いとき、胃の経絡をずぅっとたどるとツボが出る。三つなら三つ、ツボが見つかったときに、患部からいちばん遠いところに胡椒を貼りつけたほうが効果があるんだよね。こりゃ不思議だなぁと思ってね、中井久夫先生に会ったときに「いちばん遠いツボに刺激を与えたほうがいいんですよ。どうしてでしょうかね」と聞いたら、「ああそりゃ君、システムを動かすときは辺縁からというのは、システム論の常識だ」とか言われて、それでもう納得、中井先生が言うから。システムを動かすときは辺縁から動かす。政府を打倒するときでもそうなんでしょうな。中央官僚をどうかするんじゃなくて、末端のほうをちょこちょこいじっていくと、それがずぅっと上のほうに影響する。これが非常にヒントになりました。

それまでは、たとえば神経痛がありますとね、それをたどっていくと背骨のここがずれてるというのが分かる。そこに一所懸命気を入れて位置を正す、そうすると神経痛が治って「ああ手が軽くなった」とか言ってみなさんが喜ぶから愉快になってしてたの。だって背骨のここがずれるから、それが神経を圧迫して、そして神経痛が出るんだから、ズレを治せば神経の圧迫が取れちゃってよくなるわけだ、な。医学的な論理だ。だけどシステムを動かすのは末端からということになると、神経痛のいちばん先のところ、足の先でもどこでもいいや、ここをチュクチュクってすると根本が動くんだよねぇ。みなさん信じないだろうけど、動くの。これはまあ今日の話の導入だ。

そうすると、さっき電話の話したでしょ。電話で話してるときに最後の音が出るじゃない。「頭、痛いんですよう」とか言って、最後の「よ」とか「よう」とか音が出るでしょ、ここだけいじれば精神療法になるとしたらすごいでしょ、そう思わない？　それをね、一所懸命やったのよ。山田先生がおっしゃってた二項関係になるんだよね、音合わせをするわけ。音の高低は、僕は男の人だし、女の人の声に合わせるからってヒューとかいったら変でしょ。だからムードだけ合わすの。それで二項関係になる。だけどね、声が向こうから来る。最後の音がこう来るのを、こちらから迎えて「よう」と合わすのはなかなか難しい、うまくいかない。せっかくいいとこまできたのに、うまくいかねぇなぁと思って、それで待てよと。向こうから音がこう出てくる。この出てくる音を流れに添って合わせれば、「ママ、お月さまよ」「あ、そうだね」とかって言うのと同じになるだろう。つまり山田先生の三項関係です。それだとできやすい。いまそれでやってんの。最後のほうの二語くらいに合わせる、そうやりますと合わせやすい。

それでふっと思いついた。昔、ロジャアリアンが、相手のしゃべっている最後の「つらいんです」に、「つらいんですね」と言うのをやるって言ってた。あれ、なぜそんなことやるんだろうと思って、変なのっと思ってたけど、やっぱりあれはいいんだね。だけどことばが長すぎる。もっとぎゅうっと小さくして、小さいほどいいから、後ろのほうの音二音くらい。「なんですよう」、「そう」とか言って、音だけを合わす。ことばはぴったり合わさない。そうするときわめてふわっと包んだ雰囲気が出るんだわ。だけど来る音に、こちらから構えて合わそうとやってるときは、しばしば二項関係とは違って対決関係なんだ。「君はそういうが」とかね。「それはそれだが、なんだね君ぃ」とか言って、迎えうつ関係になってチャンバラみたいになる。ところが流れに添うと、そうならないのよ。こちらの気持ちがねぇ、だんだん寄り添うようになる。こちらの感受性が何か、本人の気持ちの流れをキャッチしたかのような気持ちになってくるの。優しくなって、連想も合うようになる。それが「非言語から言語へ」なんだ。

ところがまた突如として、言語から非言語へ行くんだよ。ちょっとみなさん、やってみましょう。両手の掌をね、こういうふうに合わすんだ。合掌する。で、互いに一〇本の指先を回す。爪の両脇、いちばん先の骨をこうしてやってね。感性のいい人は分かると思うけど、合掌でなく、指先側から迎えうって回してごらんなさい。なんか硬いでしょ。だけど合掌の形で指に添うようにすると柔らかいでしょ。手の向きが変わるだけでね、なんかどこか硬いのと差がある。これは何だろうね、不思議だね、分かんないの。もちろんそのときに、指先に注意を向けたらなんにも効果ないの。ずぅっと背中から全身をやってんだよと思ってすると、背中の骨がね、動くの。これを暇なとき、疲れたときになさってください。本日のおみやげです。それから左手の指で右足の指を、右手の指で左足の指を回す。つまり左手は右半身を癒し、右手は左半身を癒すという、これは『精神科養生のコツ』に書いたけど。だから合掌っていうのは、意味がある。みなさん、手をこう合掌して、そして足も合掌して、「手足合掌」っていうのをやると、いまの学会の疲れが取れます。脳の疲れがいちばん取れます。ごく末端をいじる。しかし末端をいじるときに、思いとしては全体をいじってるんだと思いながら、そういう気分でやるといいんです。

それから、こういうことも考えてるんだ。体を動かしてるとね、骨が全部動いたほうがいい。仙骨や頭蓋骨は一応固まっているように見えるけど、これだってやっぱり一ミリの一〇分の一くらいは動くのよ。オステオパシーか何かそういう一派では、頭蓋骨を動かすのがいいと言ってる。

緩めるといいということについては、ことばの結びつきが硬直化しているのがあるでしょ。「何々せねばならない」とかが慣用語として使われるでしょ。あの慣用語は不健康をつくるから、ことば遊びとかパロディとかいうものは心を緩めて、柔らかくするのよ。「せねばならない、かしら」とか、「われわれは、健全な日々を送らねばならない、らしい」とか言うと、なんかすごく心が柔らかくなるでしょ。これは非言語から言語へ、こりゃメタファーだなぁ。いや、これは単なるメタファーではなく、体をほぐしてることと心をほぐしてるということとはメタフォリカルな関係にあるのじゃなくて、事態のこちら側とこちら側なんだということになれば、そうすれば対話による心理療法だけで体が柔らかくなるということも成り立つし、野口整体みたいに体さえ柔らかくしておけば、心は自然とよくなってくるということも成り立つわけだ。ただ、そっちもやってんだと思ってやりゃあ、いいわけ。で、食がすべてだと、薬膳ばっかりやってればすべて病気は治るというのも悪くないかもしれん。

いま、ことばの世界と体の世界は、実は同じ事態の両面なんだというふうに言いましたけど、それは健康な世界の話であって、切り分けられている場合があるんだ。心の世界と体の世界を切り分けることによって生きていく。たとえば疲れてるのを「ああ、疲れてますわ。もう頭上がらんですわ」とか言って、それでゆきゃ健康だ。だけど二日酔いでも特別講演をしなきゃいかんということになると、まあ体はさておいて、一所懸命心の世界を賦活してやるじゃない。そういうのは不健康だよ。不健康だけれども緊急的に、その場で何かいまを突破しなきゃいかんときは、足が痛くても火事になったら逃げにゃいかんし、だからそういう緊急時に発揮される方法として解離という方法があるわけだ。心を切り分けて「それはそうだけれども、ともかくいまは」とかいうふうにして、本来は渾然一体となっているものを分けてしなければならない。だから多重人格障害なんていうのは、あれは芸術作品だよねぇ。まあたいしたもんだと思うけど、ああいうものは一過性にはしたほうがいいのよ。たとえば拷問を受けるようなときなんかにできればな、なんとか拷問を乗り切れる。けど、それをずぅっとやっていたら、よくないわね。

難しいんだね、ことばというものは。ことばでほめるでしょ。「それは、ようできた」とか言うと、「ははぁ、こうじゃないときには悪くできたと言われるんだな」ということが、必ず無意識のなかに起こるの。言われないことは逆らえないから。たとえば「君は勉強はできるねぇ」と言うと、「他に取り柄はないねぇ」というのをなんとなく言外に含めて言えば、絶対相手はそのうち調子が悪くなるわ。「君は、勉強はいいねぇ」とだけ、しょっちゅう言うと逆らえないわけだ。「運動は全然できないがね」と言うと、「できんでもいい」と言って逆らえるけど、言わずに匂わせて言う形の痛めつけにはもう絶対に逆らえないの。ことばじゃないから無意識が受け取っちゃう。だからことばでなくて、子どもなら子どもがいい成績を取ったら、お母さんがうれしい顔すれば、顔すればじゃだめなんだよな、やっぱりな、うれしい気分になって「あ、そう」とか言っとけば、そうすると「今度、悪い点数を取ってきたら、お母さんはしかめっつらをするだろうな」というふうには思わないんだよ。そこがことばというものの道具性で、表情、態度というものはまだ道具性に陥っていないんだ、多くの人では。全部が道具性に陥っていれば、演技性人格障害になるわけだ。そうでない多くの人の場合は、ことばにならない承認、ことばにならない叱責とかいうようなものはストレートに入る。ことばはふたつのうちのもう一方の側のメッセージも必ず入る。これは昔からの常識です。

この会に来て、初めて納得したことがあるの。僕はね、非常に不器用な子だったんだ、小さいときから。不器用な子でねぇ、工作でかなづちで打つと絶対当たらない、釘が曲がるとか。いちばんひどいのは、子どもは三角ベースなんかで野球をするじゃない、キャッチボールしたりする、それができないのよね。球をとれないし、打っても当たらないの。ピンポンは空振りするしね、テニスはさすがにラケットが大きいから空振りにはならんけど、スィートスポットに当たらないんだよ。でね、自分では目が悪いと思ってたのね。だからものがはっきり見えないんだと思ってたけど、視力はいいんだよねぇ、二・〇なんだ、そのころね。視力検査をしたらもう隅から隅まで見える。おかしいなぁ、なんか変だと思ってたんですよ。結局、今日の話に出た、外界空間と自分の身体とを統合して認知できない子どもだったんだね。それで運動は不得意だと思い、きらいだと思って、ほとんどしなかったですねぇ。だけどそれは負け惜しみみたいなもんだから、ああ運動したいなぁとか、できたらいいなぁとか思うわけだ。それで一時期ジョギングに凝ってた。ジョギングってのは運動ができない人が、運動しているような錯覚を自分にもたせて、喜ぶ方法なの。あれは全然、運動の能力と関係ない。運動しているように見えるだけ。一時期、非常にジョギングに凝ってたけど、もうやめちゃった。

それでもね、中年になってもう一度テニスをしてみようと思って。で、やっぱり空振りなのよね。だけどあるテニスの上手な人が「神田橋さんはテニスがへただけれども、ひとつだけ非常に優れたところがある」って、それは「球に対する反応が速い」って、ぱっと動きだすのが普通の人より速いって。だからへただけど、球の来る場所に早く行ってるわけ。何分の一秒か他の人より早いの。運動神経が鈍いと思ってたのに、本当にテニスの上手な国体にも出た人が「非常に反応が速い」と言うから、おかしいねぇと思ってたの。そしたら結局ね、自分でじっと見てるとね、僕は相手のラケットがボールに当たった瞬間に、どちらに球が来るかというのが分かるみたいなの。それはさっき言った経絡が見える能力と同じものなんだな、とりあえずのことばでいえば気、気が見えるのだと思う。だけど経絡見るくらいのことはね、うちに勉強に来てる人が、僕と一緒にやっていればすぐにできるよ。二～三ヵ月で経絡は見えるようになりますから、どうぞおいでください。

それから僕は非常に不器用だったんだけれども、いまや非常に器用なのよ。もう何でもやるよ。いま、太極拳もやっててね、太極拳も上手だものねぇ。先輩たちに教えてるんだ。けどピンポンをやってみたら、やっぱり空振りだもんね、だめなの。キャッチボールしてもちゃんと取れないの。だから僕のクラムジネス（不器用性）は全然、神経学的な部分のところでは治ってないわけだ。だけど代償されてる。どのように代償されているかというと、僕はたとえばのこぎりを引くにしても、太極拳にしても、その動きの最後まで全部イメージ化して、ひとつずつ組み立てて、どこにどういうふうに注意が配られていったらいいかを語ることができる。だから僕はある行動ができるようになったら、それを人に丁寧に説明してあげられるもんね、「そこはこう動かしたらいいのよ」って。説明が上手なんだ。だから自分に説明して、そして体の動きを整えて、ささえているわけ。だけど残念ながら、そういうふうに説明してつくり上げた、一見器用なように見える自在さはスピードが出ないんだ。だから太極拳はいいんだ。太極拳はいいけど、空手はできないわけ。今度、へたなくせに太極拳の本を出そうと思って。どうしてかというと、いま出ている太極拳の本は全部、名人上手の人たちが書いたやつ、まあいえば長嶋茂雄みたいな人たち。「球がこう来るでしょ、きゅっと構えて、引きつけて、ぱっといけば、真っ芯でとらえなきゃだめ」とか言ったって、どうしたらできるか分からん。中国の名人上手の人たちが書いた太極拳の本や、それを日本の人が翻訳したのなんかが出てますが、書いてあることはすごいよ。「立つときは天秤のごとく」。天秤がふわーっと止まってる状態、ちょっと力が加わればふーっと動くけど、また自然に止まれる。やじろべえだ。「動くときは車輪のごとく」と、そう書いてあるわけだ。そんなのできんわねぇ。脇の下に気の玉をもつがごとく、それを落とさないように、つぶさないように立っているのが正しい立ち方とかさ。それじゃクラムジー（不器用）でない人はできる、僕はできないから、だから解剖学にのっとった太極拳の本を「まず骨盤を構成している腸骨を動かして、腸骨より一〇分の一秒くらい遅れて、肩甲骨をこっちの方向に回していく」と説明した本を書いたらクラムジーな人たちが喜ぶんじゃないかと思って、それで書こうと思うの。

どういうことをいま言おうとしているかというと、どこか神経学的に生まれつき弱いところがあって、それが代償されるということは、こういうことではないかと思うんだ。僕は今のところ、野球とかテニスなんかしさえしなければ、普段の行動ではとても器用なの。「器用ですねぇ」と言われて。手品もやってたからね。代償というのはそういう面があるんではないか。そして、そういう代償というのは、その人のもっている能力のどれかを使って代償しているわけだ。ところが早期発見するときに、だめそうなところを発見するけど「それを代償するには、ここがこの人は取り柄だから」は発見しないね。僕はおそらく小さいときから気を感じ取る能力や、説明の能力とかそういうのは高かったんだと思うんだけど、そういうのを誰かがテストでめっけてさ、「お前は野球はできなくても、ここがよいよ」と言ってくれたら、もっと早く説明の能力やなんかで、中学生のころも大工仕事が上手だったんじゃないか。僕が大工仕事がうまくなったのは三〇歳を過ぎてからだもんねぇ、ほんともったいなかったと思う、時間がさ。

で、LDの研究は、ここが優れてるというところを見つけて、そこを伸ばしたらこっちはもういいとかいって、そこだけ伸ばしたら、そしたらだめなんだ。人と仲良くできないから喧嘩が強くなればいいとか、そういうのじゃしょうがない。このだめなところをこういう能力でカバーしていけやしないかというような、ええとこやら悪いとこやら両方を探すような研究はないんですか？　ないの？　だいたいケチをつける研究のほうがしやすいよねぇ、あれがいかんと思うんだよなぁ、とケチをつけて、ね。じゃぁケチをつけないのは何かというと、テストでいいところを見つけて、悪いところをカバーして、代償していくようにっていうけれども、じゃ僕の場合はどうしていたかと。僕はやっぱり未練がましく、スポーツをしたいなぁと思ってちょっとしてみたり、もうちょっと上手に棚くらいつくって、自分で犬小屋くらいつくれたらいいのになぁと思って、またちょっとやってみる。そういうことを、自分でうまくできないことを、やっていくじゃない。そこで何か苦しまぎれに工夫して、自分の能力が開発されてきた。そうすると、いろいろな自分のなかの能力が発揮されるような雑多な条件、たとえば机の上で計算するんじゃなくても、買物に行っても、やっぱり釣銭をもらったりなんかするから、計算ふうなことが必要でしょ。

うちに五までしか数が分からないお手伝いさんがいるけど、そのお手伝いさんはちゃんとお金をもって、買い物に行くよ。で、どうするかというと、品物を取ってね、お金もよく分からないから一万円札と千円札とをもっていって、これは大きい札のほうじゃないかな、小さい札のほうかなと思って出して、そして相手に釣をもらうの。そうすると騙されるかもしれないでしょ。そこがすごい。タチのよさそうな人か悪い人かを見る能力はすごいのよ。「あの人はねぇ、あんなふうにいうとるけど、性根の悪い人ですよ」とかね、ほとんど犬みたい。僕と小学校のときの同級生なのよ。で、一度も先生に叱られたことがなかったの。初めっから先生、あきらめてるわけ。「いい、いい」とか言って、「飽きたら外で遊びなさい」とか言って、全然落第することもなく中学校まで卒業した。数字は五まで、文字は自分の名前が書けるだけ。だけどうちの家内よりよっぽどおいしく味噌汁をつくってくれる。鍋が変わるとできないんだ。同じ鍋で同じ味噌を使っている限りは、すごくおいしいお味噌汁をつくってくれる。そして、ま、いいよな、雑談のようだけどそうじゃないんだ。犬を飼ってるけど、犬が吠えるとね、「あ、いまのはクロネコヤマトが来た吠え方です」とか、「いまのは郵便屋さんの吠え方です」とか、犬の鳴き声を聞いてて分かるんだ。犬はちゃんと分けて鳴いてるみたいね。「いまのは喉が乾いたって鳴いてます」とか、「腹が減った」とか。それから「先生が帰ってこられたときは、やっぱり鳴き方がうれしそうに鳴く」とかね、いうのよ。そういうものが聞き分けられるというのが賢いでしょ。押し売りなんか実に上手に断るのよ、嘘八百を言って。だからとっても助かってますよ。僕が家で両親の最期を見届けることができたのもその人のおかげで、僕はとても感謝しているんですが、そういうふうな代償のためには、雑多な刺激や反応の可能性の場があって、そしてそのなかでいろんな形で、本人の代償機能というものが発揮されるような場が必要だろうと思います。

そして言い忘れたから、邪気の問題にちょっと戻ります。あ、ここが悪いなと邪気をね、僕は見てたの。ところがあるときに気がついたんだ。透析をしている人がいるでしょ。透析をしている人は、もう腎臓は活動を停止しているじゃない、もうないのと同じだ。そういう病気がひどくなった腎からは、全然邪気が出ないということに気がついたんだ。なんにも邪気が出ない。だめになってしまった臓器からは邪気が出ない。ということは邪気として僕がとらえていたものは、実は生体が一所懸命叫んでいるとか、闘っているとか、苦しんでいるとか、別のことばで言えば、なんとかそこを克服しようとしている気だということが分かったんだ。そうすると今度は、心の世界で苦しんでいる、叫んでいる何か目立つ部分は、その生体が、その生体の置かれている不都合なところを乗り越えていこうとか、代償していこうとかしている叫びなんだなぁと思うようになった。たとえば非常に手を焼く患者さんがいたら、これがこの人の能力で、このわれわれが手を焼くようなところを何とか使って、この人の生きてく力にせにゃかわいそうなんだと、そうしなきゃもったいないんだと思うようになった。そうなると細かくテストによって解析はできないけれども、この本人がもがいたり、叫んだりしている部分には、たくさんの雑多ないろいろな病的なものやら、その病的なものを乗り越えていこうとする代償の努力やらがぐちゃぐちゃ混ざった世界がある。そしてそれにわれわれが対応していくには、本人のなかに眠っている、伸びることが抑えられている可能性を引き出すような、チャンスがいっぱい詰まったとらえ方、アプローチがいい。

だからここが悪いから、ここを治してやって、ほら治った、三割方治ったとかいうふうにはならんのよ。雑多なものによってそのなかの何かが、その人をいいほうに向けていくようにするだろうと期待するというところに帰ると、もう一度心とか気持ちとか、支えるとか理解するとかいったような、古い、あんまり科学的でないように思われてる手段のほうが、かえって治療という面からするといいかもしれない。そして、もし何かよくないところが見つかったら、そこをこの人の心の全体がどんなふうに代償していくかなぁと考えれば、これは身体障害者のリハビリと同じことでしょ。そして僕の不器用さの場合がそうであるように「一億総さまざまＬＤ」とかいうようになって、そこまで進歩したらもうみんなでＬＤで、そうしたらいいよ、「われわれＬＤ仲間」とかいって「みんなそうよ、個性。どこかがだめだったり、よかったりするのさ」となる。そんな乱暴な話を考えたりしてます。

そして僕がいま、めざしている考えは、実はまた全然別なことなの。それは精神病の、特に統合失調症の治療のために薬物が導入されて、クロルプロマジンからだんだん薬が精錬されてきた。どんなふうに精錬されてきたかというと、ドーパミン系に対して的確に、他のところに影響を及ぼすと副作用が出たりなんかするから、そこだけをコントロールするような薬のほうへだんだんピュリファイ（浄化）された、純粋化されてきたというのが、薬物開発のひとつの歴史だったの。そうしたら最近になって、どうもそれじゃだめなようだと。いままではね、古い薬はダーティ、ばっちい、なんかもういろいろに効いて、よく分からないと。だからピュリファイしてきたんだけども、それじゃいかん、もう一度、いろいろ効く混ぜご飯みたいなやつにしなおそうというふうに、また話が変わりよる。確かに臨床で使っていても、現在の切れ味のいい薬は短期間使うのにはいいけれども、長期にリハビリの補助として使うのには、昔のダーティ・ドラッグのほうがいいのよ、経験上。

そうすると思いつくのは漢方だよ、漢方なんてのはダーティでしょう。それに漢方って面白いんだよ。五苓散という利尿剤がある。それを飲ますと、むくみのある人は小便がどんどん出て、むくみが取れる。西洋の利尿剤だと、ずっとそのまま飲ましておけば、体が干からびる。小便が出て、かさかさになる。漢方はそんなことないのよ。いっくら飲ましても、一定量尿が出てしまえば後は効かない。もっとすごいのはね、血圧が上がってるから飲ましてると下がってきて、下がりすぎるかと思ったらまたちょっと上がったりして、ちょうどいいようにするの。漢方にそんな威力があるわけではなくて、漢方は雑多なものが、いろいろごちゃごちゃ混ざってる。それを投与していると、生体がいいとこどりで、自分の役に立ちそうなところだけ効果をとって、よくなっているに違いないのよ。そうすると、心の治療とか、ある環境の設定とか、何かできるだけその生体が行きたがっている方向に、こちらが添って援助してみようかというやつは、漢方医療的治療になるんじゃないか。そしてそういう治療法のほうが脳の可塑性、実際はほとんど代償作用なんだな、補完、肩がわりをする作用を促進するのにはいいのではないか、治療の立場からいうと。

それからできるだけ雑多なものがいいんだとしたら、いちばん雑多なのは何だろうな、畑仕事とか山仕事とか、あんなのがいちばん雑多かな。まあ分からんけど、できるだけ何か目的がいい加減なような、あ、遊ぶというのがそうだよな。そうすると描画というもののなかにある遊び性というものが非常に治療に役立っているんだとすると、描画療法がきちんとしたデータが出るようなものにならないことを祈るや切、というようなことにもなるわけ。だいたいそれで今日話そうと思ってたことは終わりました。

もう一度言いましょう。ものすごく検査が精緻になってくると、みなＬＤであったり、あるいはＬＤの期間を通過していたりするようになるかもしれない。そうなる日を楽しみにしております。そして治療としては、ターゲットを決めてする治療ではなくて、心というような形でしか、つまり一ランク概念が上がった、一ランク概念が上がったということは一ランク概念が曖昧化されたもの、ずっと人間が「心」と呼びならわしてきたもの、その心のもつ治癒力と、それから治癒力の表われとしての心に目を向けていくようになれば、そこで神経学的な研究と精神療法とか心理療法とか呼ばれているものとの協力が、とても仲のいいものになるんではないかなぁという夢を、みなさんに託したいと思います。

（臨床描画研究　第十六号）

〔追　想〕

香川医科大学で行われた、この年の日本描画テスト・描画療法学会の基本テーマは学習障害であり、気鋭の学者たちによるシンポジウムが行われ、多くを学ぶことができた。特別講演のなかにシンポジストの発表を少し引用してみたりした。

学会では検査法の発展により、いままで見過ごされていた学習障害の病態が明らかになった点が浮彫りにされた。しかし、わたくしは子どもたちの脳が微細に壊れ始めており、おそらくその原因は環境ホルモンなどの汚染物質によるのであろうと思っている。最初に壊れる部分はおそらく進化の過程で最も新しい部分・機能であるはずだから、検査法の発達により最もヒトらしい特質の部分はどの機能だったのかが、「失われた」という形で明確にされるに違いないと、悲しい気分で考えている。

一般医に必要な精神療法面接（二〇〇一）

1　プラシーボ効果

プラシーボ効果は自然治癒力の純粋な現れである。また、心身相関の確証でもある。医療のあらゆる場面でプラシーボ効果が見られる。だから、すべての病気に心身相関が関わっていると前提してよい。プラシーボ効果を援助し妨げないことが医療の効果を高める。プラシーボ効果は治療者との絆によって発動される。厳密に言うと、絆の幻想によって発動される。医者自身が病んで患者となったときの体験を思い返してほしい。医者はこの幻想を援助する目的で、絆の現実を提供する。これがあらゆる精神療法の基盤であり、医療の効果を高める技術である。

2　絆の現実は雰囲気とデータからなる

癒しの効果をもつ自然環境がある。同様な癒しの雰囲気をもつ医療の場を設営することは有効である。しかし、医者の発する絆の雰囲気が最重要である。それは接する態度や音調などで構成される。通常の人間関係と共通する。ただし、医療の場では、協力して患者の苦訴を解決しようとする共同作業の姿勢が、よりいっそうの絆の雰囲気を生み出す。

いまひとつはデータ、言語や数字の内容で伝えられる情報である。インフォームド・コンセントの中心はこれである。ただし、データは絆の雰囲気に乗せて伝えられたときにのみ、医療の効果を高める機能をもつ。

3　通常の人間関係と共通する絆の姿勢

哺乳類であり、親への依存期間が長く、群れ動物であるヒト類、に普遍的であるはずの絆への希求は現代社会では抑圧されているが、病むことをきっかけに浮上してくる。それに応える姿勢が絆の姿勢である。次の二点が有用である。

(1)連続のイメージ
人間関係はすべて、物理的には会っては別れる形である。そして、別れている期間に連続のイメージが維持されるのが絆の事実である。医療関係はことにそうである。次の工夫が役立つ。①出会いの瞬間と別れの瞬間に、一瞬、瞳と瞳を合わせる。②カルテを見て、前回の出会いの日時を確認し、そのときからいままでどうしていたかを問う。③次回の予約を確認し、緊急時の連絡方法を教える。

(2)コミュニケーションの志向
コミュニケーションとは相互交流である。それが同じ瞬間に生じているのが理想、いや事実である。だから、患者と接するどの瞬間にも、相互交流を意識しておくのがよい。それは身体接触のさいに特に大切である。触診する医者の手は、患者の状態を知ると同時に、絆の雰囲気を送り込んでいると意識するのが事実に合っている。採血のときも注射のときも注射針を通して患者の心身の状態を察知しようと意識するのがよい。訴えを聴くときにも、聴く態度が絆の姿勢を送り込む。ただし、医者のほうだけが努めていても、患者のほうにコミュニケーションを遠慮する傾向があるかもしれない。だから、ときどき、「何か質問ありません？」と問うのがよい。こうすることで、医者が共同作業のためのコミュニケーションを志向していることを伝える。

4　共同作業の姿勢

「知らしむべからず、由らしむべし」。これは医者の先祖がシャーマンであったことに由来する。シャーマンは患者の絆への希求に応えて、プラシーボ効果を最大限に発揮させるように努力していた。患者が投げかけてくる絆への希求は生命力に根ざしている。したがって、医者がそれに引きずられてシャーマンの役を引き受けてしまう危険はいつまでもある。否定表現をふたつ続けた物言い「きちんと服薬しないとよくならないよ」は本質として脅迫の文型である。「どうして○○しなかったの」は本質として叱責の文型である。この種の文型を使うときの医者は、シャーマンの役を患者たちに引き受けさせられているのかもしれない。それによって生じる教祖・信者関係は、さいわいに作用するとプラシーボ効果を高めるが、同時に医事訴訟の苗床でもある。教祖にならず、共同作業の姿勢で絆をつくるための方策は次の二点である。

(1)患者の自助活動の尊重・育成

医療データの提供は自助活動の育成である。インフォームド・コンセントのテーマはここに属している。

また、患者の多くは、代替医療や健康食品や健康法などを行っている。これは患者の自助の活動であるから、それを治療計画に組み込んであげることが共同作業の姿勢である。また、「医者からもらった薬が分かる本」「家庭の医学」の類のなかから、医者が好ましいと思うものを診察室に置いて、患者に推奨するのも自助活動を援助する。

(2)原因よりも対策を重視

苦訴の原因探求よりも苦訴への治療対策を模索する医者の姿勢、が絆の現実を育てる。そして、対策を模索するなかで自然に見えてきた原因は、治療にとって必ず有益である。この姿勢は患者の苦訴が精神的領域のものであるときに特に有用であるが、身体病について「治療を介しての診断」と呼び習わしてきたものと同じ姿勢でもある。

まとめ

以上に述べたことは、古来「病む者の身になって」と教えられてきたことの具体化にすぎない。癒し人としてのこの姿勢は、自然科学としての医学が進歩するにつれて、医療現場で忘れられがちである。特殊化された、学派的な精神療法もこの姿勢にルーツをもつのであり、一言でいうと、患者の内にあってプラシーボ効果を妨げている、誤った学習の除去技術である。

（『今日の治療指針』二〇〇一年　医学書院）

〔追　想〕

毎年刊行される『今日の治療指針』は医学書院のベストセラーである。項目のひとつに「一般医に必要な精神療法面接」があり、毎年、いろいろな精神科医が執筆してきた。二〇〇一年版にわたくしが依頼を受けた。これまでの執筆者の文章を読んでみて、臨床にあまり役立たないと思い、わたくしなりの治療論を構築して、規定の枚数のなかに蒸留した論を詰め込んだ。自分では気に入ったので、学生の講義にもこれをテキストとして使った（次章三四二頁）。

ところが次の二〇〇二年版からはなんと、この項目自体が削除された。何かきっとひどく悪いことをしてしまったのだろう。精神科医のみなさんに申し訳ない次第である。わたくしは張り切りすぎると、とんでもない勘違いをする傾向が幼いころからあった。

自然治癒力に添って（二〇〇二）

「一般医に必要な精神療法面接」（本書三三八頁）参照

毎年、講義に来てますが、どれぐらいになるかな。みなさんは山上敏子先生の講義を数日前に聞かれたと思います。山上先生は僕より一級下ですが、一緒に桜井図南男先生の教育を受けた仲間です。山上先生がお話しになった部分がこのテーマのどこに入るかというと、いちばん最後のところ、「一言でいうと、患者の内にあってプラシーボ効果を妨げている、誤った学習結果の除去技術である」そこです。あらゆる学派的な精神療法、たとえば精神分析や森田療法、その他さまざまなそれらは全部、これからお話しすることの上に乗っかって流れていくものです。そういうふうに思って聞いてください。みなさんは読むのが速いから、もう読み終わった？

プラシーボ効果、聞いたことある人、手を上げてください。はい、ありがとう。じゃあ、ここから始めるといいですね。この原稿は、医学書院から毎年、『今日の治療指針』という本が出るんですが、そのなかで「一般医に必要な精神療法面接」という項を二〇〇一年の版に僕が頼まれて書いた。毎年、筆者が替わっていて、数年前、山上先生が書かれました。

いちばん最初に書いているように、「プラシーボ効果は自然治癒力の純粋な現れである」ということ。そりゃそうですね。本来効かないはずの薬を出したり、効かないはずの何かをやって、よくなるのだから、純粋に個体のもっている治癒力によってよくなっているに決まっているんです。そして通常、心身相関と呼ばれているものもほとんど同じようなことです、体の状態がよくなっていくのですから。

そのプラシーボ効果はあらゆる治療においてあります。外科手術でもプラシーボ効果があります。具体的に言うと、ガンの手術をして、開けてみたら、もう末期でどうにもならんので、すぐ閉じちゃって、でも「悪いところは取りましたから」と言うと、食欲が出てきて、明るく元気になる。ガンが大きくなるから長くは続かないけど、しばらくの間は調子がいい。だから外科手術にだって、プラシーボ効果はある。何にでもあるんです。

みなさんが将来、医師になって治療をやっていくときには、このプラシーボ効果のなかに現れている自然治癒力に依存してやっていくのです。エイズが怖いのは、その自然治癒力のひとつである免疫系の活動を停止させてしまうからでしょ。エイズを発症して、免疫機能が停止させられてしまうと、どんな治療をやってみても、どうにもならないわけです。だから怖い。

絶望という気分も、自然治癒力を停止させます。僕が昔、診てた入院患者で、特別病気でもないんだけど、あらゆる道が閉ざされて、ただ絶望の状態にあった二十数歳の女の人がいましたけど、その人は少しずつ衰えて、静かに死んでしまいました。どういう方法を取っても助けることはできなかったですね。自然治癒力が心理的に停止されると、特別病名がつくような状態ではないけれども、全体の生理機構が低下して、死んでしまいます。

ここでみなさんに僕の考えをお話ししておくといいと思います。自然治癒力というものは、生体を心と体に一応ふたつに分けると、体のほうにあるのであって、心のほうにはない。心と呼ばれているものには自然治癒力はない。心と体というのはどういう関係かということを、何かいい例を挙げてお話ししようと思って、二、三日前から考えていたのは、声です。

いま、僕は声を出してしゃべっている。この声は、声帯を中心にした、それを操ってる身体の機能ですね。その機能の表れが声。だから声には、物としての実体がない。心もそれと同じです。ただ脳の機能としてある。ところが声の側から考えると、声帯は声のための道具です。で、声はわれわれの文化のなかで、いい声だとか、音階にぴったり合った声だとか、あるいはソプラノだとかバスだとか、いろいろ文化のなかで規定されている。それに沿って、いいものになっていこうとする。声がいいものになっていこうとするのはまた、心の世界でもあるけれど、声をよいものにしていこうとする。そうすると声帯は、よい声にしていこうとする働きのために使役されます。身体的に言うなら、声をよくしようとしていることは、実際は声帯をいろいろと動かしていて、その機能が声だというだけかもしれない。

心というものも実際はそうなの。心をある方向にもっていこうとすることは、そういう形で、実は心というものを生み出している、主として脳によってコントロールされている生体をいじっているわけ。それが心をいろいろと動かしているんです。声帯と声との関係と同じなの。

もし、みなさんが脳梗塞で片麻痺が起こった人を診たとしますね。その人はリハビリで歩けるようになろうと思って、一所懸命歩く練習をします。あるいは病前と同じように、お箸を使えるようになろうとして練習をします。練習は機能です。ところがその人たちは麻痺している手が悪いわけではないですね。手をきちんと動かそうとやってることは実は、身体の側から言うと、実はその機能に関連した脳のある部分に刺激を与えて、そこを賦活しているにすぎない。だけど、脳のそこを賦活しようとしても、できることではないので、末梢を正しい動きに動かそうとする。その機能を介して脳に影響を与える。

そして何のために手や足を動かそうとするかと言うと、歩けるようになる、お箸がちゃんと使えるようになる、人と会話ができるようになるというような目的のためです。そうした目的は生体の側にあるんではなくて、文化の側にある。生きていくことに関係した文化に合わせるために、心はそれにぴったり合うように、うまくいくように動こうとする。それはいい声を出そうとするのと同じです。そしてそのために声帯が、あるいは心の場合は脳が、それに合うように機能させられているという感じになるのです。それを称して「中枢は末梢に奉仕している」、あるいは生体は機能に奉仕している、という関係があるのです。

その証拠に機能があることをめざしたせいで、生体に無理をさせると、たとえば僕がソプラノの練習をすると、そのうち喉をつぶしてしまいます。それは僕の声帯はそこまで機能を発揮するような資質がないのに、機能のほうが声帯に無理をさせるから、声帯のほうがまいってしまう。

みなさんも聞いたことがあると思いますが、オリンピック選手の身体はほとんどボロボロなんです。それは極限まで機能を発揮させるから、その機能を発揮させようとしている部分に限って、体は無理をさせられて、ボロボロになっている。アキレス腱は切れやすくなるし、まあ、いいことはないですね。だからスポーツは体に悪いという本が出たりするわけです。

機能を極限まで追求することによって、それに奉仕させられている身体が無理をしている。そこで休めば、身体は自然治癒力によってまたよくなってくる。分かりにくいかもしれんが、そういう関係です。

脳があって心があるわけですが、脳にはもちろん遺伝子とかによって規定された素質があります。素質は、ある幅をもった許容力をもっています。みんな違う。

みなさんが九大医学部に入られたのは生まれつき、遺伝子的なレベルで知能が高いということもあろうし、それからその知能に対して、勉強するという、これは機能訓練です。機能学習をやることによって、ここにいらっしゃるのだけれど、なかには脳を極限まで使って、そのレベルを保っている人もいれば、あんまり勉強せんでも、同じように成績がいい人もいるんでしょうね、きっと。そういう人はのんびりしてここに座っておられて、あんまり勉強もしないけれども、まあまあの実績は保たれている。そういう人もいれば、一所懸命、努力して、ここまで来ている人もいるわけ。そうすると、それ以上の負荷がかかったときに、こちらの人の脳はぐったりするし、こちらの人の脳はもうちょっと機能を高めても、ちゃんとやれる。そういうことです。

で、この脳が許容できる領域を超えてしまうと、脳がどうにもうまく調和的な働きができなくなる。機能が発揮できなくなるから、結果として今度は、機能のほうがぐちゃぐちゃになる。機能というものは、その道具である脳が発揮できる範囲内にとどまりますから、脳がぐちゃぐちゃになると、機能全体がだめになる。脳の場合も、他の器官の場合でも同じです。肝機能だって、腎機能だって、その臓器のもっている許容性がある範囲内にある。その許容性は人によって違う。鍛えればある程度は強くなるけれど、それは無理をしているのだから、限界を超えればガクッとなる。そういう関係によって、病というものが成り立っていると考えられます。

いま、話していることは精神科に限らないのね。医療全般にそういうことが言えます。生体というものは驚くほどの許容力をもっていますけれども、しかし必ず限界がある。それを超えれば、落ちてしまいます。そして、その許容力というものはみな個人差がある。生まれつき、個人差がある。

そして脳を含む、いわゆる体と言われている部分には自然治癒力がある。自然治癒力は復元力ですから、復元力というものは、ある一方の方向に復元していこうとする機能ですから、これは考えてみると不自由だ。ある方向に、よくなる方向に向く役目がある。もちろんなかには、その生体全体のなかでアポトージスみたいに、死の方向に向くようセットされているものもあって、それも生体のなかのひとつの大きな機能だけど、それもまた不自由で、ある方向性が定まっている。

ところが、そこから出てきた機能である心というものは、それは常に自由を求める。常に自由に求めて、ありとあらゆる場面で自由に動く。そして自由を求めている心が集まって、つくったものが文化だ。心というものは、いろいろな文化をつくり出す。宗教であるとか、価値観であるとか、いろいろなものがつくり出される。そして文化というものが、ある形ができると、心は自由ですから、どんな文化にも染まることができます。それが広い意味の洗脳。洗脳というのは心がそれにくっついちゃう。

そうすると当然、心がその機能に没するということは、道具である脳もある方向に、ある機能に強制される。そしてこの強制が、本人のもっている脳の資質に合わなければだめだし、合えばハッピーですね。それを簡単に言えば「鵜の真似する烏、水に溺る」というのと同じことです。そういうことを覚えておくといい。

確かに平均値を取れば、大多数はだいたいこの辺が正常という値がありますけれど、それぞれの個体にとっての正常値というものは、必ずしも平均的正常値と一致するとは限らない。臨床家というものは、その個体にとってどこが正常値なんだろうかという考えをいつも、どこかにもっておいてほしい。そうでないと、検査成績を治療していることになる。いまの医学はそうなっていますから、果たしてそうなのか、果たしてその検査成績が正常になってくることが、この人にとっていいのかと考える習慣をもってください。

みなさんは藤島正敏先生の臨床医学の講義を聴いてないんだなあ。あの人は僕の同級生だけど、もう名誉教授になられた。その藤島さんに「血圧はどのぐらいが、いちばんいいんですか？」って聞いた。年をとったら、だんだん血圧が上がってくるでしょ。そしたら、「朝、眼が覚めたときに頭の気分がいちばんいい血圧が、その人のいちばんいい血圧です」って。やっぱり優れた臨床家の最終的に到達する結論はそういうことなんです。

血圧を下げたら長生きするかというと、脳梗塞が起こる。上げていったら「気分がいい」とか言ってても、ぱっと死ぬかもしれない。で、いちばんいいのは、朝、眼が覚めたときに「ああ、気持ちがいいなあ」というときの血圧を測って、それがその人のいちばん望ましい血圧。そういうことは、子どもと老人では正常値の個人差が非常に大きくて、青壮年は個人差が小さいということを表している。みなさんが臨床家になられたときに、そういうことを思い出してください。

自然治癒力によって治療が進んでいくのだという考えを大事にすると、たとえばこういうことがあります。ある検査成績がこの時点でありますね。そして一ヵ月後に検査をしますと、両方とも異常であるけれども、ここからここにくる間に少し改善している。そしたらここで追加した薬がいいんだと言って、増量する人がいる。この薬がよさそうだから、もっと入れたら、もっとよくなりゃせんかと考える。これが自然治癒力を考慮に入れていない治療者で、増量すると今度は悪くなってしまう。こりゃいかんやった、この薬はだめだとなる。

自然治癒力を大事にする治療者であれば、ここでうまくいっとるから、この自然治癒力というものが発揮される。その生体を取り巻く外部環境としての現在の治療はいい線行ってる、自然治癒力が進んでいくように、われわれの治療がうまくやれてるということで、「このままで様子を見ましょう」ということになる。それで次にまた検査をして、よくなっていなければ、そこで考える。よくなる方向にあれば、そのままで通すというのが臨床だ。だから「このままで様子を見ましょう」と言うのが、ベテランになった治療者が非常によく使う言葉なの。

それは自然治癒力で治療が進んでいるんだから、いま、その自然治癒力を保護している環境としての医療が、まあまあ、いいとこ行っとるようだから、このままでやっていこうじゃないのという医療なの。暴力主義じゃなくて、保護的医療、積極的すぎる医療でない医療になる。それも覚えておくと、診療するときに役に立つ日が来ます。

プラシーボ反応というのは、すべての臓器に対する、生体全体に対する治療で役に立つわけですね。それで、シャーマンの治療というのがある。シャーマンの治療とそうではない現代の治療とで、急性期のものについてすら、そんなに治療成績が天と地ほどには違わないかもしれないという話は、あちこちであるんですね。現代医療は副作用も多いしね。シャーマンの治療はあんまり副作用がないから。香をたいたり、お祈りしたり、いい音を聴かしたり、みんなでさすったりするような治療で、あんまり副作用ないから、それによって自然治癒力が賦活されていく、あるいは保護されていくということで、ずいぶんシャーマンの治療がいまでも行われているわけですが、医者という存在もそういう作用をもっているわけです。

今度は精神療法のほうの話に入りますが、「この人には精神療法をやる」「やらない」というときの精神療法は、山上先生が話してくれたような特殊な精神療法。だが医療というものには、すべて精神療法的なものが底に流れている。流れているものは何かと言うと、医療というものがプラシーボ反応を保護する、賦活はなかなかしませんが、プラシーボ反応を妨げずに、それを保護して、下がらないようにしていくための医療の技術というものは、これはシャーマンのときから現在まで変わらないんです。そんなに人間は進化してないから。生体は何万年のスパンでしか、おそらく変化していかないんだ。せいぜい千年ぐらいの間に人間の体は変わってはいないんだよな。

ポンペイ展、もう見に行った？　あれは紀元前かな、ベスビオ火山が噴火したのは。もし見に行く機会があったら見てご覧なさい、人間は全然進歩しとらんから。昔のほうがよっぽどいい。もうがっかりしたな。町の構造、美術的なもの、快適な空間づくり、社会の衛生的な面に対する配慮、そういったものが全部きれいにつくり出されている。いまのほうがよっぽど悪い、非健康的だ。

で、いちばん基本に、医療者がプラシーボ反応を十全に発揮させるものは何かというと、ここに書いている雰囲気なんです。2のところに、データって書いてるけど、データもまた雰囲気なんだね。1のところに「プラシーボ効果は治療者との絆によって発動される」と書いています。絆は別な言葉で言えば、信じることです。信じることによって、自然治癒力は発動します。

だから神社仏閣を信仰することで病気が治った例がいっぱいあります。それは神社仏閣がすばらしいんじゃなくて、その病気の人が一所懸命、それを信仰するということが、自然治癒力にとってプラスの効果をもつらしい。それを「鰯の頭も信心から」って言います。何でもいいの。信じて「これでよくなるんだ」と思えば、それによって自然治癒力が保護されて、よくなる。だから「あなたのお医者さんを信じなさい」というような話をよく聞きますが、治療者と信頼関係があるとよくなる。それはそうなの。

だけど残念ながら、いまは信ずる者は騙される世のなかになっていて、騙されるのね、むちゃくちゃする医者が多いから。いい医療者であるためには情熱が必要でしょ。熱意があって、労を惜しまないと言うかな、まあ努力だな。それと知識が必要だな、知識とは考えること。

いま、医療に熱意がないと、患者に対する愛情が足りない、さぼっていると、だから医療がだめなんだというふうに新聞なんかに書いてある。だけどそんなことはない。医療で重大なミスが起こってくるのは、熱意があって、努力があって、考えが足りないとき。それだとひどいことが起きる。正しくない方法を一所懸命やるから。そうすると患者には、熱意をもって一所懸命やってくれる人を信じるということが起こるの。そうすると治療がだめでも、プラシーボ効果で治ってしまう。治療したにもかかわらず患者は治ったということ。当然悪くなるような治療をしたのに、患者は治った。

そういうことを医療者は考えないのね。医療者は治療しなかったのに治ったということは考える。治療しなかったから悪くなったということも考える。治療したけれども治らなかったということも考える。だけど治療したけれども治ったということはあんまり考えない。それが多いんだよ、治療したけれども治ったということ。全然役に立たない、むしろ有害なことをやっていたにもかかわらず、プラシーボ反応が凌駕したんだな、その治療の有害さを。

そういうことがいっぱいある。特に精神科ではいっぱいあるね、分からんの、精神科は心を標的にする治療だから。むちゃくちゃなことをやっても、信じることでよくなる例はいっぱいある。プラシーボ反応を起こすいちばんは、医者というラベルだ。邪宗とかで金ふんだくられても、病気がよくなったからよかったと、壷を買って、病気よくなったという人がいる。難しいことだね。ともかく信じるということが、自然治癒力を強める。そして不幸な人は何かにすがりつきたいから、自然に信じるということが起こる。

もちろん不幸がひどくなると、疑うということも起こる。不幸な人は信じると疑うが両方が起こる。だから信じることのほうに、患者さんが情報を得て、「これは信じてていい」と思うような技術を提供する。そこで疑うことは信じることのほうに変わって、プラシーボ反応が起こる。それがそこに書いている絆の現実を提供するということ。患者の疑う気持ちのほうが縮小していくような現実を提供するということ。それがプラシーボ反応を賦活するかどうかは分からないけど、少なくとも保護する。あるいはその個体がもっている自然治癒力を最大限に発揮しうるような外界の環境をつくる。あるいはその個体の姿勢をつくる。

その絆の現実、信じるに足る関係を、現実には何かというと雰囲気とデータ。癒しの効果をもつ自然環境があるとはどういうことかというと、森林浴、海岸に行く、空気のきれいなところに行くといったこと。その他、自然環境はみないい。

ちかごろは九大病院では「患者さま」って言うんだってな。そのほうが癒しの雰囲気をもついい環境だと思ってしてるんだろうけども、変だな。「患者さま」はやめたほうがいいんじゃないかと思うな。奉る排除というのがあるでしょ。だからあれで絆の雰囲気は壊れるかもしれん。「さま」がつくときは、たいていは絆の雰囲気を薄めていることが多いんだと思う。

どうしてかと言うと、不幸せなときに信ずるということは、依存と呼ばれるような心境を、頼るとか、すがりつくとかいうような心境を生み出すはずなんです。それはどうしてかと言うとジャクソニズムが言うように、人間の古い行動パターンが出てくるから。昔、大事にされて、甘やかしてもらった人は甘えるようになる。小さいころいじめられた人は、今度はお医者さんが私をいじめるんじゃなかろうかとかいうような疑いをもったりするんだけれども、たいていの人は頼る健康さをもっている。そうすると子どもっぽくなる。

それで「さま」と言われたら、違うんじゃないかな。幼稚園で「お子さま方は」とか、「和子さまは」とか言われても、五歳の子は大事にされているような気がせんじゃろうと思うな。「和子ちゃん」と言っただけで、かわいいように思える。それと似たような効果が起こって、九大病院の「さま」と言うのはいいかどうか怪しいと思うな。これは簡単なんだよ。患者さんに「最近は『さま』と呼んでますが、感想をお聞かせください」とアンケートを取れば、『さま』っていうのは変だ」という回答が返ってくると僕は思うんだ。

昔ね、こういう議論があった。いまではね、精神科の病気は脳の病気だと、だいたいの人は考えてるの。だけどいまでも少し古い人たちは、「心の病」とか言うでしょ。「心の病」と言うのは変なんだよ。僕は心が病んでる人はみな刑務所にいて、脳が病んでる人が精神科に来ると言ってるんだ。

それで九大病院の精神科は九〇床あるから、九〇人の患者さんに聞いて回ったことがある。「あなた心の病気と言われるのと、脳の病気と言われるのと、どっちがいい？」って。そしたら大多数の患者さんが「脳の病気と言われるほうがいい」と言ってた。だから勝手に医者のほうが、こんなにすると患者さんにいいだろうと思ってやってるだけだね。

いずれにしても「さま」と言うのは、大事にされているという雰囲気が出るようにという工夫なんだろうけれども、やり方がへたくそで、熱意と努力があって、考えが浅はかで間違えてますね。間違った治療法と同じだ。まあ「さま」というのも、雰囲気づくりをしようということなんでしょう。だけど雰囲気づくりのなかでいちばん大事なものは言葉じゃなくて、態度なのよね。目つきとかさ、息遣いとかそういうもの。それがいちばん基本ね。

そしてインフォームド・コンセントをみなさん知ってると思いますが、インフォームド・コンセントは「正しい事実を」ということではなくて、「確かである」ということ。確かであるという感じを、実際には確かでなくても、確かであると患者さんが思えばいいの。思えばそれで病気がよくなる。

それはオウム真理教だ。僕はオウム真理教が言ってたことは正しいとは思わないけれども、信者の人たちに確か感を生み出すことによって、みんな元気になって、なんか活力が出てきたんでしょうね。だけど嘘の情報で確か感をつくるわけにはいかないので、やはり医療のなかでのデータをできるだけ正確に患者に開示するということで、確か感をつくるわけ。

だけどいまは、このインフォームド・コンセントという確か感を与えるという方法を通して、これもまた非常にしばしば、依存していくという雰囲気を壊している。「こっちの手の内は全部見せましたからね。さ、後はどうしますか」と言うことで、対等の契約関係があるでしょ。全部手の内を明らかにして、情報の公開だ。政府と国民はみな同じ情報をもっているということですると、対等の関係。そうすると、依存は拒否されているという雰囲気ができる。だからここがインフォームド・コンセントの難しいところだね。

こないだ、ひどい目にあった人がいた。幻聴があると、東京の病院にかかったら、「あなたは統合失調症です。統合失調症というものは原則として生涯、薬を飲み続けなければならない。だから東京で生活するのは無理です。郷里に帰って、今後静かに暮らすように、生活設計を立てたらいいでしょう」と言われた。インフォームド・コンセントをきちんとされたわけだ。それで故郷に帰って、鹿児島の僕のところに来るようになった。

ところが統合失調症ではないんだね。なぜ統合失調症でないかと言うと、統合失調症の薬を飲んだら副作用がわんわん出てくる。まじめにその人は薬を飲んでたんだ。ほとんどロボット人間みたいになっていた。それで少しずつ薬を抜いていって、全部抜いたら、すごく明るくて生き生きした人になった。

幻聴のことを聞いたらあるんだよな、まだ。でもそれは何かと言ったら、一秒の半分ぐらいの時間の幻聴がある、ぱっと。これはフラッシュバックですね。「その中身は何ですか」と聞いたら、昔、職場か大学かで、さんざんいじめられたときに言われた言葉が、ぱっと出る。そしてそれが出たら、昔のことを思い出してその後、憂うつな気分が半日くらい続く。それ以外はどうもないのよ。

「幻聴はどんなふうにありますか」と聞きゃあいいのに、聞いてないの、東京の先生が。幻聴があるから統合失調症と診断して、インフォームド・コンセントで「辞めなさい」と言われて、職場も辞めて帰って来た。そんなのが多い。どこまで行ったかな。ま、2まですんだことにしましょう。

インフォームド・コンセントがいま、悪用されているのは、言っとかないと裁判で訴えられると負けるという話でとらえられている面があるのね。昔、僕が九大精神科にいたころにも、脳外科なんかはインフォームド・コンセントをちゃんとやってたんだな。脳腫瘍ができて手術をするようなときの承諾書を、脳外科で見せてもらったらいい。いままでも使ってると思うよ。それには、「この手術によって目が見えなくなる可能性がある、片足が動かなくなる可能性がある、わずかですが、全身麻痺して寝たきりで一生終わるようになる可能性がある」と、考えられる危険を全部列挙して、「こういうような危険があることを、ちゃんと書面によって通知されて、私はそれにもかかわらず手術を承諾します」ということを、署名してはんこを押して、それから手術をしてもらう、という手続きがいまもあるかな、ないですか。

それを読んで、ものすごく驚いて、手術どころじゃなくなった人がいた。「私は手術したら、目が見えなくなるわ、片足は利かなくなるわで、寝たきりで廃人になってしまう。脳の手術はしないほうがいいだろうか、でも、しないと脳腫瘍のために廃人になるんじゃなかろうか」とパニックになって、精神科に回されて、手術は取りやめになった。

そういうこともあるんだ。インフォームド・コンセントを丁寧にして、それによって患者さんはびっくりして、恐怖で手術どころじゃない。精神科で急遽、調整して「その危険のパーセントはこれぐらいで」という説明を主治医が丁寧にしてあげたら、その人はよくなった。ちょっと精神薬も使ったけどね。

だから正確なデータというのも、やはりちゃんと保護して、その人と絆をつくって、「こういう危険があるけれどもやりましょう」と、シェルパと登山家の関係みたいなもんだ。「私が付き添って、あの八千メートルの山に登りましょう」とか言うことで、危険を共有してやっていくという関係の提供がなければ、「はい、これはこれだけですよ。いいですか。イヤならしませんよ」と言ったら全然、話にならない。

で、3も、もういくらか話したよね。哺乳類は親への依存期間が長いから、それが神経系のなかに個体発生の過程で刻み込まれているから、調子が悪くなると、より古い学習された体験の記録が表に出てきます。猫でも死にかけてると、やっぱり甘え行動になりますし、犬でもそうです。やはり依存していた幼いときの行動が、死ぬ前になると出てきます。ボケ老人でも、それが出てきます。

だから「患者さま」って言われるのは、その子どもっぽくなっていこうとする気持ちが出てきたことが拒絶されている雰囲気が生まれる危険があるわけです。成人としては大事にされているという雰囲気になるけれども、病気になったために浮上してきた子ども時代の学習体系が出てきたことに対しては、「そんな甘えちゃだめよ、しっかりしなさい」というような拒絶の雰囲気が出てくるわけです。だからなかなか難しい。

では次の絆、ここはもう読んだら分かる。(1)に書いてるのは連続のイメージです。人間関係はすべて、物理的には会って別れてるわけです。僕とあなたたちが会うことは、おそらく二度とないでしょう、ね。ひょっとして僕が九大に入院するようなことがあれば、このなかの一人ぐらいの人とは会うかもしれんけど、それ以外は会うことはないでしょう。だからわずか二時間の関係。だけど何人かの人にとっては、僕が話した内容を覚えていて、自分の医療のなかに活かすという形で連続しているということがある。それが内的対象であり、内的なイメージだ。これはイメージだから幻想的なものだ。

みなさんが卒業して、同窓会なんかで「やあ」とか言って会うときに、具体的に言うと二〇年間、全然会ってないから縁がなかったとかいうことじゃなくて、縁というのはずっとつながってるわけ。いつでも甦ってくるように、どこかでつながっている。それで、全然つながってない人は、「え、そんな人おったかな」となる。それは絆がどこか違う。

だから絆というのは、個体が生む幻想によってつくられている。それが大きいわけです。絆という幻想的なものが自然治癒力を支える。それを強化するための、支える側の事実というものについて僕が医療のなかで大事だと思うのは、この三つです。

これはまだ、あなた方は医療をやってないから分からないかもしれないけど、恋人はもういるかもしれんから、恋人で考えてみれば、この①②③が全部当てはまります。そう思うでしょ。①の「出会いの瞬間と別れの瞬間に、一瞬、瞳と瞳を合わせる」ということは、デートのときはするだろうと思うけどな。恥ずかしくて下ばっかり見てる、そんな人はいないよね。

それから②は「前回の出会いの日時を確認し、そのときからいままでどうしていたかを問う」。これは恋人のときもそうだけれども、同窓会なんかでもそうだよね。「そういえば、あのとき会ったよな。こないだの同窓会から今度会うまでの間に、デパートのところで会ったじゃない」とか、そういう話題が出ることによって、個人の絆というのは非常に強化される。絆という幻想が、ずうっとつながり感が強化される。

それから③は「次回の予約を確認し、緊急時の連絡方法を教える」だな。これは携帯電話の番号を教えるという形でみなさん、やってる。「携帯の番号を教えて」と言われて「教えない」と言った瞬間に、絆の幻想はぴしっと消える。つまり医療に限らず、普通の人間関係でも起こることだ。

それから⑵はコミュニケーション。コミュニケーションというのは、僕はいまこうして、みなさんに話してる。僕のほうから情報がそちらへいく。そうすると、みなさんのほうでは僕の話を聞いている感じがあるだろうけれど、僕はじゃあどうしているかと言うと、みなさんのうなずき方とか表情の変化を見て、僕の話がどういうふうに受け取られているか、ということを見ようとする。その見ることによって、僕の話の仕方を変えようとする。それがコミュニケーションの相互関係だ、ね。

だから、みんなが眠ってたらつまんないな。何人かでも起きてくれてると、その人とのコミュニケーションで僕の心が賦活されるでしょ、僕の講義する意欲が。だからこういう講義であってもコミュニケーションがある。たとえばここにカーテンでも引いて、見えないようにしてすると、ずいぶんとつまらないものになる。

話が飛ぶけど、放送大学というのはテレビを使ってやると、ラジオでやる場合よりも、講師の姿が見えるから、家で見てる生徒さんのほうでは、コミュニケーションの量が増えた感じがして、絆が強化される。しかし教えてるほうは、誰がどういうふうに聞いて、どんな反応をしているかが分からないから、ちょっと面白くない。だから何とか二方向性のものにしたいという動きがいま、あるでしょ。視聴覚教育において双方向性のコミュニケーションができるようになれば、ああいう機器を使った授業の質はうんとよくなるだろうと、そういう形でやろうという動きはいまだってある。

そしてそれをやることで、単に講師のほうが、自分の授業がどんなふうに受け取られているかが分かって、満足するだけではなくて、それによって講師が話し方を変えるということもあるし、それだけではなくて、教えられるほうが自分の意志をというか感想を、講師に向かって送り出す手立てをもっているという設定だけで、実際はそれを使用せんでも、絆のイメージは強化される。

後のほうに書いている「何か質問ありませんか？」と問うこと、「何でも疑問があったら話してくださいね」と言うこと、それがそういうことだ。「あなたのほうに、こちらへ向かってレスポンスするためのルートが開かれてますよ」というイメージを、そういう語りかけをすることによって伝えることが、コミュニケーションを求めてるんだという姿勢を伝えることが、絆を強化する。

そのためには病院でも、受付なんかに「サーヴィスについて何かご要望がありましたらお書きください」という紙が置いてあるところがある。これはホテルでも、「ホテルのサーヴィスについてご要望がありましたら、ご感想をお書きください」って紙が置いてあるのと同じことですね。その効果は、絆を強化するということ。だからあれは、要望を書いてもらって、それで改善するというプラクティカルなことだけではないのです。「要望を聞く姿勢をもってますよ」ということで、要望しなくても、なんとなくお客さんがいい感じをもつ。「ここのホテルは、客を大事にする気持ちがあるね」と思って、「だからこの次もここのホテルに泊まろうかね」と思うようにさせる策略でもあるかもしれんわけね。

で、次は4の「共同作業の姿勢」。共同作業というのは、ひとつにはいままで話したように、ここに自然治癒力があって、そして治療者の側の雰囲気づくりや絆とかがあって、これらが協力する。だけどここに書いてる共同作業というのはどういうことかと言うと、ここに患者個人の心というものがあって、その心と治療者の働きかけとが共同作業をする。つまり治療チームだ。そしてこのチームと自然治癒力とが共同作業をしていくという入れ子構造になっているときが最も理想的です。

それはどういうことかと言うと、将来、治療が切れてしまうよね。治療は終わるんだ。治療は終わって、その個人の心と、その人のもつ自然治癒力との共同作業だけが残る。そうすると治療は終わって、養生が残る。その未来に向かって、この治療者の活動と患者個人の心との治療チームがある。治療者との共同作業の目的は、患者の心のなかに自然治癒力と共同作業をした過去の治療チームの残像を残すことなんだ。そうすると治療がなくなったときの、新たな養生が確かなものとなる。それが大事なの。

で、そのときに、みなさん、これを頭に入れとくと楽しいよ。丁寧に文章を書いてるんで、何回も読まないと意味が分からないかもしれんけど、脅迫の文型というのをすごくお医者さんが使います。「薬、飲まんかったら悪くなる」とか、「もうちょっとやせなきゃ、よくならんよ」とかって言う。一所懸命で熱心な先生がそう言う。これは脅迫の文型。

「占領地区から撤退していかないなら自爆テロするぞ」とか、「何々をしなければ何かやるぞ」とか、たとえばハイジャッカーが「言うことを聞かないと命はないぞ」とか、全部同じ。ふたつの否定形を使うことによって強制するのは、脅迫の文型です。少しそれをマイルドにしたのが生命保険だ。「まさかのときのために」と言う。あれは実際は「生命保険をかけておかなかったら、あなたが死んだときに家族はどうなってもいいの」と、脅迫文に比べたら、もっと上手に「まさかのときのためにお役に立つ、ナントカ生命」とかなんか、そんなふうに言いますね。これは全部、脅迫文。

それからもうひとつは「どうして何々しなかったの」って言う。これもお医者さんがよく言う。「あんた、どうしてもうちょっと早う来んじゃったね」と患者さんに言う。「どうして」と言うのは、どういうことか分かる？

「どうして何々しなかったの？」と言うのは叱る文型である、というのはどうしてかと言うと、「どうして、あなたはしっかり勉強せんやったの」と言うでしょ。それで「実はサッカーを見ていた。あれは絶対に見なきゃいかんかった」というように説明をする、「サッカーのことで友達が電話かけてくるから」とかと。そうすると「あなたはどうしてそう言い訳をするの」となるでしょ。

Why question だったら、これは説明を求められてると思って、説明をする人がいるの。子どもではよくあるの、まだ子どもが世のなかのしきたりが分かっていないときにね。「どうしてこぼすの」とか言ったら、「お箸の使い方がなんとか」とか、まあ説明するわね、Why question だから。すると「また言い訳をして」と叱られる。

説明を求められている、というのは論理的にはそうだけれども、世のなかのしきたりでは、もはや「どうして何々しないの」というのは、説明を求めている文型ではないの。では何か。「ごめんなさい。すみません。私が悪うございました。今後気をつけます」いうように応じるのが、社会の文化のなかでこの Why question の果たしている現実の機能なの、ね。

だからお医者さんが Why question を使うと、小さいときに叱られてた思い出のようなものが体のなかに賦活されて、小さくなる。「そりゃすみませんでした。よろしくお願いします」と。それでどうなるかと言うと、小さくなるからしょぼくれて、扱いやすくなる。

小さくなった分、それでうまくいきゃあいいけど、「どうしてなの、それはだめよ」とか「どうしてそうなるの、だめじゃないの」というようにして従わされていた人は、オウム真理教のようなものです。信者です。これは自然と湧いてくる、信ずる気持ちよりももっと強力に根っから全部、信仰している。そうするとこれは一種の催眠、洗脳に近い、いや洗脳そのものだ。だから、これでうまくいきゃいいよ。生涯、オウム真理教の信者としてずっと幸せに暮らすというようになる。

だけど、どこかで信仰が破綻したら、「ああ騙されていた。麻原彰晃に騙されていた。殺してやる」というようなことになって、お医者さんが訴えられる。言うこと聞いたときには、あまりにも強く言って従わせとったから、「そのとおりしとったのによくならんかった」となって、訴訟になる。「私の言うことを聞きなさい。私に任せれば治るから」と言うのは、任せたいという気持ちがあるから、言われるとすごい誘惑になって、「甘い言葉に騙された」とかいうことで訴訟を、となる。そこのところが難しいんだな。

だから自然に発生してくる依存的な傾向は受け入れてあげなきゃいかんけれども、それをさらにかきたてて、膨らませるようにしてはいかん。そうすると必ず訴えられることになります。

で、共同作業という形の治療をするための方法は二点です。これは、みなさんはまだお医者さんになっていないから分からないかもしれないけれども、患者が一所懸命なんかかんかやっているということは、自分なりに自然治癒力を強化したり、あるいは自然治癒力との共同作業をしようとしている自助努力だ。努力や考え、工夫です。それを

「だめだめ、迷信」と言う人がいる。

ちかごろは漢方や健康食品やメシマコブとか、いろいろ出てくるんですから、入院していても「それを使ってみたい」と言う患者さんがいます。「そんなのしたら、だめだ」と言って、「なんでだめなんですか」と聞かれて、データの精度が悪くなるからかな。使ってかえって症状が悪くなるということがなければ、「水飲んでるのと同じだから、まあやってごらん」とか言えばいいんだけれど、ひょっとしてよくなったときに、「私の治療でよくなったのか、メシマコブでよくなったのか分からんからやめとけ」と言うんだったら、治療よりも研究だ。できるだけ患者の治療意欲、治療努力というものは鼓舞してやる。鼓舞してやるということが、実は自然治癒力があって、患者の養生心があって、それと治療者が協力しているということなの。

こういうのを知っているでしょう。日本が発展途上国に、発展途上国って変な言い方で、本当は未開発国だな、発展が遅れとるということ、遅れている国にブルドーザーをあげたり、いろいろ援助をするね、ブルドーザー売り込んでるとこもある。しかし発展途上国の人たちはブルドーザーをもらうよりも、われわれが自分でブルドーザーをつくれるようにしてほしいと。自動車をもらうよりも、われわれが自動車をつくれるようにしてほしいと。

そうすると自動車はなかなかつくれんから、自転車なら少し工場を整備したりすればできるだろうから、自転車をつくれるようにしてあげる。それから水が出ないところにポンプを日本があげてたけれども、ポンプはつくれない。ところが日本で昔、使っていた手押しポンプは、あれぐらいだったらいまの自分たちの技術でもつくれるから、あれのつくり方を教えてくれとなった。そのつくり方を教えてあげると向こうで、鋳物で手押しポンプをつくって、みんなで井戸を掘って、やれば水が出るわけだ。そっちのほうが歓迎される。

それは何か。自助能力が高まるような援助だ。自助能力がだめになるような援助というのもある。自助能力が高まらないような、だめになる援助というのは植民地だ。植民地の文化にはそれがありますね。自助できないようにする。コーヒーの産地とかで、そういうふうになってしまったところは全部、哀れですね。で自分でやれるように、援助しよう。それは将来、治療から離れて、自分で養生していけるようになるためにです。

これがいちばん典型的に行われるのが実は、精神療法といわれるもの。山上先生の話を聞かれたから分かるように、精神療法というのは広い言葉で言えば「自助の能力を本人のなかに育てる」ということです。それが育てられていけば、治療は終わるわけです。後はその育てられた自助の能力が、本人の自然治癒力と共同して、まあまあ大過なく生きていけることになる。精神療法とはそういうもの。

それを今度はふたつに分けると、精神療法のひとつは自然治癒力と馴染むような学習。広い言葉で言えば生活パターンです。精神療法が直接に扱っているのは心という自由自在に動ける、どうにでも動けるもの。それがその個体のもっている内なる自然と相性がいいようにしてあげるために、合うような生活パターンを考え、生活パターンのなかには考え方も入りますから、考え方や行動、そういったパターンを合うようなものを身につけてもらう。これによって、生体のもつ自然治癒力が保護される。たとえば、いちばん簡単なことを言えば、週に何日か山に登るのがその人をリフレッシュさせるなら、山に登るように、ということが、精神療法になる。

しかしそれは精神療法一般論だから、『精神療法』とか書いた本を読んでると出てくる、狭い意味での学派的精神療法ではない。みなさん、どこかで精神療法という講義を聞かれると、この学派的精神療法だけがある。

それは心というものはふあんふあんしている。それが何か外側の文化に合わせていく。あるいは適応していく。ある考え方やパターンを学習してしまう。それが自然治癒力に無理をかけてる。無理をかけてるというのは、最初に言ったオリンピック選手が体を壊すのと同じように、文化によく適応し、文化に心が合うために、心の道具である脳が限界を超えてしまう。このパターンを取り除く。あるいは脱洗脳と言ってもいいし、あるいは脱学習、考え方を変える、視点の変更、価値観の変更、いろいろな形で言われているものはすべて、文化の側に心がくっついたために、脳に無理をさせている、その脳を中心とした生体に無理をさせている、誤ったと言うかな、その個体にとってよくないパターンを取り除くということだ。

たとえば、勉強を一所懸命にやっている人でも、一途にやるとだめな人がいるのね。これはよく知られていることですが、覚えておくと、すぐにみなさんの役に立つよ。「ながら族」ということを、いまではあんまり言わないかもしれないけど、勉強するときにラジオかけたり、テレビつけたりしてるほうが勉強ができる人がいます。それから、そんなのを全部消して、部屋も音が聞こえないようにしてやったほうが勉強ができる人がいます。これは脳が違うんです。

で、こっちは集中派。集中することが得意な脳の人はそれがいいんです。みなさん、自分がそうだったらそうしてください。そういう人は、電話かかってきたりなんかすると、勉強の妨げになる。

ところが、「ながら」がいい人がいる。そういう人は、いろんな雑音が入らないように、きちっとしてやると、どういうふうになるかと言うと、雑念が浮かぶ。勉強に集中しようと思うと、他のことばっかり考えてる。全然集中できなくなってしまう。だからそういう人はテレビをつけたり、ラジオをつけたり、クッキーでもかじったり、なんかかんか、貧乏ゆすりしたりしながら勉強したほうが、頭に入るんです。注意をあちこちに動かしているほうが、よく働く脳というのがあるんです。

非常に単純化して言えば、集中派の人は学者に向くし、「ながら族」の人は臨床家に向く。臨床家というのは患者の具合を診ながらも、あと何人ぐらい待ってるかなんて思ったり、あの看護師に仕事を頼むときにはこういう言い方をせないかんなとか思ったり、この家族を待たしてるけどイライラしとらんかなと思ったりして、いろいろ考えんないかんですから、そういうふうに考えがころころ行き来しながら、しかも目の前の患者にも集中できているようなのに向く脳の人がいい。そういう脳の人は臨床家になったほうがいい。

まあ、学者になってもいいけどね。こういう人が今度は学者になったときは、「この先生は研究だけをしてるかと思ったら、アクアラングで海に潜ったりしているらしいよ」とか多趣味になって、いろいろなことをすることによって、自分の研究への集中を維持しようとするようになります。

だけどもともとの集中派の人になると、「書斎の鬼」とか、「ほとんど二四時間研究室におる」とか言われるような学者になる。そういうのもそれはその人の脳が向いているからで、それで体を壊すようだったら、自分の素質に合わない生活パターンになってるわけですから、だめですね。やっぱり自分に合うように、みなさんもされるといいです。自分に合うようにしてるかどうか、それは「気持ちがいい」、これが大事です。気持ちがいいと言うよりも、「気分がいい」と言ったほうがいいかもしれん。これはいまやっている自分の行動も含めた環境が、その生体にとって無理がないということ。その生体の、自然治癒力を含めた生体の活動にとって、よい環境、行動、自分がやっている行動も環境ですから、生体にとって、よい環境ということを表しているわけで、前に藤島名誉教授が言った血圧のことだって同じだ。

そしてそのときに何が起こってくるかというと、快食、快眠、快便というような生理的なよさがありますし、自分らしいという感覚があります。その人らしさが発揮されているから、生体に余裕があります。いろいろな余裕があることによって、能力のさらなる発揮ができますね。

それからもうひとつ、無理がきくということがある。無理がきくというのは、一時のがんばりがきくということ。

簡単に言えば元気だということだ。健康だという感じが肉体的にあれば、自分の生活パターンと、自然治癒力を含めた生体の素質とが合ってるということだ。

「がんばる」という言葉は悪い言葉でね。これを別の言葉で言うと、「目的のために心身に無理をさせろ」ということだ。「がんばれ」は「無理をさせろ」ということですから、がんばるということは長くしたらだめなのね。長くやったらだめ。でも、火事で逃げるときはがんばらにゃ。「自分の生体に無理のかからない速さで、火事場から逃げましょう」とか言って、焼け死んでしまったらだめだから、緊急事態にはがんばるということもある。無理した分は後で、休息して休む。これが必要。ずうっとがんばり続けるのは全然だめだ。

これは八木剛平先生との対談のときに聞いたけど、ターミナルケアの授業のときに、ガンの人に「がんばる」という言葉は禁忌になってるらしいね。いいことだと思う。「がんばる」という言葉はホスピスでは使っちゃいけない。「さあ、無理しなさい」と言ったって、もう死にかかってる。だからガンの人に「がんばれ」と言っちゃいかん。

だけどみんなよく「がんばれ」って言うよね。新婚旅行のときに「がんばって」とか言うんだってね、何をがんばるのかねェ。あれもほんとよくない。がんばるというのは、「目的のためにはつらかろうけれども一所懸命やって、少しぐらいの無理をしなさいね」と、「目的のためだ」ということだから、「がんばれ」という言葉はおかしいの。

けどいまは「がんばる」という言葉はみんな使ってて、それはもうほとんど、「私はあなたにエールを送ります」というだけの意味しかないのよね、もとの意味が失われている。したがって、みなさんに「がんばれ」と言ってもあんまり害がない。だけど病気の状態になっている人は神経がとんがっていて、そしてお医者さんの言うことはしっかり聞こうという気持ちがあるから害になる。

精神科の患者さんのなかでは統合失調症という病気があって、その病気の人たちは言葉を正確に受け取る傾向がありますから、「がんばれ」と言われると、「無理をせえ」と言われているように聞こえちゃうのね。統合失調症の人というのは、非常に正確なの。統合失調症の人は論理がむちゃくちゃだと考えてたら間違いで、実はばかばかしく論理的な場合が多いのね。

だからたとえば、患者さんが何かこちらに言ったときに、僕らが「ああ、そうですか」と言うと、「疑うんですか」となる。「昨日、映画に行きましてね」とか統合失調症の人が言って、「ああ、そうですか」と言うと、これはやり取りとしては自然だけれども、論理上は疑っている文型なの。「ああ、そうですか」は疑問文だ。だから「先生は僕が嘘を言ってると思ってるんですか」と向こうは反論する。それほど統合失調症の人は、しばしば論理的なの。

そういう人に「がんばれ」と言うと、「死んでもがんばれ」という言葉が出てくるね。「健康は犠牲にしても、行け行け」とか言われているように感じて、病気は悪くなる。それとガンの人も同じようなことなんだろうね。みなさんが病気の治療をするようになったときも、自分が入院することになって「がんばれ」と言われたらつらかろうというふうに思いをめぐらして、「がんばれ」と言われたらつらかろうというような場面では「がんばれ」という言葉を使わないようにしてください。

まだ言い残していることはなかに書いているかもしれませんので、短い文章だからもう一度読んでみたら、また連想が浮かぶかもしれません。あと質問ありません？

（九州大学医学部講義　二〇〇二年）

〔追　想〕

年一回、二時間だけの講義を受け持っている。わたしは精神医学の知識を講義する気はない。知識はすぐに古くなる。古くならないものは講義の時間中の体験とその余韻であると思う。将来、精神科以外の臨床医になったときに役立つ「心」へのセンス。そのとき永続する体験を講義の時間に味わってほしいと思う。

それには『一般医に役立つ精神療法面接』が格好のテキストであった。この講義のなかには現在わたくしが夢見ている「臨床現場からの治療論」の芽生えがある。いつかまとめることができると幸せなのだが…。

第九部　蝶のように

（二〇〇二―〇三年　　六五―六六歳）

六五歳になり、年金も満額もらえるようになったのを機に、伊敷病院の勤務を週三日にしてもらった。体が空いたので、請われるままに全国あちこちに出かけて、ケースセミナーをするようになった。楽しくて、幸せで、ふと幼い日、旅芸人やサーカスにあこがれたことを思い出した。封印されていた記憶だった。

昔精神分析学会の常連であったころ、フロアからいろいろな質問や発言をして楽しんでいた。「蝶のごとく舞い、蜂のごとく刺す」と評されたこともあった。モハメド・アリの全盛期であった。

全国を飛び回るようになると、学会などでも黙って話を聴いていられるようになった。蜂のように刺すこともめっきり減った。畢竟わたしの資質は蝶のようにフワフワと目的もなしに舞い遊ぶところにあったのだなあと思う。発想も目的も節度なく、あちこちに飛び回るようになった。この年になるまで、資質を実現できなかった運命のしがらみに思いをはせる日々である。自由連想法への耽溺も、拘束された雰囲気のなかでのバーチャル・リアリティとしての蝶の動きだったのだろう。自由連想と同じことを、わたくしは幼稚園児のころからずーっと続けてきた記憶があるのだから…。

書評『心理療法の基本　日常臨床のための提言』（二〇〇一）

（村瀬嘉代子・青木省三著　金剛出版）

さまざまな武道において「奥義とは基本技のことである」と語られる。初心者から練達の士までが日々練習する基本の型こそが、道の奥義そのものである。本書の表題「基本」とはその意である。本書は通常の意味での「対談」の記録ではない。達人たる村瀬氏の奥義を、ご自身の口から直接に聞き出そうとする芸談の一種である。

聞き出し役である青木氏には、はっきりとした意図があった。氏は心理療法の特定の流派に依ることなく、自らの人生体験や臨床体験が納得するものだけを組み上げげつつ心理療法を実践し、いまでは後進を指導する立場におられる。同じ模索を続けておられる村瀬氏は気になる先達であった。周知のごとく、村瀬氏の臨床報告には常に、専門家たるわたくしたちにとって uncommon と感じられる閃きがある。その場面で・その瞬間に、どうしてその言葉が・その振舞いが、村瀬氏から発せられたのか、それらが導く展開のすばらしさに魅了されればされるほど、村瀬氏の言葉・振舞いの出所が謎めく。青木氏は「心理療法とは」の根源の把握のところに出所があると見立て、それを「普遍性」と呼んだ。uncommon の基盤は実は common にあるのだと見た。「一〇より還る、元のその一」が青木氏の意図であった。その見立ては正しかった。見事な展開を導いた。

書評をするさい、わたくしは、読み進みながら、ポイントと思える部分にマークを付けてゆきあとでまとめる。ところが今回はマークが多すぎてまとまらなくなってしまった。ページを繰るごとに、珠玉の知恵が言葉となって飛び込んでくる。長年の実務と思索から抽出され言語化された知恵を切り取って紹介することは難しい。読者もマーカー・ペンで自分用の箴言集のようなものをつくられることをお勧めする。そうした名言に、ときおり「こんな内容、当たり前のお話で恐縮です」とのお馴染みの村瀬節が添えられる。そのことに限らず、本対談において村瀬氏は自己卑下ふうの発言をつぎつぎに繰り出される。ご本人としては本気でそう語っておられるのだが、達人にそれを言われる側はたまったものではない。柔らかな人差し指で自惚れの鼻先をそっと押される心地がする。初めて知ったが「私はたとえば男性で腕力があったら、なんども粗暴犯で罪を犯しているのではと思うのです。こんな嘘くさいこと耐えられないと内心思ってしまうのです」ということだそうだから、こちらがギャフンとなるのは共感の一種なのだろう。

本書にはいまひとつの読み方がある。青木氏は「私が村瀬先生と読者との間の『つなぎ手』となれたら……」と意図しておられた。そして疑問を投げかけ聴き手となられた。それが村瀬氏にとって豊かなクライエント体験となったことは「あとがき」に語られている。だが、青木氏の疑問は氏の悩みであり、それを投げかけている。さらに、氏は意図に反して自説を展開したりする。だから、青木氏がクライエントであると見なしてもよい。村瀬氏の対応も、氏の日ごろの治療者としての対応と同質であろう。わたくしたちの治療現場でどちらの役割も混じり合って出没することを思い返してみると面白い。

それよりもさらに興味深いことは、丹念に読み進んでみると、両氏の対話が微妙にすれ違っている瞬間が多いことである。言葉という荷車に載せて送り出されている語り手の思いが、聴き手に正確にキャッチされていないように思えるやり取りがある。テープ起こしと編集の技術に由来するのか、あるいは、現場での非言語的交流の部分が活字に載らないせいか。いやそれより、対話というものは、この程度のすれ違いがあっても、互いの内側を豊かにしうるのだと考えてみると、さらに進展があろう。互いが触れ合うことのない「中間領域の大切さ」は、対話という狭い場でもそうなのかもしれない。

（こころの科学　第九六巻）

〔追　想〕

心身の不調はしばしばコミュニケーションのずれに起因する。それゆえ、心理治療者にはずれの少ない対話の能力が要請され、皆それぞれに努力・工夫を怠らない。ずれは次第に小さくなってゆく。しかし完璧なコミュニケーションが達成されたことが治癒を導いたと考えるのは、浅はかなのかもしれない。小さくなったずれは、小さくなるほど本来の病因性が逆転し命を賦活する作用が高まるのかもしれない。あるかなきかのずれに賦活された自然治癒力が、治癒を導くのかもしれない。

ここでホメオパシーを連想するのはアナロジーではない。有害な情報が極小の状態になったとき、命を賦活する作用が極大になるという点で同質の作用なのかもしれない。

書評『響きの器』(二〇〇二)

(多田・フォン・トゥビッケル房代著　人間と歴史社)

病の重い人びととの心理療法の場では、ことばを超えた表現やコミュニケーションが必須であると知ったのは、もう三十数年も昔である。以来、ことば以外の表現方法に注目してきた。芸術療法学会に属したこともあった。フォーカシングや発声法への関心はいまも続いている。最近では気功法や民間療法を介してのコミュニケーションに心理療法の手だてを見出そうとしている。そうした経験から、ことばを超えたコミュニケーションの読み取りには少しばかり自信をもっていた。だから、あるクライエントに「先生はわたくしの気持ちを全然分かってくれない。この本を読んでみて」と本書をプレゼントされたときは心外であった。

しぶしぶ読み始めて愕然とした。分かった。自分が身につけていたのは「読み取り」にすぎなかった。「響きを感じる身体、響き返す身体」ではない、「自らつくった枠から、なかなか外に出てこられなくなる」身体になっていたことが腑に落ちた。逆転移の察知と活用として技法化したものもまた、技法という「枠」に囚えられていた。著者は言う「この生きている自分が人と出会い、生きているすべてのものと出会い、触れ合いを持っていく。……そして、この自分の音って、いったい何?」「相手の音、自分の音に耳を澄ませる——それは非常に難しいことのようです。

何かに触れる、接する、見る、聞く、匂う、この生きている自分の身体で感じる。振動、波動、を感じる。これは技術でもなく、頭で考えるものでもないのです」。

感性を賦与されている人の常として、著者もまた「道をはみ出す」人である。そして、触れ合う人びとをはみ出させる人でもあるようだ。著者の治療の実例は、ことごとく常識をはみ出す奇跡のように思え、しかも不思議に納得させられてしまう。著者自身の人生上のエピソードもことごとく「はみ出し」と奇跡の連続のようにみえる。人生においても日常においても、著者の世界は「遊びの心」と真面目との境界が取り払われている。そこから驚天動地の着想が湧いてくる。ことば遊びの世界でことに顕著である。「闇」という文字は、門のなかに音が閉じ込められている連想を生み、そこから音が開放されると、天照大神が洞窟から出て、世界に光が戻ってくるという連想につながる。また「耳を澄ます」は「身の身を澄ます、濁りをとる」と連想される。著者はドイツで音楽療法家として治療と学生や専門家の教育とに従事しておられる。当然、ドイツ文化と日本文化との対比もテーマとなる。そこでもドイツ語のことば遊びからの連想が素敵な気づきをつぎつぎに生み出す。

著者は親譲りの「マグマ」を賦与されている人である。それは制御不能でご自身でももてあます性質のものである。宮崎に生まれ育ち、音楽大学を卒業しても通常の道をたどることを「マグマ」が許さず、ドイツに留学しても通常の流れからはみ出してしまう。そうしたマグマに引き回されていた歴史のなかで、これもまた天性の哲学者とも呼ぶべき夫君と出会われ、その温和な抱えのなかで、しだいにマグマを受け入れ、内側を整えてこられているようにみえる。いまは「自分たちの文化と向かい合い、そして相手と向かい合う、そのありのままを受容し、受け入れる、そのためには、自分自身とも、ありのままで向かい合う、そしてそのすべての音で『今に向かう』そんな動きが、また新しい命を生み出すのでしょう」と語られる。心理療法の核心でもある。

ご自身はことばでの記述をもどかしく感じておられるようだが、癒しの力を備えたこころの音が伝わってくる文章である。われわれの内なる洞窟の闇に身を潜めている天照大神へ「トーン、トーン」と呼びかける「うずめ」の「足鼓」である。

（こころの科学　第九七巻）

〔追　想〕

天分のある人は困った人である。もてあまされる人である。そして本人も、自分をもてあまし、困って、苦しんでいるなら、まず間違いなく、それは天分である。その程度のひどい人を天才と呼ぶ。そう思っておくと、困っており、もてあまされている人を助けようとする治療者の発想を育成する。つまりこのアイディアは、発想開発の技術である。

天分が有益な社会資源となると、困っていたまわりの人びともその人をもてあまさなくなり、本人自身も安らかになり、自分を好きになり、人格の潜んでいた部分、たとえば他者への思いやりなどが出現してくる。優れた格闘家の人生にしばしばその典型例がある。

書評『サバイバーと心の回復力　逆境を乗り越えるための七つのリジリアンス』（二〇〇二）

（S・J・ウォーリン、S・ウォーリン著　奥野光・小森康永訳　金剛出版）

科学の観察は明瞭な認識を得ようとします。そのためには、観察対象の変数を少なくする必要があります。勢い、臨床診断学は「病的」な部分や「病因」を探し当て「病気の成り立ち」を明らかにするほうに偏ります。「治癒の過程」や「回復力」の診断は関与する変数があまりに多いので忌避されます。その結果、臨床診断は、シャープなあら探しやケチつけの作用が大きくなり、治療につながりません（著者がダメージ・モデルと呼ぶ、悩んでいる当事者を打ちのめす教条につながります）。近年、心ある治療者たちは、回復力を診断し直接に治療につなげようと試み始めました。著者ウォーリン夫妻はともに家族療法や児童治療の実務家です。その経験から、過酷な生育史を背負っている人に向かって「あなたは、逆境を生き抜いてきたサバイバーなのです」と語りかけ、「生き抜いてきた歴史を振り返ってごらん。そこにあなたの生きる力、回復力の芽が在るのがみえますよ。それをさらに育てていこうよ」と励まします。

著者は回復力を探す目のつけどころとして「洞察」「独立性」「関係性」「イニシァティヴ」「ユーモア」「創造性」「モラル」の七つの分野を想定します。そうした資産はしばしば「あら」と意味づけられてきています。たとえば洞察力の芽は「知性化」とケチつけられ、関係性の芽は「依存性」と貶められてきました。著者はそうした貶めの意味を逆転して「感じる」、「知る」、「理解する」、「洞察」と育成していく道筋、「くっつく」、「愛着をもつ」、「絆」、「関係性」という道筋といった具合に、七つの回復力のそれぞれについて育成の道筋を具体的に示しています。

と言っても、著者は単なる「良いとこ探し」を奨励しているわけではありません。むしろ生育史において受けたころのダメージを詳細に観察し直面することを出発点とします。そのための自己診断表を巻末に掲示してもいます。ダメージを詳細に意識化することなしにはその状況においてすでに萌芽していた回復力を拾い出せないからでもありますが、自身のダメージを直視する姿勢が「洞察」や「独立性」の苗床でもあるからです。

豊富な症例記載を読み進むにつれて、わたくしたちの誰もが程度の差はあれ生育史のダメージを負っているサバイバーだと知らされます。そして大人になったいまも、生活環境のなかで日々ダメージを負っていることを連想し、この本が臨床場面での広く豊かな視点を提出していることに気づきます。ただし、著者が掲げる七つの回復力の指標は、時代や文化背景によって少なからずモディファイされるはずです。訳者の方がたが現場で、わが国の文化にしっくりする指標を開拓してくださることを期待します。ところで、本書はサバイバーの方がたにぜひ読んでほしいのに、値段が高すぎます。残念です。

（精神療法　第二八巻第六号）

〔追　想〕

この書評で述べている内容は、本書三一七頁の「そのとき、どうするの？」の延長上にあり、また『精神科養生のコツ』を出した、わたくし自身の意図に連なっているし、精神療法技法論でもある。

治療に役立つ診断（二〇〇三）

小倉は懐かしいんです。三十数年前に、こちらにおいでになる糸井孝吉先生が国立小倉の医長をなさっているときに一年間、その下で働きまして、夜は小倉の街をうろうろしたりしてました。あんまり小倉は変わってないような感じがしますね、三〇年という年月にしてはね。

あのころは精神医学も牧歌的な時代で、ＤＳＭなどがなくてよかったですよねぇ。よかったと言うのは、僕はＤＳＭが嫌いなんです。それにさらにＥＢＭとかいうのができて、ますます困ったことです。糸井先生や僕が勝手気ままに「こうだろう、ああだろう」とか「違うだろう」とか言ってやってたころは、ほんとに生き生きしてよかったのに、ちかごろは片手に分類表みたいなのをもって「これかいなあ」とやるんだから、つまらないだろうと思うんです。つまらないよりも、ああいうひとつのレシピができると、技術者の現場における能力は確実に低下するんです。花嫁学校みたいなところで料理を、小さじで二杯とか、電子レンジで三分とかでやりますと、料理の腕は確実に低下するのと同じです。

たとえば「うまいな」と思うラーメン屋に行きますね。それで食べて「ああ、うまいな」と思って、それで「待てよ。これはダシは何を使っとるんじゃ」とか、「ははぁイリコだな」とか、「いやこれはゲンコツを使って、イリコを使って、ふたつを混ぜて、二連スープでやってるな」とか言って一所懸命分析しますね。それで「ああなるほど、それでこの味になったのだな」と思って、そしてまたスープを飲みますと、前の「うまいな」と思ったときの感覚、そのスープを全体として自分が享受して、関係をつくっていく、自分の味覚や嗅覚を使って関係をつくっていく段階にもどるのに、多少の時間がかかる。だから分析するということは悪くないけれども、そればかりをやってるときは味音痴の方向への感性トレーニング、鈍くなるトレーニングをしていることになる。

だからＤＳＭはいろんなことを網羅してて、ちょうど名店のスープのレシピみたいなものでもちろん結構だけれど、それでは臨床における味わいというものが感じられない人になってしまう、感じられない技術者になってしまう。そうすると何が起こるかと言うと、悪性症候群の発見が一日遅れる。高血糖の出現について疑う感じが二日遅れる。そういう大きなミスじゃないかもしれない、些細なことで、検査して、結果が出てから考えてもいいかもしれないけど、検査結果が出るまではものが分からない現場の技術者がどんどん育っているので、いまや臨床の現場は悲惨な状態になっています。それはこういうレシピでものを考えていくからです。

それはなぜかと言いますと、こういうＤＳＭにしろＥＢＭにしろ、正しいということ、正確だということ、客観的だということ、あるシステムの正しさのほうを追求しているわけですね。それは結構なことですが、医療とは、そもそも始まったときは目の前にいる人を「なんとかいいほうにしてやりたいなぁ」という、この情念とか欲求によって生まれてきたものです。しかし「ちゃんとしてやりたいな」と思うと、正確さを、正しさを、客観性を求めるようになる。そちらへ行くにしたがって、目の前の人を「どうにかしてやりたいなぁ」という情熱のほうがだんだん、そっちにかかってた体重がこっちに動いていくの。

したがっていろいろなシステムを見るときに、いちばんもともとにある原始のころの、科学なんか全然知らないヒーラーが目の前にいる人を「なんとかしたいなぁ」と思っていたその感情から、どの程度、その文化は離れたかで、いつもはかるようにする必要があると思うんです。ロマンから機械主義のほうへどのぐらい移ったかということをはかりませんと、ね。

最近の代替医療の勃興はすごいですね。学歴が高くて、お金をたくさんもっている人が代替医療のほうへ流れていって、医学をあまり信用しなくなってるということがだんだんひどくなっているのは、やはり医学がおのれの整合性、正しさを追求するほうに行きすぎているからではないかと思うんです。なんだか愚痴を言いに来たみたいだ（会場笑）、愚痴を言って、文句を言って、年だな、やっぱり。大久保彦左衛門みたい。

たとえば精神分析が下火になったのはあれは科学性がなくて、主観的だからとか言うけど、僕はそうではないだろうと思う。精神分析が下火になったのは、精神分析の発祥のころにメニンガーなんかがもっていた「なんとかこの患者に少しでも利益があるように、自分がありたい」という熱情が薄れて、精神分析というシステムの整合性に主な情熱が傾けられるようになってだめになったんだと思う。で、だんだん治療が時間ばっかり食って、「きちんと治ってない」「すみずみまで治ってない」とか言って、そんなことはないの。本人が適当なところで、これでなんとか生活できるからいいというところで、「よかったね」と言うようだった精神分析が、立派になろうとしたためにだめになって、メニンガークリニックも閉鎖されちゃった。

精神分析を批判して出てきた行動療法だって、おのれの整合性というもの、学問的な体系のほうに重心を移動し始めるにつれて、あんまり役に立たないようになってきてる。そういうことがあるんではないかと思います。どっちみち治療なんてものはそんなに整合性のあるもんではないから。ないって言ったらいかんかな。

ＥＢＭがけしからんと思うのね、あれはね多数決なんですよ。それでは多数決に合わない人はどうするんだと。七割以上がこの治療でうまくいくとか言って、では目の前にいる人が三割側だったら、「少数の者はしょうがない、大の虫が大事だから小の虫は死ね」というようなものではだめですよ。だいたい、「八割の人がよくなりゃいいんだ」とかいうような精神ではいけないですよ。

だけどＥＢＭのなかで一事例交差法というのがあるでしょ、こっちやってみて、あっちやってみてね。あれはいいです。あれはいいけど、よく考えてみたら、一所懸命やってる臨床家はみんな毎日やってることだ。こっちをやってみて、こっちがよかったとか、もっとあっちのほうがよかった、またもとにもどそうとかやってるでしょ。だから一事例交差法のＥＢＭはいいわけ。

だけど、この講演のためにＥＢＭの悪口ばっかり考えてたら、いいことがあるんだっていうことに気がついてね。「どんなによさそうに見えても、誰がいいと言うても、してみにゃ分からんのよ」という精神がＥＢＭの精神だよね。やってみにゃ分からん。いくら薬理的に何とかと言ったって、ＥＢＭでこの薬がいちばん効くと言われていたって、目の前にいる患者については、実際に使ってみにゃどのくらい効くか効かんか分からない、この精神ね。これがＥＢＭはすばらしいと思う。

これが臨床家の精神でしょ。だから、そういう精神にのっとっていない術式とか考え方というのは、治療に役に立たない。どこか治療者としての精神が失われとると思うの。そもそも診断が治療に役立たないのは、ケチをつけるという働きみたいなのがあるから。ここが悪いとか、ここが足らんとか、こうだったからこうなったんだとか。

いちばん悪いのは、虐待された歴史をもっている母親は、自分の子どもを虐待するということ。まあそういうことはあるよな、ある。児童虐待をしている人を見たら、やっぱりその人も親から虐待されていたということがあるよ。

しかしそれを信じないで、虐待されたけれども、自分の子どもを虐待しない母親がどのぐらいのパーセントいるかを調べれば、きっとそのほうが多いのよ、絶対、そうなんだ。

ええとあれはどこの出版社だったか、『フロイト先生のウソ』（文藝春秋）という本がね、出てる。文庫本で安いんですよ、千円ぐらいかな。読むといいです。あれはフロイト先生の悪口を言ってるわけじゃなくて、虐待した人が母親になったら、みんな子どもを虐待するという話がほんとかなと思って調べたら、全然そうじゃなかったと。明らかに大多数の人が子どもを虐待していない。それからナチスの収容所にいた人なんかはみんな、ものすごく悲惨なPTSDだ。だから人生はだめだったかというと、立派な人になっている人がいっぱいいるというような研究とかね、そういうのが引用されている。ちゃんと調べてみなきゃ分からないという、あれはいい精神だと思う。暇があったら、買って読まれるといいです。

臨床の場では、治療者が「ひょっとしたらこうかもしれんな、してみようかな」というような、EBMのひとつ前の姿勢がほしいんです。薬もいろいろ出れば、これを使ってみて、これも使ってみて、これでだめなら、またこれを使ってみる。で、全部だめだったら、また何かアイディアがないかなと思う。そういういろいろな治療的アイディアの目のつけどころ。それを話そうと思って、「治療に役立つ診断」という題を掲げたんです。

EBMの場合もそうだし、DSMの場合もそうだけれども、治療的な選択とか判断が、きわめて状態像に依存しています。状態像に依存して、うつ状態だから抗うつ剤とかいうふうなのが多いんですが、僕は九大にいるころにいろいろ考えまして、治療的な判断、治療的な方針を立てる場合は三つのことを考えてするように、若い人たちに教えてました。

そのひとつは状態像ですね、状態像は大事です。それから、この状態に至るまでの経緯だ。ああしてこうしてこうなって、そしてこうしてこうなったという経緯が二番目。それから三番目は、もとはこの人はどんな人じゃろかということ。もともと知的に低かったとか、ね。もともと知的に低かったんだから、これはボケじゃないなということもあるでしょ。もともとはどんな人かと。その三つをだいたい同じ比重で考えて治療を組むといいと教えてた。

たとえば多彩な状態像が出て、幻覚や妄想やらあっても、よく聞いてみたら、もともと知的に低いんだとなれば、あんまり薬やら使わんで、その知的に低い人をいい子いい子したりするようなことをやれば、幻覚・妄想はさっと消えたりする。それで、薬はあんまり要らなかったりする。だから三つを等分に重みづけして、やっていこうと教えていました。

二番目が経過でしたね。みなさんに分かりやすいのは、入院させたらめちゃ悪うなって、これは拘禁反応が加わったなと。それで家に電話させたり、家族に面会に来させたりして、症状がおさまってきて、薬を使わんですむ。それはやっぱり経過の観察。経過はＤＳＭのなかにもちょっとは取り入れられてるけど。

もともとと、経過と、そして状態像と、この三つを大事にするというふうに考えると、ＤＳＭの多軸診断と同じだろうと、だいたい似てるわなって思う。それが間違い。そうではないの。臨床家がこの三つのところに視点をおいてやるのは、これを別々に本棚の箱で区切って、ここを見て、ここを見て、ここを見ているわけじゃないの。

だから「こういう人がこういう流れで来て、こげんなっとるな」と、「なるほどねぇ、だけどここんところがなんかちょっと変なのね、辻褄合わんよね」とか、「何じゃろかねぇ」とかって思って、「ここは臨床検査に出してみたほうがよかろうかねぇ」とかいうようになったりする。もともとこういう人だった、で、こういう経過だった、それでいまこんなふうになっとると。「それで辻褄が合うけど、もともとそんなに簡単につぶれるような人じゃなかったのにね」とかで、「念のためにCTを撮ってみよう」ということで、すると萎縮がもう始まっとったと、そういうよう

になるでしょ。それは味の世界だから、味わいを自分のなかに生じさせるために流れのイメージをつくって、見るわけです。

僕がそういうことを考えたのは、実は僕のアイディアではなくて、カール・メニンガーが診断名を排除する運動みたいなことを一時やってたことがあるのね。全部のケースに診断名はつけずに、「こういう人が、こういうことがあって、こげんなった」とかいうふうに診断のところに簡単なストーリーを書いて、診断名を書かないようにしようということを言ってた。あれはいっときしたらつぶれちゃったけどね。そんなにしたんじゃ、分類も何もできんもんね。だからやめちゃったみたいですけど、若き日のメニンガーの情熱だったのね。

僕はカール・メニンガーと握手したことがあるの。死ぬちょっと前に、ウィーンの学会かなんかで会ったとき。とっても温かい手でね、年寄りの温かさ。

ええと何だったっけ。そういう治療に役立つ診断には、そういう経過を全部、頭のなかに入れて何か感じ取るという診断が大事なんです。何のことはない、クレペリンが早発性痴呆とかをつくったのもそういうふうにしてつくったんだから。こうしてこうなる人たちが一グループおるなと。だから経過を考えないで分類すると、クレペリンよりも前に戻るわけだからだめだ。

九大にいたときはそんなことを言ってたんですけど、それから僕は鹿児島に帰りまして、またこんなことを考えたの。精神科の病気は躁うつ病でも何でも、神経症でもそうらしいけど、素因がある、素因プラス環境。環境だけでは発病せんし、素因だけでも発病せんとか本に書いてあるでしょ。それは何でかいなと考えてね、こりゃ心臓があんまり丈夫でない人にマラソンをさしたら、まいっちゃったというような話だと思って。そうすると環境の問題ではなくて、環境に適応していこうとして、本人が努力なり学習をしたことが、素因と合わんかったから病気になったのだろうと考えた。

そのひとつの例は、統合失調症の負因の濃厚な家族のなかに、非常に変な人が出てくることがあるでしょ、風変わりな人が。で、そういう非常にひどい性格偏倚をもっている人は統合失調症を発症しないっていうことは、これは昔から知られています。発病しない。それと僕らが精神科医になった当時に家族研究のなかで言われていたけど、ちょっと歪んだ家族のなかでいちばんまともな人が統合失調症を発症するということも、かなりはっきり言われてます。それはね、いまの僕の話と合うんだ。烏は烏らしく、鵜は鵜らしく生きとけば無理がないと。

古い人はご存知と思いますが、僕が荒木富士夫さんとやった自閉の研究（『発想の航跡』一九四頁参照）は結局、外界に合わさんということ、合わさない。統合失調症の遺伝負因をもっているけれども、外界といつもトラブルばっかり起こしているような変な人と似たような生き方に一所懸命誘導して、「変で行こうよ」とか、「病気になるより変なほうがいいがね」とかいうような方法だったんだなあと、そのときは思ってやってはなかったんだけどね、いまはそうなんだと、これはいいなと思う。

そうすると、自分の資質に合わんようなことをやった人が病気になるんだということに全部もう決めて、診断はどうでもいいとなった。少しムード・スイング（気分の周期）がある、そういう人が首尾一貫した生き方をするように、人から言われたか、本人が洗脳されてそう思ったかなんかしてやったために境界例が出てくるんじゃなかろうかと。実際、躁うつ病の人がそういうことが分からない精神科医によって一所懸命に治療をされて、指導をされて、そして本人もその先生の熱情と誠意に、誠意と情熱と無知があるわけだから、それに従ってやって境界例ふうになった人が、たくさんいます。

どうしてかと言うと、境界例と診断されてる人に、「いつ境界例という診断がついたの？」と聞くと、不安神経症とかヒステリーとか抑うつとか診断されて、で、先生も一所懸命治療して、本人も一所懸命治療されて、だんだんリストカットやらするようになって、薬もがばがば飲むようになって、「そしてある日、『やっぱりいろいろ考えたけど、あなたは境界例です』と主治医に言われました」とかいう患者さんを、僕は何人も診たことがある。これは境界例をつくったんちゃうかなと思った。もちろんお医者さんがつくったんじゃないよ、二人の信頼関係に基づく緊密な共同作業の結果としてだ。それを境界例の作成法と僕は一時期呼んでいたことがあるけど、それはつまり向かんことをさせたわけだ。

みなさんのなかにも自分はムード・スイングがあるなと思っている人がいらっしゃるかもしれないと思いますが、そういう人たちは自分の子どもにもそういう遺伝子を譲ってるかもしれないでしょ。それでね、ひとつ教えておきます。これは子どもの教育にとても大事なことです。ムード・スイングのある人は、集中が悪い。だから集中して勉強しようとすると、雑念が起こります。それはね、僕に言わせると、集中が無理な脳が集中しないために、雑念という自分の脳に合った環境を作成するんだと思うんですね。

だからそういう人をみたら、あるいは自分がそうだったら、してごらんなさい。テレビをつけながら本を読むの。そうすると、とても本が読めるんです。ちょっと何ページか見たらテレビを見て、また何ページか見たらテレビを見て、で、本を読んでるときに、テレビで小泉首相が何とかって言うたら「えっ」とか言ってそっちのほうに向く。こっちに集中しないの。こっちを見てるけれども、注意は多少あっちに行ってる。

だからムード・スイングのある人は、商売に向くのよね。おつりをやりながら、別のお客さんに「ちょっと待ってくださいね」とか、「それ、いいですよ」とか言ってね、やるの。で、そういうのを統合失調症の遺伝子をもつ人にさせたら、頭が混乱するでしょう。ムード・スイングのある人は頭の切り替えがいいのじゃなくて、一カ所にじっとおれんという素質じゃないかと思うね、僕は。

何人かの人に言うて、とても感謝されてますよ。「テレビをつけてやんなさい、いつも家ではラジオをつけときなさい」って躁うつ病の人にね。そしたら適当に気を散らせるじゃない。そうすると雑念はもう必要ないわけ、こっちから雑音が来るから。そういうのは、やってみれば分かるわけ。

これが治療に役立つ診断。ムード・スイングのある人だなと思ったら、その人には気が散るような環境がいいんじゃないかと思うと、言うてみて、「ああ、いいですね」とか言やあ、もうそれでEBMだ、一事例についての。そういうことをやってごらんなさい。たいてい、うまくいきますよ。僕の感じではねぇ、躁うつ病の人の七割ぐらいはそれでいけると思う。だめなら、その人にとってはだめというEBMだ。

「生活でね、同じことを長くせんように。野菜を切るときはこっちに鍋もかけとくように。そうすると生活がいくつも並行してできるから豊かじゃないですか」と言う。「私はいろんなことが並行してやれる」となると、豊かだなと思う。本当は並行してやってるんじゃない。こっちをやりながら、こっちはちょっといい加減にしといて、またこっちが噴き出したら行って、結局は大して豊かでもないんだけど、本人が豊かだと思うから、人間はやっぱり自分でそう思っとけば幸せだからね。

というような話をいまからどんどんします。で、いま、雑念をつくるという話をしましたが、人はいろんなときに自然に自分に合うように、何かを生み出す傾向がある。ですから、いまの僕の考えを頭に入れといて、「あなたは小さいころ、どういうふうに育てられましたか?」と、「どういうふうにしてましたか?」とか、それはまあ聞いてもいいけど、そんなの最初から聞いてもすぐには役に立たん。いちばん最初にぜひしてほしいのは、患者さんが来て何か病気のようなことを言うたら、「そのとき、あなたはどうしましたか?」と聞いてほしいの。「そのとき、何かあったんじゃないの？」とか、前にさかのぼって質問するのはだめ。時間経過の後を聞くの。「そのときどうしたね」とか聞いて、「頭痛いから、薬飲んで寝た」と言ったら、「その結果どうでしたか？」と聞くと、その結果はよかったり悪かったりするけれども、この人にはいまのところ、頭痛いときは薬飲むという対処のやり方がいちばん馴染むんだなと、それがいいかどうかはまだ分からないけど、行動としては馴染むんだなと思って、じゃあ「どんな薬飲んだの？　今度はこの薬を試してごらん」とか言うことによって、歩調を合わせて、患者と一緒に歩きながら治療法を開拓していく。

それは結局間違ってるかもしれんのだ。「そんなときは、しばらくがまんするほうがよかったのに」とか言うほうが正しいかもしれないけど、治療というのは一緒に歩きながら模索して、正解を探していくほうが治療関係としては正しいから。なぜ正しいかと言うと、二人で考えれば、文殊の知恵の三分の二だから（会場笑）。一人で考えると三分の一だから。そして責任追及されるから。二人で考えてやっていれば、医事紛争にならんから、二人でやってください。そうすると絶対いいの。それが治療関係だ。

治療関係って優しくするとか、信頼関係とかいうことなんかどうでもいいの、本当は。患者は治療を受けに来ているんだから、治療という作業をともに手を携えて歩きさえすれば、後はもうぎゃあぎゃあ言うような先生であってもいいの。優しくて、ちっともこっちの意見は取り入れないで、「そうかあ、君はそうだろうけれども、しかしいまは私の言うことを聞きなさい」と言ってやってもだめなの。それでは全然、いい治療関係にはならんの。本人のニーズのところで作業してください。

だからぎゃあぎゃあ言われてもおいしいラーメン屋には食いに行く、みんな。おいしいラーメンを食いたいから、「あら、いらっしゃいませ」とか言うような店でも、ラーメンがまずかったら誰も行かないでしょ。人間関係はいいかもしれんけど、ラーメン食いに来てんだからね。目的に沿って一緒に動いていけば、抱っこしなくってもいいんです。

だから「そのときどうしたの？」って言って、「じゃ、その線で考えてみようかね」と言うこと。そしてそうするやり方は的中する率も高いんだ。どうしてかと言うと、「そんなときは、どうしてるの？」と聞くでしょ。「どうしてるの？」と言うのは、何回か繰り返してそれをやったということだ。して、かえって悪かったらもうせんもんね。「寝とったら、ものすごく具合悪くなりましたけど、またその次も寝ました」とか、そんなのは何かの教条にとりつかれた人しかしないの。たいていの人はオペラント的に何か少しはよかったから、またその次もしてるわけだから、そこに小さな小さなＥＢＭだ。

たとえば「焼酎飲みました」と言って、「またその次も焼酎飲みました」とか言うと、それはいい方法だろうけど、だんだん焼酎の量が増えていく。「だんだん増えていったら大変だね」とか言って、「じゃ焼酎の代わりに、似たようなものとして精神科の薬を飲みなさい」と（会場笑）、そういうような話になる。それを「焼酎のほうに行くようなあなたの性格傾向はもともとあるのかね」とか言う、それはいかんの。そんな言うたら、かわいそうなの。せっかく本人がたったひとつしか見つけてこなかった解決策をチャラにしたら、かわいそうだ。

家族は家族なりにいろいろするわけ。「それがいかん。そこがだめ」とか言わずに、「そんなときはこうしてごらんなさい。これがいいかもしれんね。こうやってください」って言うと、家族は何かしたいの。何とかしたいので、自分なりにへたくそにやったのを「そこがだめだ」とか言われたら、すごくかわいそうじゃない。したいのだから、する方法を教えてやれば家族のサポートになる。家族だったら、自分の子どもがガチャガチャしてるのに何もしたくないとか思う人はおらんの。できることは何かしたいのだから、そのしたいという気持ちにそって、とりあえずすることを教えてあげる。

学問的かどうか分からないけれども、「そういうことを、この家族はしたいんだな」と診断する。あるいは「お父さんはしたくなくてせんのかな、それともする方法がないからせんのかな。見るに耐えなくて逃げ散らかしとるのかな」とかいうようなことを診断する。そして親だからしたいんだろうから、「とにかくこういうふうにしてみたらどうですか」という助言をするという、これもひとつの診断であり、治療であるわけ。

でいま、話したことをまとめると、まずいろいろな問題が起こってきたら、その患者やその家族はそれに対して、どういう対処行動をしたかということを見る。そしてそこから「ああ、この人たちはこういうふうにするんだ。そしてこれがその人たちに合ってるのかもしれない」というふうに思ってみることが、ひとつです。僕はそれを必ず外来の患者さんでやります。

「どうしてこうなったか」と患者さんや家族に質問する人がいますが、そんなことをしてたらあなた、診察が三〇分も一時間もかかってどうにもならんですから、だから最初は主訴を聞いて、それを味わってみて、で次は、前のことは分からんけど聞かんの。そうするとだいたい一〇分ぐらいで診察がすむから、で次回に「どうでしたか?」と聞く。そうすると、本人のアイディアが尊重されるという雰囲気さえつくっておけば、本人が「これが役に立つデータではないか、資料ではないか」ということを選択して、しゃべってくれるようになります。「いや実は前、こういうようなときにはこうだったんですが」とか言ったら、「あ、そうか。ちっとも知らんかった」とかこっちは言っときゃいいわけだ。

それをしらみつぶしに全部聞くと時間がいっぱい必要だから、聞く係というのを別につくって、病歴取り係とかつくらないかんでしょ。それでは患者はもうあっちに調査係の人がいて、こっちに治療者がいてとか、そんな分業はつまらんですよ。そうじゃなくて、必ずいまの瞬間のなかにもその人の歴史が反映しているわけだから。

　僕は精神科医になって四〇年になるけど、現在のなかに微かに姿を現している歴史、それをなんとか少しでも嗅ぎ取ろうと思って、ずっとトレーニングを続けているの。なぜそうしたかと言ったら、精神分析を勉強していたでしょ。精神分析では歴史をいろいろ聞いてね、いまのことはこういう経緯でこうなったんだと、説明できるのよね。なんか嘘くさいなと思ってね。野球の試合が終わって、「あそこで打たれて、原監督がもうちょっと前にピッチャーを交代しとけばよかったのに」って野球評論家が説明をぴしゃっとするもんね。で、その評論家が監督になると全然勝てないもんね。

　っていうのは、すんでから歴史を外観して何か理屈を言うのは辻褄が合ってできるけども、実務家というのはそこで何かせにゃいかんのだから。そのためには分かってないデータというものが、いまにどんなふうに凝縮されているか。説明されて、それが辻褄が合うんだったら、いまを見ればどっかに微かでも過去の影響が姿を現しているはずだもんな。それが分からんのだったら、素人と変わらんわと思って、で、ずっと練習し続けているんです。

　それはどうでもいいんです。いまを大事にして、丁寧にやっていけば、多少なりとも歴史をいじっていることにもなるの。やっているうちにだんだん明らかになっていくから。だいたい、外来の診療のときは、いちばん最初にそれをまずやりますね。

　そして次にやるのは、この人はどんなときにいちばん自分の人生が輝いていたと思っとるじゃろうかということを聞くようにします。いちばん調子がよかったとき。

　たとえばいちばん簡単なのは、「あなたが、いちばん元気だったときはいつね？」と聞きます。そして「そのときは体重はなんぼだったね？」と聞いて、「それじゃ、そのころに比べて、いまはやせすぎだね」とか「いまは太りすぎだね」とか「身長はどうだったか」とか、そういうあたりから話題にして、「そしてそのときはどういうことが好きだったの?」とかいうようなことを聞く。だいたい、素質と生活、生活に対する適応とが合っていれば調子いいわけだものな、体調もいいはずだ。

だから、そのときといまと何が違うかとかいうようなことを話題にします。たとえばいちばん分かりやすいのは、サラリーマンでうつ状態とか神経症とかで来た人に聞くとね、かなりの人が「大学時代は水泳の選手でした」とか「高校時代は陸上やってました」とか言う。「で、いま何かしてますか?」と聞いて、「ストレス解消は飲み行くだけです」とかならだめよ。もちろん、水泳の選手だったときが素質に合わんかったかもしれんよ。でも水泳の選手だったときが素質に合わなきゃ、体を壊してるはずだよな。だから「水泳の選手だったときは体調よかったですか?」とか聞いて、「ああ、あのときはよかったですな」とか言ったら、やっぱり水泳をしなきゃいかんのよ、週休二日のうちの半日でも使って、ね。

だから面白いね、心臓血管系の主訴で、心電図をなんぼとっても分からんけど、不整脈があるとか、どきどきするとか、呼吸が苦しいとか言う人は心臓が速く打つことを欲求しているんじゃないかなと思う。運動させるとね、治るよ。本人は初めは怖がるけどね。怖がるけど、散歩ぐらいからやっていって、脈はかりながらね、「だんだん脈が速くなるようなこと、息がせいせいなるようなことを、恐る恐るやんなさい」と言うと、どんどんよくなる。そうするためには、その人が運動をするように生まれついた体かどうか。それを聞いてみなきゃいかん。

で、こういうのは簡単だ。大学時代は演劇を志しとったら、「一人一芸何とか、かくし芸何とかというビデオをちかごろは売っとるから、あれを買って、ビデオを見ながら、宴会のときに芸をするようにしなさい」と言うと、今度の忘年会のときはこれをやるとかいう未来があるから、本人のパフォーマンスに適した資質が生かされるのね。

で、パフォーマンスというのをなぜ出したかと言うとね、僕は伊敷病院をパートにして、週三日にしたもんで、暇ができたから、こうしてあちゃこちゃ、全国に行って話したりして、これはパフォーマンスだよね。で、やたらと楽しいの。そして突然気がついたの。僕は小さいころ、旅芸人とサーカスになりたかったんだよなあ。で、そのことを忘れとったの。いま、楽しいんで、どうしてかなと思ったら、僕のなかの素質がようやくこの年になって自己実現したんだ、ああよかったなと思って、確かに体調もいい。そういうことなんです。だからぴったりでなくてもいいの。サーカスに行きたかったからって、いまごろサーカスやったってね、もう体動かんからだめだけど、パフォーマンスをしたかったんだからって思ってやったらいいの。でそういうことをね、やってごらんなさい。

たとえばね、こういうことがあるよ。小さいときからすごく運動が好きだった子が引きこもりになって、何をしてるかと言うと、毎日、テレビゲームばっかりしてるって。そういうケースを聞いたことがあるんですよ、スーパーヴィジョンで。それで、ぱっとひらめいてね、「そのテレビゲームは格闘技ではありませんか？」って聞いてみたら、空手とかプロレスとか、格闘技だけ。だからその子は、実際には自分の素質を自己実現できんけれども、テレビゲームの画面のなかだけで、切なくも運動系、格闘系をやってるわけだ、切ないね。

そういうふうに人はなんかちょっと味の似たようなものをやるのよ。タバコを吸えなくて、パイポか何かくわえて。なんかちょっとでも似てれば、そこでかろうじてなんとか健康を維持するようになる。そういうのを考えて、してみてください。

僕はちかごろ、心理療法は結局は自己実現だと思うようになった。で、自己実現というのは何か。簡単よ、自己実現って言ったらみなさん、河合隼雄さんが言うようなことだったら高級なことだと思うかもしれないけど、そんなことはないの。遺伝子に準備されているものが、現在に行われるということだ。

テレビを見てたら、「都井岬の馬にかわいい子馬が生まれました」とかいって出るもんね。おっぱい飲んだりしている。それがひとつあるでしょ。それと、「北海道の日高の牧場でサラブレッドの子どもが生まれました」とかいうのもテレビであるよ。ところがサラブレッドの子馬は生まれて何時間かするとぴょんこさ、ぴょんこさ跳ぶよ。で、都井岬の馬は全然そんなことせん。あれは学習じゃない。もう生まれつきだ。そんなぴょんこさ、ぴょんこさするような血統ばかりを集めて子馬をつくれば、あんな子馬が生まれるんだよ。あれは自己実現だ。そんな競馬馬を連れてきて、観光馬車を引かせたら、かわいそうでしょうが。自己実現せんわね。そういうこと、自己実現というのは。鵜は鵜のように、鳥は鳥のように、生きていくのが自己実現。だから勉強せえ、勉強せえと言うのはねえ、いかんよね。

数学の広中平祐先生が書いていたけど、広中先生は「勉強するな、するな」って言われて育ったんだって。「何をあんた勉強しよるね。畑の仕事を手伝え」とか言われて、隙を見て勉強したって。そんなもんよ、そういう人が学者になる。勉強するのは病気だ。だから、病的に勉強する人だけが勉強すればいい（会場笑）。それはもう黙っとってもするわけだから。

だから学習、トレーニング、そういうことがされる前を見る。前って言ったら、やっぱり幼稚園に入る前ね。幼稚園に入ると「みんなと仲良くしましょう」とかなんか言って、それでも喧嘩なんかしたりすれば「これは喧嘩の素質がある」となるけど。幼稚園に入る前はどんな子どもだったか、それを親に聞いてもいい。「あなたのお父さん、お母さんが生きていたら、行って聞きなさい。お父さんに聞いてもあんまり分からんから、お母さんに聞きなさい」と言うの。

たとえば「歩き始めが誕生日前だった」と言うなら、運動系が優れている可能性があるから「幼稚園のとき、かけっこはどうだったね？」と聞いてみて、「速かった」と言ったらもうばっちり運動系で、その素質がちゃんとある。するといま、この人の健康法としては何か運動がいいということになる。

それから「小さいとき、早くから字を読んでた」だったら、これは字がいいんかなと思って、うつ病でまだ字が読めないような状態のときに、「本屋さんの散歩をしなさい。そして本屋さんの書棚をぐるぐるうっと回って、帰ってくるようにしばらくしなさい」と言う。そして「本屋さんの本棚の本がいっぱい並んでるところに手が自然に伸びていくようになったら、あなたのうつ病がよくなってきた印よ」と言ってあげる。そんなのは小さいときに本の虫だったような人にしか言ったってつまらんのよ。泥棒の素質のあるような人だったら自然にこう手が伸びるけど（会場笑）。

僕はだいたい五つぐらいの素質に注目します。まず運動系ね、それから文字ね、概念系。それから芸術的な志向というものは感覚でしょ。だから小さいころ、絵を描いたりするのが好きだったというようなところで見たらいいと思って、前はやってたけど、いまはそれをやらないの。なぜかと言うと、どうも絵を描いたりなんかするというのは、親の好みによって支配されているから間違いやすい。

そうすると感覚とは何か。「食べ物の好き嫌いはどうでしたか？」と聞く。「これはおいしくない」「これは食べる」「これは好物」とかっていうのは、トレーニングして好き嫌いをつくったりすることは、あまりないよな。親はむしろ平均して食べさせようとするけど、「ピーマン嫌い」とか、そういう人は感覚優位なんではないか。感覚優位ならひょっとしたら感性の方向の素質があるんではないかと思って、「絵を見に行ったらどうね」とか「音楽会行ったら」、「CDはどんなのが好きね？」とか、感覚の世界がその人の健康に役立つかもしれんと考える。

そしてそういう人たちには何をやるか。「薬の味はどうね？」と聞く。薬を飲んだ感じが「自分に合っていそうね」とかいうようなことを言う。合っていようが、いまいが結果はどうでもいいの。本人が「合っているかなあ」と思って注意を凝らすことによって、本人のなかの味への感性という、生まれもっている資質がそこで開花するでしょ、

「うまいかな、うまくないかな」と思う。だから素質に合ったトレーニングになる。

だけどなかなかそんなふうにしても、まだアイディアが足らんから、アイディアをもう少し生産するトリックがある。それは能力っていう言葉を何でもつけるの。喧嘩の能力とか、そんなのはなかなかみんな考えないでしょ。

たとえば引きこもりの能力とはどういう能力かなとじっと考えて、それはたとえば、さみしさに耐えることができる能力なのではないかとか、ね。そういうふうに考えて、その人の歴史を考えてみたら、ああ、この人はほんと、さみしさに耐えることができるなとなると、この人は村八分に対して強いんではないかと考えて、それを言うてみるんだ。「あなたは村八分みたいにされても、なんとかがまんできる強い精神力をもっているんじゃないか」と。いままで学校に行くような強い精神力がなくて引きこもっているだめな人だと言われたのを、「あなたは人から何と言われても、じっと耐える力、強い精神力をもっていると自分で思わんね」と言うて、いいようにいいように言うわけ。

で、一卵性双生児が泥棒と警察官になった話なんかがありますが、それは泥棒の機能と警察官の機能というのは何か、こっちが善でこっちが悪だというような境界についてのセンスが鋭くなるような、社会が許すとか許さないとか、罰するとかそういうことについてのセンスがいいような、非常に強い社会性の能力なんではないかというふうに考えてみるわけ。で、そう言うて、うまくいけばもうけもんだし、うまくいかなきゃ間違ってただけで、害はないでしょ。だから何でも能力ってつけてみるの。で、そういうことを二人で話し合ってやっていくの。

その結果できたのは、「ちょっと死んでみる」というの、あれは八木剛平先生が「とてもいい」って言ってくれたんです。どうして「ちょっと死んでみる」というのを思いついたかと言いますと、うつ病の人が自殺の決心がつくと、ぱっと表情がよくなるということは知っておられると思うのね。

だから急にうつ病の患者さんが明るくなったら、喜ばずに、これは自殺の決心がついたのではないかと思う。で、患者さんが来て「先生、おかげさまでありがたいですね。楽になりました」とか言うのは、「ありがとうございました。これでいまから帰りに川に飛び込みます」という別れの挨拶に来たのではないかと思うのが、ある程度ベテランの精神科医の常識です。

急に何かわけもなく、うつ病の人がふっと明るくなって、肩の荷が下りたようになったのは、肩から自分の人生を下ろしたからではないか、それで楽になったのではないかというふうに思って、そうすると「死にたい」ということのなかには健康法があるのではないか。「死にたい」と思うことによって楽になる能力。だからこれはあなたすごいよ、悟りなんかそんなもんでしょ。わが生に対する執着があるから悟りにくいんだ。それだなと思って、「ちょっと死んでみる」というのを考えた。

それは『精神科養生のコツ』に書いてますが、あれからまたいろいろ考えて、いちばんいいのはね、この次の改版に書こうと思うんですが、いちばんいい「死んでみる」はプールに行きまして、息をできるだけ吐いて、水のなかに沈むの。そして、一〇秒ぐらいしか息が続かないんだけど、「はあ、死んだぁ」って思う。息を吸ってるとき浮き上がるから、一所懸命沈むようにしなきゃいかんから生きてる感じになるでしょ。できるだけ息を吐くとね、浮かび上がらない。で、「はぁ、死んだぁ」って。自分でしてみたら、浮かび上がらんから、「これは浮かび上がらんやったら大変だな」と思うけど、まあプールは一メートル三〇センチくらいしかないから大丈夫だ。で、「死んだぁ」ってやってね、いいよ。みなさん、してごらんなさい。

それには、いろんないいことがあるんです。ひとつは、異なった世界というかな、異なった環境のなかに入る、空気のなかではない、水のなかに移っているから、それがひとつ死んだっていう感じをリアルにするのね。それからいちばん筋肉がリラックスするでしょ。まあやってみて、患者さんに「してみたらいいかもしれん」と言って、してみたらたいてい、した人はいいよ、せん人は分からんけど。

おそらくせん人は何かせんほうがいいということに気がついているのかもしれないから、そのときはまたいいように言うて、「あなた、何かせんほうがいいような気がしたんだろう」と、「そのあなたのする前から、せんほうがいいなとか、してもよさそうだなと思うその感覚をさらに鍛えなさい」と言うわけ。ただではすまさない、それが臨床家というものだから。何でも使って、いいほうにやっていくんです。

そうすると、この「死んでみる」というのは一過性のものではないんだ。そうじゃなくて、自分のなかで「死にたい」と思っていることが、実は「この世から去っていくという、そのイメージを造ることによって、一時的にでも自分が楽になろうとするひとつの治療的な意味があるんだなぁ」ということを思うことで、「死ぬと思うのはいかんのだ」と、「そんな情けないことでどうするか」と自分を叱っていたのが楽になるでしょ。「ま、実際に死なきゃいいんだから、死ぬと思うぐらいいいよな」とかいうふうになると、だいぶ、楽になるんだよ、うつ病の人がね。八木先生は実行されると怖いから、「そういう話があるけど、どう思うね」とか聞いてみて、「しなさい」とは言わなかった。そしたら患者さんが「そらぁいいですよ、楽になりますよ」とか言ったんで、「びっくりした」と言ってた。そういうことがあります。だから何でも、そんなにしたらいい。

もう終わっちゃったかな、二週間か三週間ぐらい前にボクシング世界チャンピオンだった畑山何とかという人が、テレビの健康教室でボクササイズとかいうのを教えてたよ。かっこいいね、やっぱり、世界チャンピオンは。参加して、習ってる人たちはほとんど女だったね。女の人たちが楽しそうにやってたから、やはり女の人たちにはぶん殴るという欲求、そしてそうすることによって健康になれるような感じというのがあるんだなぁと思った。男の人はあまりいなかったなあ、出演者を五、六人並べて教えていたけど。

そんなふうにしてどんなことでも、ひょっとしていいことではないかというふうに、思ってください。まだ他にもいろいろ話してみたいこと、ないでもないけど、まあ、やめましょ。話すときりがないから。

司会者　臨床に本当に役に立つお話で、いままで通り過ぎていった患者さんを思い出しながら聞かせていただきました。せっかくの機会ですので何がご質問を。

フロア　含蓄のあるお話をありがとうございました。飯塚病院精神科の本田と申します。初めのほうで、治療者が患者さんに対してまずい対応をして境界例の症例をつくり上げてしまうというようなことをお話しになりましたけれど、もうちょっと具体的にご説明いただきたいんですが。

神田橋　境界例の両親に似たような対応を医者がしている。医者が揺れて対応していると、ますます患者の不安定性が大きくなっていく。境界例人格障害というのがあって、それへの対応が定まらないせいでどんどんエスカレートしていくと言われるけれど、そういう応対をしていれば境界例でない人でも、見かけ上は区別がつかなくなる。だから境界例の治療者の心得としては「温かい気持ちが先生はあるらしいけれども、押しても引いてもあまりそう動かんな」という確かさが患者を不安定にさせない、そして境界例をつくらないということ。

だから共感という言葉が、しばしば悪く作用することがあるんですね。共感ということは、揺れることではないの。「それは、あなたの言う気持ちはそのとおりだね」と、「だけど私はしてやらんよ」とか言うようなことが共感なんです。「ああ、そう」と言っていい子いい子してやったりすると、こっちがそれだけ動きますから、そうすると確かな相手という感じがなくなるのね。

「してやらんよ」と言うよりももっといいのはね、「そうするのは、私は苦手なんだよ」と言うのがいいです、何でも。自分の苦手でないことは言わんでもいいんですよ。たいてい、苦手ですから、向こうが言うのは、苦手なようなことしか言うて来んもの。「先生、電話かけてくれませんか」とか「困ったときは外来に電話していいですか」とか言うたときにね、「そら電話したくなるんだろうね、だけど私は予約もしてないときに電話かかってくるのは苦手なんだよな」と言う。その場合は苦手というよりも「不愉快なんだよな」とかね、「好かんのよね」とかね。で、僕はよく言うの。「私に嫌われるのを覚悟で電話しなさい」とか言って。そうなると一段と高級なんだけどね。

確かということはどういうことかと言うと、予測がつくということです。たとえばここに水がありますよね。で、これをこうもっていったら、こぼれるだろうという予測がつきますよね。で、これをこうやってもこぼれなかったら「えっ」とかって思うでしょ、心が揺らぎますがね。そういうことです。患者の側から見て、一瞬先の言動の予測がつくような治療者であるほど、患者を揺さぶらないです。「こんなことを言えば、先生はこう答えるだろう」とだいたい、予測して、そしてそのとおりの答が返ってくると、「ああやっぱり私が思ったとおりだった」と思って安心するわけです。それが確かな対象ということ。

だから、それは個性でいいです。本に「こういうときはこうこうしなきゃいかん」とか書いてあるでしょう。でそのとおりにすると、ときどきそうじゃない地のほうが出たり、努力しているほうが出たりすると患者はびっくりします。「先生が化けた」と感じる。重症な患者ほど、あんまり本来の自分と違わんようにするほうがいいです。で、合わなくなったら、「どうもあなたと私は合わないようだから、合うような先生を探してやろう」とか言って、探してやればいい。ちかごろは精神科医もコンビニぐらいに増えているから。

司会者　せっかくの機会ですから、他にどなたかありませんか。

フロア　飯塚の山田ですが、先生、五つあるとおっしゃって。

神田橋　何が五つあるって言った?

フロア　運動と芸術と感覚とおっしゃって、あとふたつが何だったのか、ちょっと引っかかってますので。

神田橋　あと、あれがあるね、パフォーマンスがね。あ、いちばん大切なのを忘れとった。あなたが言ってくれて助かった。友達をつくる能力。友達をつくる能力というのは、群れの動物としての人間の最も大切な能力で、僕はもうすぐ六六になるんですが、高等学校の同窓会に行くのね。僕の高校は田舎だから小学校からずうっと一緒の人がたいてい、同窓会に出てくるんだな。幼稚園から一緒の人もいるんだ、で、社会的に成功したり、幸せな人生を送っている人は、友達をつくる能力が高かった人がやっぱりいいね。

国語が抜群にできる人が、役場の戸籍係になっとったから、わあ、自己実現だなと思って感激しちゃった。そんなもんですね。それから、かわいそうだったのはね、すごい人格者で許容力があって、運動が優れていた人がいたんですよ。世話役でもあったから、僕らはとても尊敬してたんだけど、数年前に泥棒が入ってね、取り押さえようとして、刺されて死んじゃった。

だから能力ってものもときどき、ねえ。僕らみたいに運動能力がないとさ、「きゃあっ」とか言ったりして、泥棒が逃げるからこっちは追っかけていかないとか、同じ追っかけるにしても筋力がないから、棒で叩くとかするでしょ。その人は走るのは速いし、力はあるし、体も大きいし、だから能力で押さえようとしたら、刺されて、死んじゃった。みんなで追悼の会をしたりしたの、好かれてたから。本当に奥さん、かわいそうだった。そういうこともあるわね。

それはともかくとして、小さいときに友達をたくさんつくることができた人は、勉強があまりできんような人でも、偉くなっとるよね。どんなふうに偉くなっとるかと言ったらね、同級生のみんなの世話をしてやるわけ。あっちとこっちとをつないでやったりと。それでみんなから感謝されて、感謝された結果、その人の会社にまた仕事が来るのよね。

三人ぐらいそういう人がいたけど、三人とも小さな会社の経営者になってる。自分はたいして優れとるわけじゃないの。人間関係をマネージしていくのが得意な人は自分で会社をこしらえて、優秀な技術者を集めて、自分は優秀でも何でもないけど、そういう人たちをうまく登用していく能力があるんだね。一流大学を出て、一流企業に行った人たちは、みんな定年退職して年金生活で少ししょぼくれとった。そんなもんよ。だから友達をつくる能力は大事。

ところがね、友達をつくる能力が高い人がときとして典型的ないじめられっ子になることがあるのよね。「知ぃらない」とか言って、どっかに行ってしまって、あの田中耕一さんみたいにパソコンで遊んだり、研究したりすれば、いじめられないと思うんだよな。だけどやっぱり人間関係が好きで上手だから、いじめられても何とか自分で工夫して、貢物したりして、なんとかしようとするから、ますますいじめられてかわいそうだ。

いじめられっ子がいたら、ひょっとしたらこの人は人間関係をつくる能力が高いんではないかということを考える。といっても、学校じゃそれができなくなっているわけだから、動物の世話なんかをすると、犬や猫に懐かれていいの。それで回復するとまた人間のほうに行きます。だから中間段階としては、いっときは動物を使うというような形でやる。つまり関係のなかでやり取りのなかに細やかな感性を発揮できる人だということ。そういう人がたくさん精神科医になってくれるといいんだけど、そうじゃない人がなるもんだから困ったもんだ。

司会者　最後に糸井先生どうぞ。

フロア　懐かしさのあまりということで、ちょっと一言しゃべらせていただきます。いまから三五年前、昭和四二年の一月から十二月まで、神田橋先生には国立小倉病院の精神科でわたくしと一緒に働いていただきました。もうひとつの仲間は山田裕章、九大の健康科学センターの教授になった男でございました。そのとき国立小倉病院精神科の医者三人の平均年齢は三一歳だったと思います。

そのころから神田橋先生のお話というのは、今日のように天衣無縫、奇想天外というような感じが、わたくしどもはしておりました。わたくしと山田裕章はどちらかと言いますと教条主義でありまして、「シュナイダーの本にこう書いてある」「クレペリンにこう書いてあった」とかそういう講釈をする。それに対して神田橋先生が目の前の患者に対して質問をされることが、何のために何のことを知ろうと思ってあんなことを言ってるのか、分からないわけです。で、後から神田橋先生に聞くんですが、それがまたこちらのほうが考えが浅いために分からないということがしばしばありました。で、だいぶん経ってから、「ああ、なるほど、彼が言っていたのはこういうことか」というのが分かります。

そういうことでずいぶん勉強させていただきましたが、その天衣無縫、奇想天外というようなことが、これだけ鮮やかにまとまってきたのかと思うと、ほんとに懐かしくて感慨無量でございます。そういうことで一言付け加えさせていただきました。ありがとうございました。

司会者　長時間、神田橋先生、本当にどうもありがとうございました。拍手でお送りください。

（第三六八回九州精神科集談会　二〇〇三年）

〔追　想〕

天与の資質と生後の学習との不適合をすべての精神疾患の原因と見なす、わたくしの疾病観は「鵜は鵜のように、鳥は鳥のように」というコトバにまとめられた。最近はどこに行っても、こればかり口走っている。

小倉の会場は昔からの知り合いの懐かしい先輩後輩の顔であふれており、わたくしは何だか学芸会に出演している幼稚園児のような退行した気分で、言いたい放題の講演となってしまった。

男と女（二〇〇二）

数人の男性治療者と同じく数人の女性治療者のスーパーヴィジョンを行っている。そのなかで気づいたことがある。男性治療者を相手にしているときが気楽であることである。波長が合うのである。そこで、女性治療者を相手にしているときの僕自身の振舞いを観察してみた。

男性のスーパーヴァイジーを相手にしているときに比して、女性のスーパーヴァイジーを相手にしているときのほうが、僕は理論的あるいは論理的まとめを語ることが多いことに気がついた。これは明らかに整合性への逃避であり、僕が不安反応を起こしているからである。まず考えられるのは、女性スーパーヴァイジーが僕に向けてくる対人関係（そのなかには、いわゆる転移として理解すべき質もあるだろう）に対する僕のほうの不安反応という理解である。そうならば、狭義の逆転移反応ということになる。だが、どう内省してみても、直接に関係性に由来する不安反応ではないような気がする。それよりも僕の目に明らかなのは、女性スーパーヴァイジーのほうが自己内省が深いことである。女性の内省は生理や生命や生死のところにまで進む。ひたすら自己の体験の実感を手づるにして進み続ける。それが僕に不安を引き起こす。これに比して男性スーパーヴァイジーは、ほどほどの内省のあと論理的まとめに転身する。その流れは聞き手としての僕に違和感を引き起こさない。だから気楽な感触を生む。この体験から連想してみた。

深い体験世界へ身を任す作業は、男女を問わずヒトに不可解で頼りない感覚を生むだろう。その許容度に男女差があるのかもしれない。女性が許容できる体験の深さに男性は不安で耐えられず整合性の世界へ逃げ出すのではないか。イスラムに限らず、世界の宗教がすべて男によって創始され、程度の差はあれひとしく女性の心身の活動を制限し管理する教条を打ちたてている。男性の不安反応を起源としているのかもしれない。

そのような連想の当否はともかく、われわれの業界にとって重要なのは、治療者教育を支配している男性たちが、自身の不安反応の防衛から女性スーパーヴァイジーの体験の深化を邪魔して整合性の世界へと洗脳する危険である。今後増えてくる女性治療者にこそ、ヒトのこころの不条理・非整合性への理解と共感に基づく援助活動が期待されるからである。整合性を教条とする男文化が引き起こす不毛を、タリバン政権は立証した。

（福岡精神分析協会ニュースレター　二〇〇三年）

〔追　想〕

この原稿を書いて間もないころ、イスラエルの精神分析協会の元会長である女性分析医が日本精神分析協会の会合で講演された。夢による自己分析をライフワークのひとつにしておられる方らしく、ご自分の夢の細かな分析をフロイトのそれを引用しながら話された。

わたくしはフロアから質問して、女性の自己分析のほうが男性より深いと感じられませんか、と問うてみた。当然、フロイトとご自身との比較が語られてよいはずだった。その女性分析医は、男性と女性では差があるので、男のスーパーヴァイザーと女のスーパーヴァイザーとの両方に指導を受けるように訓練システムを設定している、というような総論で応えられた。わたくしの質問に直接答えるのを避けられたのは、ご自身の自己分析のほうがフロイトより深いと感じられたからだと受け取り、わたくしは満足した。

ロジャーズ・村山・ジェンドリン（二〇〇三）

ロジャーズを思う

原稿依頼を受けてから気がついたのだが、僕はロジャーズ自身の文章を、訳書を含め何ひとつ読んでいない。だから、クライエント中心療法についての僕の知識は、孫引き・又聞きによるのであり、市井の物知りの水準である。にもかかわらず、思い込みで描いたロジャアリアンの像をもとに、あれこれ語り散らしているのは、村山正治さんやそのお弟子さんたちとのお付き合いが長く、その雰囲気のなかで何だかロジャーズやクライエント中心療法を知っているような気分になっているからである。ただ一点、ロジャーズ自身のことに関して僕の連想を刺激したエピソードがある。これもどこかで聞いたか読んだかで得たものだから又聞きの類であり、信憑性は薄いのかもしれないが、その点は僕にとってはどうでもよいことであり、そのエピソードが僕の連想を刺激した結果だけが重要なのである。

そのエピソードとは次のようなものである。八〇歳近くになったロジャーズに新しい気づきが生じた。「自分はこれまで、クライエントを絶対受容することを強調してきたけど、それが自分にとって困難である場合を無視してきていた。つまり、自分自身を受容していなかった」という気づきであった。治療者としての責任性という言葉に隠されている傲慢が、同じ地平に居続けるという平等の信条と矛盾することにロジャーズが気づいたのだ、と僕は連想し、高齢になっても自己変革を続けるありように感銘を受けた。

村山の世界

村山正治さんとの出会いは、池見酉次郎先生が主催されていたケース検討会の場であった。そのころ僕は精神分析という準拠枠からの自由を模索しており、村山さんの柔らかな知性に魅了された。それは、彼が九州大学に赴任した一九七四年ごろであるから、もうずいぶんひさしい付き合いであるが、第一印象にあった魅力が薄れたことはない。ただし、これもいま気づいたのだが、僕は村山さんの治療観や治療技術について話し合った記憶がない。それなのに彼の治療観の本質を知っているつもりになっているのは、彼のお弟子さんたちとの付き合いを通してである。それもお弟子さんたちが師匠について僕に語ったからではなく、彼ら各人のありようからの推察なのである。

ご存知のように村山さんのお弟子さんたちは心理臨床のさまざまな分野に広がっている。その何人かを僕はスーパーヴァイザーとして個人指導した。そして感銘を受けたのは、その人びとに村山学派という一定の臭いがないことである。ほとんど指導などされなかったかのように各人各様の世界を伸ばしている。にもかかわらず、彼らはみな師匠を敬愛しており指導を受けたと自覚しているのである。スーパーヴィジョンにおいては各人の特徴を、しばしば短所と見なされる特質を膨らまして個性ある治療者を育てよう、それがその人にとっての自己実現に近づく道である、としている僕にとって、願ってもないスーパーヴァイジーたちであった。僕は村山さんがクライエント中心療法の姿勢で弟子たちを指導しておられるのだと理解した。

先ごろ、村山さんは定年退職を記念して、九大村山研究室を中心にした一書を編み（『クライエント中心療法と体験過程療法』村山正治・藤中隆久編　ナカニシヤ出版　二〇〇二）、そのあとがきに、彼の「研究経営学」なるものを披露している。①各人が自分の研究鉱脈を探り、開拓すること、②研究と実践を分離させないようにすることが創造性に大切なこと、③研究は方法論より研究者の興味関心が優先すること、④研究ネットワークを大切にする、以上の四点を掲げて解説している。僕は自分の推察が的中したので得意な気分になると同時に、この四点に徹することの困難さと困難な信条を守り抜いた村山さんの内なる厳しさとを思い、ひそかに襟を正した。

ジェンドリンその人

ジェンドリンについては、臨床技法探索の道すがらほとんどの訳書に目を通した。心身変容のその瞬間をとらえる、卓越した視点と技術であると直観したからであった。そして治療者が逆転移反応を自覚するのにフォーカシングは最も有用な技法であると知った。その考えはいまも変わっていないし、対話の場における治療者の姿勢の中核はリスナーの姿勢であると常に自分に言い聞かせてもいる。

もうずいぶん以前のことになるが、ジェンドリンが東京の中野サンプラザで講演と講習をしたことがあった。村山さんの依頼でいまは亡き佐治守夫教授と僕とがジェンドリンに質問をする役となった。彼の愛弟子である池見陽さんが通訳をした。ジェンドリンの考えの概略を僕は知っていたので、人物としての彼を観察することに集中した。控室で皆にコーヒーが出された。ジェンドリンは緑茶がほしいと言った。なんと、中野サンプラザには緑茶がなかった。お世話している九大大学院生が街まで緑茶を買いに走った。お茶を待つ間、ジェンドリンは自分が緑茶に魅了されており、旅行鞄を購入してそれにギッシリ種々の緑茶を詰め込んで今回の日本からの土産にするのだと喜々として話した。緑茶は彼の信条である「シンプルライフ」にマッチした飲み物なのだと語った。無邪気なさまに好感をもった。

宿泊についても問題が起こった。中野サンプラザに用意されてあったのは洋室であった。彼は和室に泊まるのを楽しみにしていたのだと言う。畳の生活こそシンプルライフそのものであると感じているようだった。しかしもう和室は予約で満杯であった。しかたなく、大学生たちは部屋からベッドを運び出し、マットレスを床に敷いて和室ふうにすることで妥協してもらった。僕はシンプルライフとは面倒くさいものだなぁと思い楽しかった。

講演会でフロアから質問があった。ジェンドリンの本業は哲学つまり理性と論理の活動であり、フォーカシングは感覚と没論理の世界である。この両者はジェンドリン自身のなかでどのように統合されているのかという内容の質問であった。彼は片手を前に出しVサインをつくった。そして言った。「両方ともにわたくしの人間探究から発している、そしてやればやるほど両方は離れてゆく、そしてその結果、大きなVができる、Victory だ」。場内は爆笑したが、僕はジェンドリンが誠実に自己の内面を語っていると思った。そして、彼は認識の人であり、臨床家ではないのだと理解した。

この理解には下敷きがあった。講演に先立ち、村山さんがジェンドリンを聴衆に紹介したさいにひとつのエピソードを披露した。村山さんがアメリカにジェンドリンを訪ねたさい、ジェンドリンの車が大渋滞に巻き込まれた。彼は渋滞を回避しようとして横道へハンドルを切った。しばらくして村山さんは気がついた。たくさんの車がジェンドリンに追従してきていた。残念ながら迂回路は見つからず、しかたなくジェンドリンはもとの渋滞に回流した。村山さんは、日常生活の場でもあふれているジェンドリンの指導者としての引力を披露したかったのだった。だが僕は、ジェンドリンに従っていても新しい道は見つからず結局はもとの道に戻るだけだ、とも読めると思い面白がったのだった。そして村山さんのこころの魔法の働きが真実を明らかにしているのかもしれない、村山さんの柔らかな知性はこころの魔法を妨げず縦横に発揮させるのだろうと、少し羨ましく感じた記憶がある。

あとで聞いたのだが、講習会では、同伴した新妻メアリー・ヘンドリックスがもっぱら実際の指導を行い、彼は言葉での解説を担当していたらしい。予測どおりであった。これら種々のエピソードはジェンドリンその人の短所を暴き出しているのではなく、はるかな目標に魅かれて無心に歩いている人びとに必ず現われる子どもらしさを示しているのである。その子どもらしさは常にわれわれを魅する。ロジャーズも村山さんもジェンドリンもこの特徴を具現している。そのありようこそ、こころの魔法を活躍させる条件であり、言いかえると創造性の基盤である。

心理学はこころの魔法を解明しようとする営為である。ところが、ロジャーズは魔法の世界に魅了された、村山さんは魔法の力を尊重した、ジェンドリンは魔法の世界をコントロールし勝者たらんと願った。

そして思う

少しばかり僕自身について語ろう。僕は一貫して技法を追求してきた。いわば、魔法の世界を自分で創り出そうとしてきた。しかし、いつのころからか、自然治癒力の尊重を自分の臨床の中心に置いたので、「あらかじめ引き出しに保持している技法」の役割は薄れてきた。代わって「させられ体験としての治療者活動」をめざすようになった。魔法の世界に従属しようとする姿勢である。クライエント中心療法に近い姿勢だと感じているがどうだろうか。ロジャーズに自然治癒力と似た概念がないかと村山さんに尋ねて「実現傾向」というコトバがあることを教えてもらった。こころの魔法の働きを指す適切な用語であると思いうれしい。もし八〇歳までボケずに生きていられたら、ロジャーズに近いところに到達できるのかなぁと思う。それは、僕のこころの魔法に任せるしかないのだろうが。

（現代のエスプリ別冊　ロジャーズ学派の現在　二〇〇三年）

〔追　想〕

この文章自体が現在のわたくしの心理治療の根幹を描出しており、その流れの連想でもあるので、さらに付け加える連想がない。人の心は魔法の世界であるとしみじみ思う。

あやかしの技（二〇〇三）

操体法に熱中していた時期があった。捻挫や寝違いなどに効果抜群であった。魅力は効果だけではなかった。操体法は骨と骨の接触面つまり関節を取り扱う。まず凝ったり痛んだりしている部位の関節を動かしてもらい、痛みの強くなる動きの方向を見定める。そのちょうど逆方向への動きが治療法となる。治療者が手で動きを妨げておいて、患者に痛みと逆方向への動きを力一杯してもらう。痛みと逆方向なので充分に力を入れることができる。患者の力が最大限に達したとき治療者は妨げていた手の力を突然抜く、それと同時に患者にも瞬間に脱力するよう指示しておく。患者はそうしようとするが、治療者の脱力が前触れなしに行われるので、患者の脱力はわずかに遅れる。そのせいで痛みと逆方向へ小さく鋭い動きが生じ、関節の修正が行われる。

痛みと逆方向へ力一杯という手技は、病んでいる生体にさらなる負荷をかけたくないというわたくしの好みに合っているので魅力的であった。しかし痛む方向を患者に示してもらうのはまどろっこしくしばしば不正確であった。代わりにわたくしが関節の上下を握って微かに動かして抵抗をみることで、簡便かつ正確に痛みの方向と逆方向とを判定できることに気がついた。しばらくすると、関節の上下を握らずに近くに両手をかざして動かして抵抗を診るのでもよいと分かり、しばらくその診断法を使って操体法を行っていた。

ある日のこと、両手をかざして動かして抵抗を見ていると、抵抗が感じられなくなり患者の苦痛も取れていた。つまり、身体に触れることなしに整体が行われたのである。面白いことだと思い他の患者でも試してみたが、うまくいったりいかなかったりであった。

Oリング・テストに熱中していた時期があった。Oリング・テストは大村恵昭先生という方の発明である。ご存知の方も多いかと思うが、親指と人差し指でリングをつくり、それを他者が引っぱって指の離れやすさ・離れにくさを指標にして、個体の状態を判定する。わたくしは薬のサンプルをもち歩き、ひとつずつ患者の掌に乗せてはOリング・テストを行って、患者の状態が改善する薬つまりその患者と相性の良い薬を選んでいた。しかし薬の種類が多いので、患者もわたくしも指がくたびれてしまうのだった。そこで指タッピング法というものを考案して代わりとした。ところが、指タッピングをしていて心身に特有のフィーリングが生じることに気づいた。悪いという反応は曇ったような重苦しいフィーリングであり、良いという反応は爽やかな風が吹くフィーリングが生じるのである。これなら筋肉を使わないので疲れない。いまはもっぱらこの方法で薬を選んでいる。

一〇年ほど前から、気功・整体・太極拳なども習っている。また東洋医学の分野である経絡治療やツボ治療の入門書を覗いたりしている。そうした習いごとと操体法やOリング・テストからの感覚の成育（？）とが溶け合って、オカルトじみた「あやかしの技」を使えるようになった。いつも成功するわけではないのだが、うまくいったときなどは、わたくし自身も「いったい、コリャなんじゃ」と首を捻ってしまう。この現象を説明できるのはトランスパーソナルと総称される学問分野しかないのではないかと思い、この機会に例を挙げてみる。

1　目前にいない人の薬を決めてあげる

前述のようにして薬を選んであげた患者が容態が変化して電話してきたとき、電話から伝わってくる声に薬を合わせてあげていたが、そのうちに、一度も会ったことのない人にも薬を選んであげることができ、後日お会いしてみると、薬の種類も量も的中していることがあった。そんなことを続けていると、家族しか来院していなくても、話題になっている患者に薬を選んであげることができ、便利になった。ケース・カンファレンスでも、話題になっている患者に薬を選んであげることができ、助言の一部に加えるようになった。いったい何をデータとしてその作業をしているのか、わが行いとはいえ不審に思い、次のような実験をしてみた。友人の精神科医に一人の患者を思い浮かべてもらい、一言もしゃべらないでいてもらう。その患者の処方についてわたくしが助言をするという実験である。数人の精神科医と行ってみたが、いずれの場合も有益な助言であると評価されたので、とんでもない的はずれではないようである。そうすると、わたくしは相手が思い浮かべている人物イメージを何らかの手段で感知して、それに薬を選んであげていることになるんだが、そんな奇妙なことができるものだろうか。

2　経絡やツボが見える

人びとの体を眺めていると、ある場所に注意を向けたとき、わたくしの心身に曇ったような重苦しいフィーリングが生じることがあり、それを引き起こす場所がずーっと連なって一本の線として感知される。それは東洋医学の経絡に一致する。またところどころに重苦しさの濃い部分がありツボに一致する。専門家に聞いてみると、古来そうした感知力を得た人は珍しくないらしい。わたくしにとって便利なのは、治療を要する経絡だけが感知され、ツボの重苦しさの度合いが現時点での治療上の優先順位を示していることである。さらに、鍼・灸・磁気粒・指圧などのイメージを送り込んで、重苦しさの度合いがどう変化するかをみることで、治療法選択のシュミレーションをすることができる点である。とはいえ、これらはわたくしの錯覚に基づく自己陶酔の類かもしれず、日々の診療のなかで患者が有益だと評価してくれているのも暗示・プラシーボ効果・馴れ合いの類かもしれないとも思う。まあそれでもいいかと思っている。年をとって真理への執着がさらに薄くなったようだ。

3　CTの真似ごと

経絡のときと同じ曇ったような重苦しいフィーリングがひとつの塊として感知されることがある。わたくしはとりあえずこれを「邪気」と呼んでいる。大きさはさまざまである。どうやらその部分の生体が苦しみを訴えているらしい。脳梗塞の患者でみていると、初めのうちはCT上の梗塞部位に一致して「邪気」を感知するが、その大きさはCTの映像よりも大きい。時間とともに縮小して映像と一致するから、周辺の浮腫が邪気の源なのだろう。陳旧化すると邪気を感知しなくなる。生体が戦うことを止めると、邪気が出なくなるのかもしれない。透析治療を受けている患者の腎からはまったく邪気が出ないのも同じ理由であろう。邪気を感知する技が有用なのは子宮筋腫を察知するときである。邪気を探知するだけで、筋腫の場所や大きさを言い当てることができ、婦人科での正しい所見と照合することで、感知の精度を錬磨することができる。

4　触らずに行う整体

操体法の最中に偶然に起こった触らずに行う整体も、邪気を察知できるようになって進展した。生体が苦しみを訴えている場所と程度が感知できるので、どこへどのように気を送り込めばいいのかが即座に分かる。また二カ所に邪気があるとき、一方の邪気を操作してもう一方の邪気が減るようなら、二カ所の邪気に主従の関係があるのであり、主の邪気を治療すれば従の邪気も消えて、自覚症状もよくなる。たとえば、首の痛みを足首に気を送ることで治療できたりする。気を送り込む手法として、最近は「イメージの手」を患者の体のなかへ送り込み、関節間隙を揉みほぐすイメージを使って効果をあげている。

5　背景を読み取る

外来患者にどのような日常生活や養生を助言するかは、治療者としての腕が問われる場面である。目前の患者のいまの状態にちょうど合った助言をしたい。できれば二人で開発したい。この長年の願いから、わたくしは目前の患者をいろいろな場面にはめ込んでみることを始めた。海・山・畑・市場・個室・人込み等などである。曇ったような重苦しいフィーリングが生じるなら合わないのであり、爽やかな風が吹くフィーリングが生じるなら、いまの養生に合うと判断して奨めてみるのである。してみて分かったのは、爽やかな風が吹くフィーリングが生じるのは決まって幼い日の環境や活動であることであった。わたくしは生育史の聞き取りをしないので、このとき初めて幼い日が話題になり、まことに、自然な対話になる。これには例外がある。爽やかな風が吹くフィーリングが生じる情景が見つからない患者がいる、そのすべてが幼い日に心の傷を秘めている。なんら話題にしていないのに患者の生体が「邪気」を伝えてくるのであろうか。

感じ取る能力が細やかになると、操作や処置の工夫は行き当たりばったりに思いつくものである。操作技法の探求に明け暮れた日々を省み、まず感知することが大切であると、後輩のみなさんに助言したい。ただし、わたくしは操作の探求を介して感知を磨いてきたので、手を出さずに静かに観察し理解する、という姿勢での感知の能力を著しく欠いている。折りに触れてそのことを思い知らされる。いまさら嘆いてみても詮ないことではあるが。

（現代のエスプリ別冊　トランスパーソナル心理療法　二〇〇三年）

〔追　想〕

トランスパーソナルの第一人者、藤見幸雄さんから原稿を依頼された。わたくしはトランスパーソナルという学問領域にまったく不案内である。なのに藤見さんによると、わたくしはトランスパーソナルの世界が分かっているのだという。自分では何が何だか分からないのにと、まったく面妖な話である。しかも何でもいいから寄稿してほしいという。

考えあぐねた結果、自分が臨床の場で行っている手技のなかで、自分でも何の根拠もなく、ただ実用的であるという経験だけで行っている、あやしげなものをとり集めて原稿にしてみた。どれも毎日、役立ってはいるのだが、いったいどのような根拠が流れているのか、皆目分からない。まあ、人の心の世界は、いや命そのものが魔法の世界なのだからと無理矢理納得するしかない。

代替医療と心身医学（二〇〇三）

鹿児島も生薬の勉強会をしてます。こないだ半夏をやりました。半夏は毒があるというんで、サンプルをちょっとかじってみたら、ひどかった。鹿児島は芋がらを食うんです、刺身のつまに。あれはよく晒さないで食うと、喉がいがらっぽくなりますが、その何倍もという感じです。そのときは半夏の勉強会ですから、生姜をもってきてない。生姜があったらかじってみればよかったんですが、しょうがないから、せっせとうがいをしました。たくさんかじって救急車を呼んだ人もいると参加者が言ってましたが、一時間ぐらいして、勉強会が終わるころにはだいたい取れました。ぜひお試しください、生姜を用意して。

やっぱり違いますよ。教科書に「毒あり」と書いてあると知っているのと、なめて体験したのとではこんなに違います。もう生涯忘れません。

福岡には漢方の指導者の先生方がたくさんいらっしゃって、今日もおいでになってます。僕はもちろん指導医でもなんでもないんです。大塚敬節（一九〇〇〜一九八〇）先生の言葉を寺師睦宗先生が引用しておられるなかに、「散木になってはならん」と。散木というのは何も役に立たん、焚きつけくらいにしかならない木です。散らばっている雑木みたいなもので、そんなのになっちゃいかんと。僕なんか散木もいいとこで、あっちから拾ってきたり、こっちから拾ってきたりした知識を手当たりしだいに使ってるので、全然だめですね。

水曜日に最近『トリビアの泉』というテレビ番組がありますでしょ。知っていてもいなくてもいいような知識をいっぱいもってきて、「へえ」とか言って、「へぇ度」の順位をつける。こないだは昔、巨人軍にしばらくいて成績が振るわないので帰っちゃった投手がアメリカにいて、その人の息子が「クワタ」という名前だとかいうのをやってました。インタビューをしてて、「クワタ！」と呼ぶと、一〇代の息子がやってきた。その投手は巨人軍にいるときに桑田と親友で、桑田の人柄と野球に対する姿勢に非常に惚れ込んで、自分の息子に「クワタ」と名づけた。桑田みたいな人間に将来、何も野球でなくても、ひとつのものに真摯に取り組むような人間になってほしいと願ってつけたという話でした。で、「へぇ」と言う。トリビアも散木も同じようなもので、知ってたからってなんちゅうことはないようなもの。

だけどなんでちかごろそういうようなのが流行るんだろうか。知っていてもいなくてもいい知識の本とか、そういう本が盛んに出てますでしょ。少し高級になって、知っていりゃちょっと役に立つというのは、『伊東家の食卓』。僕はあれが好きなんです。ゆで卵の殻がぱっとむけるとか、寝てる間にレアチーズケーキのごときものができるとか。僕の漢方の勉強はまああのレベルで、ちょっと役に立つというようなものです。

そういう番組が増えてきて、視聴率を集めているのはどうしてだろうと考えると、ああいうものに対する志向は窮屈感からの離脱だろうと思うんです。世のなかが窮屈になってきますと、そこから離脱しようとする欲求から、毒にも薬にもならんような些末なものが文化として広がってきます。それは江戸時代の狂歌も同じです。一時期、おやじギャグとか流行りましたが、全部そうです。窮屈なところから出て行きたくなると、「トリビア」なものが盛んになってきます。

同じ意味を別の言い方で述べますと、「トリビア」なものの周辺には人の情愛の世界があるということです。「クワタ」の例でも、狂歌の例でも、『伊東家の食卓』でもそうです。そして情愛の世界こそ心身一如なのです。体系化されたものは情愛の世界を切り捨てますから、心身一如から遠ざかり、息の詰まるような雰囲気になるのです。

そんな話をなぜしたかと言いますと、僕は体系化された医学のもつ窮屈感から漢方のほうに興味をもつようになったのが出発点でした。しかし一所懸命勉強したりなんかすると漢方もだんだん体系化されて、ちかごろは困ったことに専門医制度を強化する案が厚生労働省との折衝のなかで出てきて、難しいことになりますよ。ついに漢方の世界も窮屈な、これだけは知っていなきゃいかんとかいうことになっていく。

ちかごろはひどい話、いやひどいんじゃない、すばらしい話で、エビデンス・ベイスド漢方とかいう話が出てきています。エビデンスに基づかない漢方処方をしたら訴訟になったりするようになったら、大変ですよ。そんな窮屈なことになったら、僕みたいに先が見える人は気功をやったり、整体をやったりして、それもまた体系化されたら、また何か他のことを、星占いとかをやるんです（会場笑）。

ところで、心身医学というものは、もともと非常にトリビアなものです。ちかごろガンの免疫療法とか言ってやってるけど、ガンの免疫療法を二〇年前に言ってた人はみんな詐欺師、悪人の類だったでしょ、丸山ワクチンとか蓮見さんはね。そしていまは免疫療法を考えない者はほとんどガンのことが分かってない人だと言われるようになって、世のなかは変わる。心身医学はいま、みんながもてはやしていますが、池見先生がやり始めたころは、「池見酉次郎はとうとうちゃんとした医者にもなれんで、それでうまいこと教授になりゃがって、だから九大にしか心療内科の講座はないんだ」とか言われていたんですよ。

ちかごろは心身医学の先生たちも大きな顔になっていますが、本を読んでも、講演を聞いても、必ず言ってるのは、「デカルトの心身二元論が身体医学を発展させた。しかしある一面だけを膨らませたので、それが限界に来て、もう一度心身一如の医学に戻らなければならなくなった」と。これは心身医学のうたい文句です。続けて心身一如の講義があるのかと思ってると、全然ありゃしない。心理療法をやったら風邪が早くよくなったとか、家族療法をしたら子どもの喘息がよくなったとか、全部心身別々です。

こりゃ面白い。「心身二元論を克服して、心身一如でなければならん」と言うけれども全然、心身一如を書いた本なんかありゃせんの。講義もありゃしません。なんでだろうかなと考えてて、思いついたのはこういうことだったんです。心身一如はスローガンにはなるけれど、細かく論じることはできないんです。したがってデカルトが心身二元論とか言いだしたのは、張仲景（一五〇〜二一九？）先生が処方を集め『傷寒論』に著したように、すでに心身二元論的にみんなが考えてたのを「やっぱりそれがいいんじゃ」と、まとめたんだと思うんです。

みなさん試してみてください。心身の不調和の状態を心身一如の言葉で論じたり記述したりするのは、無理なんです。無理を承知でやるとどうなるかと言いますと、「気」とか、「健康」だとか、「毎日楽しい」とか、「生き生きしてる」とか、そういうふうにしか記述できないんです。だから心身を分けるのは、記述あるいは論述の必要から始まっていると思います。練習してみても、心身一如の言葉では論じられません。

そこから何が言えるかと言うと、論じるということがそもそも不自然なことなのです。論じるという姿勢が、記述するという姿勢が不自然なことであるけれども、論じ、考え、記述するということを止めるわけにいかん限り、分けざるを得ない。そして、その論述する、記述する、何かペーパーを書くとか、『東洋医学雑誌』も読んで面白くなくなりましたねぇ、なんか数値、数量化して、まあいいけど、何だったかな、ああそうだ、われわれは生きていくときには心身一如で生きていくんです。だけどそれは論じられない。そこのところを考えてると、医療が上手になります。たとえば「ある方剤がこういうふうに効いた」ことを論じるには、心身を分けて論じざるを得ません。漢方の仲間のうちなら「気を上げた」とかいうようなことでもいいけれども、気は論じにくいですね。血水のほうがいくらか論じやすくて、気のほうはなかなか論じられない。気は論じにくいけれども、やっぱり気を臨床の場では大事なものとしていつも頭において、血水のほうはその家来って言うかな、付け足しというような感じで患者の全体像を味わい、方剤の方意の周辺、方剤が生み出してくる雰囲気、力、方意のなかにある気的部分を意識して、あんまり意識すると論じることになるから feel して、味わいながら使うということがつまり心身一如的漢方医療なんです。

そして心身を分けないような言葉を使って診療が行われるなら、本物の心身医学なんです。「いかがですか?」でしょ、「具合は?」でしょ、「気分は?」でしょ。「なんとかやっていますか?」とか、「苦しくないですか? 楽になりましたか?」というような、体のことを言うてるのか、気分のこと、心のことを言うてるのか、区別がつかないような言葉をたくさん使って診療をやってれば、心身一如の心身医療をやっているんだと思うんです。だから「あなたはちかごろ、夫婦仲良くしてますか?」などと、心のほうにぴたっと合う「よく対話をしてますか?」とかいうようなことを言うのは、心身を分けた話をしているんだから心身医学ふうではあっても、心身二元論の医学なんです。

そして僕がいま、練習してるのは、たとえば小柴胡湯がありますね。それがこういう状態にいいとか、こういうときに使うとか、矛盾したようなことも『傷寒論』には書いてあったりして、分かりにくかったりするけど、それらが一応こう書いてあるからには、先人のよかった経験群がたくさん集積されて出てきたんだろうから、それを全部包含したような小柴胡湯のもつ気分というのをとらえたい。そしてその小柴胡湯という方意の雰囲気をとらえて、そしてわれわれが診ている患者のいろんな訴えや、腹証を診たりなんかして浮き出てくる雰囲気、これがどのぐらい相性がよさそうかで決めたい、という練習をやっています。

患者の病態と薬の方意との相性ということで考えると、これはその方意の全体が生み出している気分ですから、多くの先人や偉い先生たちが「みだりに薬方を加減してはいかん」と言っていることが、浮き出してくるような気がします。西洋医学的な感覚では、ここに身体がありまして、それぞれの構成生薬があって、これがこういう薬理で、こういう薬理で、それを足し算で混ぜて、とやるわけですね。

だけど雰囲気ということを考えると、それぞれの生薬の相互の関係が織り成してつくり上げる雰囲気ですから、何かを変えるとがらっと変わる。がらっと変わるということは、桂枝湯からの展開を見ても、何かをちょっと入れたら全然違ったとか、桂枝を増やしたら、芍薬を増やしたら、全然違う方剤になったとかいうふうになる。それが方のもつ雰囲気です。

何かいい説明ないかなと思ってたら、いま、思いついたんであまりいいアイディアではありませんが、餅をうんと増やして小豆のほうが少ないと牡丹餅と言って、餅がずっと少なくて小豆がわっと多いとぜんざいと言って、これは全然違う食い物になるようなもんだと思って、例になるかなと考えました。

それはまぁ思いつきですが、料理というものはその料理を構成している素材をひとつずつ、この食べる人には塩がなんぼ要って、味醂がなんぼ、醤油がなんぼというふうにはしなくて、長年の伝統でつくられた「がめ煮」というようなものが生体と関係するわけです。「がめ煮は好かん」とかいう人がいたり、「がめ煮がないとさみしい」とか「博多にいたら、あれがないと生活できん」と馴染んでいる人もいるというような感じで考えたほうが、漢方治療がうまくなって、いい方剤の使い方ができるのではないかと思っています。

実は、そういう考え方は後から来たんです。もともとはOリングをやっていたんです。Oリングはそのエキス剤の全体がこの生体と合うかな、合わんかなと、精密なようでもあり、大雑把なようでもあるやり方です。で、それをやってましてね、漢方のエキス剤はまあ百種類ぐらいで、そのなかから状態に合わせていくつか選んでやればいいんですが、精神薬もけっこう多いもんですから、全部をひとつずつやってるとくたびれるんです。引っぱるほうもくたびれちゃう。

それに精神科の患者さんはなかなかしてくれませんしね。暴れてる人なんかそばに寄って殴られたらいかんし、「なんか変なことをする」と不安をかきたててもいかんので、触らないで、薬をもってぱっとこうして見るようにしたらもう、「あ、合う」とかいうようなことが、だんだんできるようになりました。

患者さんでも言う人がいます。見てて、「あ、それがいい」とか。漢方でやっても、「あ、それ。それがなんか好き」とか言うから、出してみるといいんですね。Oリングで確かめてみても合いますから、患者でも分かるんだから、これは分からないかんと思って練習しましたら、分かるようになりました。

それをずっとやってるうちにだんだん個々のエキス剤がもつ雰囲気が自分のなかに情報として蓄積されまして、電話で声を聞いて分かるようになりました。こちらの心にそれらしい処方をばあっと流しながらソートしていくと、「あ、これ」というふうになりますから、それをいまはやってます。

あんまりこういうのを言うと怪しげでいかんのですが、ちょっと言いますと、電話で体の歪みがだいたい分かります。分かりますと言うのは、「そこんとこが凝ってるようだね」と言うと、なんだか当たるんです。的中率は相当高くて、七、八〇%いきます。分かるんだったら治療もできんかなと思って、電話で気を送って、触らずに気でする整体というのをジョークみたいにしてやると、「いい」って言う人がいるんです。催眠かなとも思うけど。

それで面白いのは、携帯電話では効果が薄いんです（会場笑）。おそらく携帯電話というのは、送られる情報のビット数がまばらなんだと思うんです、僕の考えではね。普通の電話のほうが整体の効果がありますし、薬を当てるのも的中率がいいような気がしますから、やっぱり何か電話で伝わる情報があるんだろうなぁと思っています。

あ、それから最近気がついたんですが、これはみなさん、ぜひ覚えておいてください。いくら治療をしても自律神経系に関係するような症状が不安定でよくならない人がいたら、近くに高圧線の鉄塔が立っていないかどうかを聞いてください。あれは悪いです。どうしてもよくならん人がいたら聞いてみてください。で、できるだけその鉄塔から遠い部屋に寝るようにするとかしたら、ずいぶんいいです。一時期は電柱にあるトランスが窓の近くにあったりすると悪いと思ってましたけれど、高圧線からの電磁波は段違いに悪いです。

だから自分が治せんときに、腹立てて自分を責めたり、患者を責めたりせんで、九州電力を（会場笑）「悪いのはあいつ」とか言うだけでも、二人で「そうだ」とか言うだけでもね、気分がいいです。ぜひしてください。電磁波を予防するグッズが何かないかなと思うんですけど、なかなかうまくいきませんねぇ。

まぁそんなことをやってましたら、こういうことを考えました。処方をいくつも混ぜこぜに使ったら、ひとつの処方に四つも五つも生薬が入ってるのを混ぜて飲ましたら、君臣佐使で、どれが主薬でどれが従薬だか、どれが君だか臣だか、群雄割拠みたいになって、そもそもその方剤がつくられたときの精神からしたら無茶苦茶ではないか、つくった先人がかわいそうじゃないかと思ったんです。

じゃあ、ふたつの方剤を使うときは、どのぐらい間を空けたらいいんだろうかということを考えていたんですが、そしたら千葉の藤平健先生の流れの方がたは先急後緩とか、先表後裏とか、先補後瀉とか、そうことを言われているのを、ああ、なるほど、そうだと思いました。なぜそう思ったかと言うと、精神科の患者さんは興奮しているときは大承気湯とか、桃核承気湯とか、三黄瀉心湯とか、あるいは大柴胡湯とかいうような強い薬が必要です。それは体つきとかそういうこととは関係がなくて、興奮している状態のときのはそうです。それが落ち着いたら、ぱっと虚になります。落ち着いたらすぐに補中益気湯とかになる人がいるんです。気がつかずに同じ処方のままでやってると、今度はなかなか立ち上がれなくなってしまいます。外来では特に用心しないといけないので、そういうことから先急後緩を考えるようになりました。

それから僕は、小川幸男先生に月に一回、陪席をお願いして診察を見学しています。先生は腹証を見て「この人は胸脇苦満がある」とすると、あんまり先表後裏とかは言われないんですが、「この胸脇苦満はどうもずっと前からあるようで、この病気の基盤にはなっとるだろうけれども、いまの症状とは一応切り離しといて、これは後から治療する。ちょっと棚上げ」とか言って、まあ先急後緩なんですよね。こっちを治療して、後から胸脇苦満に関した治療をするというふうに判断されるときもあるし、そうでないときもあります。特に瘀血なんかは、「この瘀血はちょっと置いとこう」とか言ってされるときもある。どうしてそうされるのか分からんのだけど、そうなんです。

それを理屈づけすると、藤平先生の併病論とかそういうことになるんでしょう。そうすると体系化されるんですね。だけど長年、経験でやってこられた方は何かを感じるんでしょうね、こう見て、「これは動かん」とかね。それは言うに言われんものがあります。

みなさん、福岡には優れた臨床の名人がたくさんいらっしゃいますから、陪席をしてください。講義というものはさっき言いましたように、論じていますから、心身は分けられています。だから講義に出てくるときは、どんな症例でもすでに心身一如の世界ではなくして述べられています。それでは臨床の力がつくということには限界があって、いちばん大事なところはそばにいないと絶対に伝わらないのです。

優れた臨床の先生は、臨床で診察をして治療をしているときは、いちいちそれを分解して、頭のなかで論じて、そして証を決めて、治療的な指示を出しては、どうもいないみたいなんです。説明をするときにはごまかして論理ふうにしているみたいですけど、やってるときには何かぼんやりとしっかり見ながら、勘でたくさんの経験のなかからすうっと浮き出してきた方剤を組み合わせて使っておられるように思います。

それはその瞬間に、診察が行われて、処方が頭のなかから決まってくるその現場に立ち会わない限り、絶対に身につかないものがあります。偉い先生というのは先に死にますから(会場笑)、まあこっちが早く死ぬこともあるけど、早く行って、そばで見てください。そうしないと絶対にその技術は受け継いでいかれないと思うんです。

で先ほどの先表後裏の話ですが、藤平先生の流れの方がたはただそれだけではないんですね。どういうふうにするかと言うと、一日のなかでも朝は補中益気湯を出して、夜には大柴胡湯を出すとかいうふうにされるんです。そういう組み合わせが僕はとても気に入りました。

なぜかと言うと、フラクタルの構造というのに僕は凝ってまして、フラクタルの構造とはどういうことかと言うと、ツボを言う人は、顔なら顔にからだ中が全部あるって言うし、耳をやってる人は耳にからだ中が全部あるって言うし、いまの流行りの英国式足マッサージでは足の裏にからだ中が全部あると言いますね。掌でもそう言ってます。それがフラクタルということです。細胞のひとつひとつが全部、それぞれがどこかとつながっていて、細胞ひとつのなかに全身が封じ込められている、部分のなかに全体があるという考えが、精神科の場合には非常に役に立つんです。

フラクタルという考え方が役に立つことを確かめようと何をしたかと言うと、新患の患者さんが来たときにその人の病歴を思い浮かべてみるということをやりました。僕はそういうトレーニングは好きです。占い師や人相見と同じです。「この人は二人目の子どもを生んで、一人目はうまくいったけれども、二人目の産後が悪くて、それで落ち込んで、しばらく産婦人科で治療したけど、うまくいかなくて、とうとう『やっぱり精神科に行かなならん』としぶしぶ家族が連れてきた人」とか想像して、それから病歴を聞いて、どこが当たってる、当たってないというのをやりますと、だんだん上手になって、僕はもう二〇年ぐらいそれをやってますから、ずいぶん当たるようになった。

フラクタルとは、一瞬のなかにその人の歴史が表われてる。だから手相見、人相見というのもそれほどまやかしじゃなくて、根本にはある程度の読める感覚があるんだろうと思うんです。

まあ、それはどうでもいいんです。いま、一所懸命にやっているのは一日のうちで、どの方剤を何時に飲まして、次に何を飲まして、次に何を処方するかいうことに凝ってまして、単剤で三包出すということはだんだん少なくなっています。そして病歴の全体の流れを、これがこうなって、ここが虚してて、これを瀉してとかいうようなのが全体の流れだとだいたい、僕なりに考えますが、考えたら、それを一日のなかでも凝集してやるように工夫してみるんです。

たとえば、補中益気湯を僕はよく一包を使います。朝、起きたときにくたびれてるような人には、「起きたときに元気出ないね」とか言って朝、補中益気湯を出します。それから仕事が大変で、「朝は元気に行くけど、もう帰ってきたらぐったりです」と言う人には、朝は桂枝加竜骨牡蛎湯なんかを出して、夕方は補中益気湯を出すようにします。そして補中益気湯を予備にもたしといて、お昼、疲れてるようなら飲むというようにしたりします。それから朝と夕方に柴胡桂枝乾姜湯を出して、まんなかあたりに桂枝茯苓丸を入れるとかいうような処方をします。

それをどういうふうにしてやるかと言うと、そこがまた僕のオカルト的なところで、その人の話から出てくるその人の一日をイメージします。朝、昼、晩とその人の生活を聞きますよね。で、そこに方剤を置いてみるんです、ぴたっとはまるように。あまり、こんなことを言うといけませんね（笑）。だけどみなさん、何か工夫してみてください。

料理と同じように、僕は考えてるんです。お茶漬けを朝、食って行くほうがいい人や、帰って酒を飲んでから、お茶漬けを食うほうがその人の健康増進によさそうな人とかいろいろいる。僕は医食同源に徹しているので、ほとんど方剤は食事と同じようなイメージで使います。こうしてやったら元気が出るだろうとか、なんか変な邪がたまってるのを下してとかいうようなことで、やるようにしています。

そして、これをしてください。僕もできるだけそうするようにしてるんですが、「お湯に溶いて、味わって飲んでくださいね。そして味が自分でからだに馴染むかな、どうかなと思って飲んでくださいね」と患者さんに言うんです。もちろんそれはみなさんもご存知のように、味がよくて、喉をすうっと通っていくものはからだに合っていて、からだが歓迎している処方だからいいということがあります。しかし決してそれだけではないんです。

味わって飲むということは食事と同じで、味わって食べるのと同じように、もともとは外にあった物質と、心身という個体との「馴染みの儀式」と言うかな、馴染み作業で、馴染めるか、馴染めないかということを本人が感じてみる。そして、これはちょっとぴたっとせんな、とかいうふうに感じてみる。

これは外界と自分との相性とか、馴染み具合とかについての本来、生物としてもっていたであろうセンスなんです。そういう感性が動物ではあるんです。だから動物は毒の草を食って死んだりは、あまりしないんです。ときには死ぬのもおるけど、家畜化されるとそうなるんです。人間はみんな家畜化されていますから、もう何だかんだ食ってすぐおかしくなるんです。

和歌山のヒ素中毒事件でも、口に入れて「これはまずい」と言って吐き出した人がいるんです。だけど「カレーライスは大好きだ」とか言って食った人は全部だめですよね。概念で「私は補中益気湯がいいんです」とか言って飲む人はだめなんです。「合うかな」とか言って、「いつもはいいのに今日はおかしいな。これは製薬会社が違うからか」

（会場笑）とか言う人がいいんです。

なぜいいかと言ったら、そういう人はその感覚がずっと生活のなかに広がっていきますから。そうすると「ああ、私はこういうことは嫌なんだな」とか「我慢してやってんだな」と分かってきますから、ひとつの方剤をお湯に溶いて味わって飲むということは、すごく精神療法なんです。健康のためのトレーニングなんですね。

心理学の理論やなんかを勉強することは要らんのです。自分に合う、合わない、合わないものはやめとくというようなトレーニングを毎日させれば、こっちはたった三分、やり方を説明するだけで、後は永遠にセルフ精神療法がずっと続きます。

僕はいま、そればっかし考えてるの。どうしてかと言うと、精神療法を自分の専門領域としてやってきましたけれども、もう三分診療になってしまって、まあ五分くらいはできるけれども、もう精神療法はできんのです。だから似たようなことをするとしたら自力更生、自分でやってもらうしかない。自分でやってもらうようにそういうことをやってます。

それから気功とか整体もやりますから、肩凝ってる人だったら、「こうするのを仕事の合間にやってみたらいいかもしれんよ」とか言ってしてもらう。そういうふうにして、こちらはあるやり方をちょっと教えて、それが効果があれば、本人はもっと他に方法はないかなと自分で工夫するようになります。

精神療法というものは、治療者が一緒にやりますから、なんとなく面倒見てもらっているように見えます。だけど『伊東家の食卓』を見て、その後、自分で工夫するようなもので、「『伊東家の食卓』の指導のもとに私は料理が上手になった」とかって思わんじゃないですか。「なんか言うとったからやってみたら、なかなかいいから、私はこうしてやってんだ」と思う。そうすると自分でやっているという感じが、その人に自信をつけると言うか、自尊心が増える。

僕のところに全国から陪席に来る方は、精神科の関係の人です。もちろん、漢方の見学には誰も来やしない。精神科を見学に来た人たちはみんな「先生のところの患者さんは生き生きしてて、自立性があって」と言う。だけど自立性があって生き生きするようにしているのは、決して僕の精神療法の技術じゃなくて、やっぱりいちばん大きいのは漢方の方剤の選び方、飲み方、それに対する自己評価の仕方なんかを教えて、自分で漢方の方剤について、選べるようにしてることです。

みんな薬をいっぱいもってんのよね。で、書いてもってくるもんね。「これが何包、これが何包あるけど、先生、どれがいま、合いそうですか?」とか言って、「これかもしれんと思ったけど、これでしょうか?」とか言って、薬をもらわんで帰るから、診察料だけ（会場笑）。だから僕は本人が自ら、漢方を使って健康増進している生活のコーチだ。

そういうふうな患者さんがどんどん増えてくると、僕のところに来る人ですから、漢方で来る人はあんまりいなくて、みんなやはり自律神経の失調とかで来ている人たちが多いんですが、その人たちの精神症状がどんどん勝手によくなっていく。

その手がかりとして代替医療が考えられると思うんです。代替医療は、患者の側に医療のある部分が委譲されたということで、漢方はそれができやすいんです。健康食品の跋扈も、副作用がないからっていうだけじゃなくて、やはり人には自分の健康に役立つことを自分でやってみたいという思いがあるんではないかと思います。だから代替医療が信者をつくってはだめなんです。

それは東南アジアとかアフリカとかの開発途上国に日本からトラックをあげたりなんかしても、向こうの人たちが

「そうじゃなくて、われわれがこういう物をつくれるようにしてほしい」と。いちばんよく例に引かれるのは、水をくみ上げるポンプね。水のないところに電動式の上等なポンプをたくさんあげるよりも、昔日本であった手押しポンプをあげたら、それだと向こうで鋳物の技術を使って複製品がつくれるのね。修繕もできる。だから電動式のモーターで動かすポンプよりもずっと喜ばれているのは、やっぱり技術が自分たちのなかに移って、そして後は自分たちでやれるようになるということを欲するからでしょう。それは人間という生物のもつ基本的な特性なんです。

同じようになっている代替医療は全部、心身医療なんです。それぞれが勝手にやっとる心身医療ということで、そしてそれは心身一如の世界だと思います。

漢方の先生方のなかには、心身症の患者さんがたくさん来るもんだから、少し心理学の勉強をしようとか、心身医学の勉強をしようとかされる方もありますが、それもけっこうですけれども、そんなことはせんでもいいんです。患者が心身一如的に生きていくように漢方薬を使ってすれば、そのほうがはるかにいい。

どうしてかと言うと、心理学というのは心身を分けてから考えをつくっているから、心身一如じゃないんです。一如でやっていくとしたら、それは生きていく人が心身一如で生きていけるようにすることで、理屈じゃなくて「ああ、気持ちがいいな」とか「ちかごろありがたいこっちゃ」とか「ご飯がおいしい」とかいうような、そういう言葉は全部、心身一如の言葉ですから、そういう言葉がたくさん行き交うような診療をしてくださるといいというのが僕の考えです。ちょうど一時間になりました（拍手）。

司会者　神田橋先生、幅広い領域でお話をいただきまして大変ありがとうございました。一、二ご質問をよろしいでしょうか。

神田橋　はい、どうぞ。

司会者　ご質問があれば、どうぞ出してください。今日、私は心身一如ということについて、とても深いお考えをいただいたと思います。これは質問のきっかけと思って話しているんですけれども、漢方では亀井南冥（一七四三〜一八一四）の「医は意なり」という言葉がありますよね。「意というものを会得しなさい。意というものは文章にも書けないし、絵にも描けない」と。その意というものを言葉で言いかえて、方意の雰囲気であるとか、気の部分であるとかいうようなことを言葉でお話しくださったと思います。

お話を聞きながら思うのは、言語というのは非常に未発達だということですね。理論が未発達だと言うよりも何よりも、言葉が未発達だから伝わらないという部分があるんじゃないかなという思いをしながらお聞きしました。はい、どうぞ、松浦先生。

質問者　心療内科の松浦と申します。今日は有益なお話をありがとうございました。私は、漢方を患者さんにどう合わせるかをいつも非常に難しいと感じておりまして、先生のおっしゃるように気で合わせたり、Oリングみたいなもので合わせたり、そういった診方でも本当に合わせられれば、それでいいと思っております。私が教えていただきたいのは、向精神薬もどうやって合わせるかということです。漢方を中心にやっておりますと、向精神薬ひとつひとつにも、漢方と同じように薬の証があるんではないかというように最近考えておりますが。

神田橋　はい、あると思います。

質問者　その辺を教えていただけると。

神田橋　何かひとつ、薬剤の名前を言っていただけますか。

質問者　いま、心療内科ではやはりＳＳＲＩの出番が多くなっています。ＳＳＲＩで漢方的な証をどう考えたらいいのか、全然分からないんですけれど。

神田橋　ＳＳＲＩは強迫神経症にも使いますよね。強迫神経症にしばしば有効です。だけどある種の強迫神経症者にしかおそらく効かないですよね。そしてうつ病と強迫神経症という分け方は見かけで分けてるわけで、薬は同じように効いてるわけですから、脳としては同じ病気です。だから僕はこんなふうにしてます。

まずＳＳＲＩが効いた強迫神経症者というものを自分のなかにイメージとしてある程度ため込むわけです。そしてそこにうつ病者がいるとき、この人を強迫神経症に仕立て上げることはできやすいだろうか、どうだろうかとイメージしてみる。迷わせたり、二進も三進もいかんようなところに追い込んだりしてみたら、強迫神経症をこの人につくりやすいだろうかとイメージする。つくりやすそうな感じだったら、あるいは顔つきとか性格とか歩き方とか、もっている雰囲気がそのＳＳＲＩが効いた強迫神経症者と似てるならば、その患者さんはＳＳＲＩが効く率が高いです。

もちろんいちばんいいのは、ＳＳＲＩが効いた家族がいれば、遺伝子が近いですから、それに勝るものはありませんが。

それから最近、僕がよそから来た患者さんを診ていると、古い三環系の抗うつ剤が一発で効くのに、使われていないかわいそうな人がずいぶんいます。たとえばトフラニール（塩酸イミプラミン）が使われなくなってしまって、かわいそうにと思って、使うとすぐに効きます。そういうことがありますね。

そして、僕はよく患者さんに言うんですが、「薬ってのはね、分からんのよ。飲んでみてよければ、よかったということだから、すべての治療は人体実験だ。人体実験でない治療はないのよ」と言うようにして、それで「僕があなたを実験するのではない。僕があなたに薬をやれば、あなたが自分で人体実験で飲むんだから。で、結果を僕に言ったら僕の勉強になって、また次を出すんだからね。僕を訴えたりなんかせんのよ」（会場笑）とか言う。「あなたが自分で飲む。だから飲みたくなかったら、飲まんの」と言う。

そういうふうにして、いかに患者さんを共同実験者として実験のなかに引き込んでいくかということを、非常に上品な言葉で言うとインフォームド・コンセントと呼ぶわけです。同じことだと僕は思います。共同人体実験者に引き込むという方法だというふうに考えればインフォームド・コンセントは分かりやすいのではと思っています。

司会者　よろしいでしょうか？　それでは、神田橋先生にお礼を申し上げます。本日は言葉になりにくい部分をたくさん、言葉にしていただいたんじゃないかと思います。

心身一如が総論ではやさしいけれども、実際にはいかに難しいかということとか、からだと気持ちに共通する言語をいくつか示唆していただきましたので、それらを使いながら、からだところを一緒に聞くような訓練をわれわれもしたいと思います。

漢方につきましてはインフォームド・コンセントとおっしゃいましたが、医師と患者さんとの間で相互に治療評価を共有しやすいものをもっておりますので、インフォームド・コンセントもやりやすい領域だろうと考えます。どうも長時間にわたりご講演いただきまして、大変ありがとうございました。もう一度、盛大な拍手をお願いいたします。

（福岡医師漢方研究会　二〇〇三年）

〔追　想〕

漢方の勉強を始めて、十五年ほどになる。片手間にやっているのでたいして上達しないが、このように講義に呼ばれたりする。ここでも場所はかわってても主かわらずで、自分勝手流を提示している。それよりも自分なりの感慨があるのは、「コツ三部作完結」（本書二五九頁）に書いていた「ただの治療者」像が形を見せ始めていることである。ただの治療者の理想形は心身一如の治療であり、治療手技としては何でもありの姿である。

わたくしの外来には精神科周辺の患者だけでなく、鞭打ち、ぎっくり腰、アトピー、子宮筋腫など、さまざまの患者が来訪される。それに対し西洋薬物、漢薬、民間薬から健康食品、気功、整体、体操、食養などごちゃまぜで治療している。そして、わたくしと患者の二人で、ときには家族も共同治療者として参加してもらって、治療を組み上げている。いこうと努めている。そのような治療現場では、発想は刻々と湧いては消えてゆき、そのごく一部が登用されるにすぎない。そのような医療のイメージを、この本の末尾に示すことができてうれしい。

あとがき

脳は現実状況の変化に刻々と反応している。その反応のごく少しの部分が現実状況への生体全体の反応・行動として活用されるだけで、大部分は意識野に上ることなく、神経系の情報として蓄積される。この繰り返しで、脳を含めた生体全体の情報の量と整備は熟成していく。経験は必ずヒトを育てる。生きる力を増大させてゆく。無意識界は豊饒の海である。

たまに反応のひとつに注意が留まると、「発想」と呼ばれる現象が生じる。これは文化の活動である。したがって発想が貧困であるとは、注意を留める文化活動が、何らかの理由で休眠・抑制されているにすぎない。言いかえると、発想は文化活動を活発化させるだけである。発想によって文化活動が活性化することが生体に利するとは言えないし、ヒトの生きる力を増大させるか否かは、すべからく脳の側にある。無意識の海の熟成作用を考慮すると、発想の多くは忘れ去られる形で無意識界に戻されるのが正しい。文字として書き留められると熟成作用を阻害したり、新たな文化活動を抑制したりさえする。つまりすべて豊かなものは無意識界で脳が行う情報熟成作用にある。

『発想の航跡2』と題したのは『3』を出せる日が来るとよいがとの切なる願いを表している。発想の能力が保たれ続ければよいが。いやそれよりいのちがもうしばらく保たれればよいが。こころもとない願いではある。

わたくしの脳の健康維持に力を貸してくださっている主治医・鹿児島大学医学部教授、丸山征郎先生に感謝いたします。おかげさまで何回かの危機を乗り越えて二冊目を出すことができました。

著者略歴

神田橋　條治（かんだばし　じょうじ）

1937年　鹿児島県加治木町に生まれる

1961年　九州大学医学部卒業

1971～72年　モーズレー病院ならびにタビストックに留学

1962～84年　九州大学医学部精神神経科，精神分析療法専攻

現　在　鹿児島市　伊敷病院

著　書　精神科診断面接のコツ，精神療法面接のコツ，精神科養生のコツ
発想の航跡，発想の航跡２
「現場からの治療論」という物語（いずれも岩崎学術出版社）
治療のこころ１～14，対話精神療法の初心者への手引き
臨床能力を育てる（いずれも花クリニック神田橋研究会）
ちばの集い１～２（ちば心理教育研究所）
精神科における養生と薬物（共著）（診療新社）
不確かさの中を（共著），スクールカウンセリング　モデル100例（共著），
「本」を遊ぶ（いずれも創元社）
精神科薬物治療を語ろう（共著）（日本評論社）

訳　書　H．スポトニッツ＝精神分裂病の精神分析（共訳）
C．ライクロフト＝想像と現実（共訳）
A．クリス＝自由連想（共訳）
M．I．リトル＝精神病水準の不安と庇護
M．I．リトル＝原初なる一を求めて（共訳）（いずれも岩崎学術出版社）
M．M．ギル＝転移分析（共訳）（金剛出版）

検印
省略

神田橋條治著作集
発想の航跡 2

発行 第1刷 2004年8月26日
第4刷 2018年7月2日

著者 神田橋條治

発行者 杉田 啓三

印刷 ㈱新協
製本 ㈱若林製本工場

発行所 岩崎学術出版社
東京都千代田区神田駿河台3－6－1
電話 代表 03（5577）6817

ISBN978-4-7533-0410-3

追補 精神科診断面接のコツ

神田橋條治著　面接技術の錬磨にかけた著者二十余年の自伝的な流れをひとつの軸に、創造と検証を重ねて練りあげられた体系が、深く明晰な臨床の思惟に貫かれて展開される。初版以来十年の時間に育まれた追補を付し改版。他分野にも広く好評の書。　四六判上製

精神療法面接のコツ

神田橋條治著　ひとりの精神医学者として「この道をわが道と思い定め」、精神療法の臨床で創造と検証を重ねてきた著者が、渾身の息を整えて書き下した。名著「診断面接のコツ」に続き「関わる」「伝える」技を核に展開する精神療法の真髄。　四六判上製

改訂 精神科養生のコツ

神田橋條治著　「日常臨床の現場は野戦病院である」と、著者は語る。第一作「診断面接のコツ」より十有余年、領域を排し、狭い専門を排し、現実の世に現実をかかえて生きる患者への還元を念じて書かれた「コツ三部作」の完結編。　四六判上製

発想の航跡

神田橋條治著作集　わが国精神医学界に強い学問的衝撃をもたらした「自閉の利用」をはじめ、〈幻〉の名論文を載録した待望の著作集。四半世紀にわたる精神科臨床のエッセンスを著者が自選し、年代順に収録。その〈航跡〉を鮮烈にする。　A5判上製

発想の航跡 2

神田橋條治著作集　前書の後「療法面接」、「養生」そして「診断面接」の追補と〈コツ三部作〉が私たちにもたらされた。「発想はほどなく消えてもとの海が「航跡」の含意」として、著者が臨床の現場で想いためてきた「受け継いでゆく連鎖」続編。　A5判上製

原初なる一を求めて

M・I・リトル著　神田橋條治・溝口純二訳　―転移神経症と転移精神病―　患者と分析家の間の深くて無意識的な相互作用の中から自己―対象が分化する以前、最も早期の「原初なる一」を解明して治療関係を再構築、粘りある治療者への道を拓く。　A5判上製